中医专科专病临床技能提升丛书

图解儿科常见病中医外治法

主编◎尹永田　唐炳舜

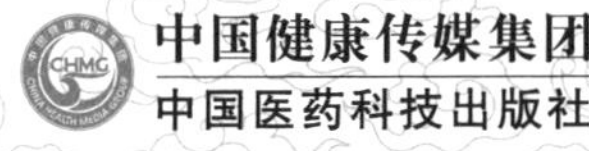

内 容 提 要

本书系统介绍了常见儿科病的中医外治法，主要包括药物外治法和针刺治疗、推拿疗法、督灸疗法、耳穴疗法、敷贴疗法、灸法、脐疗技术等非药物外治法，并且侧重介绍了外治法在感冒、厌食、夜啼、尿频、手足口病等具体疾病中的应用。全书内容丰富，图文并茂，语言通俗易懂，实用性强，可供从事儿科疾病的中医临床、教学、科研工作者及中医爱好者阅读参考。

图书在版编目（CIP）数据

图解儿科常见病中医外治法 / 尹永田，唐炳舜主编 . — 北京 ：中国医药科技出版社，2023.7

（中医专科专病临床技能提升丛书）

ISBN 978-7-5214-2913-8

Ⅰ . ①图… Ⅱ . ①尹… ②唐… Ⅲ . ①小儿疾病—外治法—图解 Ⅳ . ① R272-64

中国版本图书馆 CIP 数据核字（2022）第 030822 号

美术编辑 陈君杞
版式设计 也 在

出版 **中国健康传媒集团** | 中国医药科技出版社
地址 北京市海淀区文慧园北路甲 22 号
邮编 100082
电话 发行：010-62227427 邮购：010-62236938
网址 www.cmstp.com
规格 710 × 1000mm $^{1}/_{16}$
印张 17 $^{1}/_{2}$
字数 340 千字
版次 2023 年 7 月第 1 版
印次 2023 年 7 月第 1 次印刷
印刷 三河市万龙印装有限公司
经销 全国各地新华书店
书号 ISBN 978-7-5214-2913-8
定价 **59.00 元**

获取新书信息、投稿、为图书纠错，请扫码联系我们。

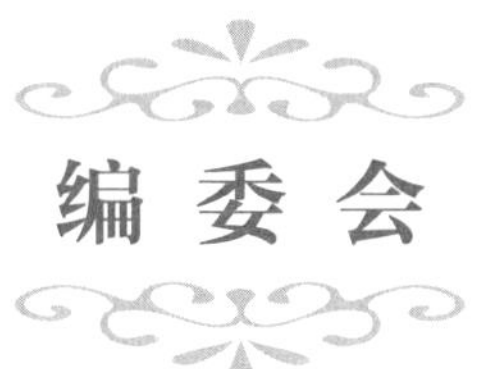

编委会

主　编　尹永田　唐炳舜

副主编　崔明明　曲一诺　李明霞　李玉玲
　　　　　李　涵

编　委（按姓氏笔画排序）
　　　　　刘建民　孙　岩　张琳琳　赵庆洋
　　　　　秦玉婷

前 言

儿科自古被称为“哑科”，有“宁治十男子，不治一妇人；宁治十妇人，不治一小儿”的说法，这主要是因为幼儿对病情不能准确描述，往往也很难配合医生治疗，可见儿童疾病诊断治疗的困难性。中医药在儿童保健医疗方面具有深厚的理论基础和广泛的实践应用，为加强中医药服务在儿童保健领域的应用，发挥中医药在儿童疾病防治领域的优势和作用，应大力开展中医药适宜技术在基层的普及应用，不仅可以提高儿童的健康水平，还能降低就医负担。其中中医外治法历史悠久、疗效独特、作用迅速，具有简、便、廉、验之特点，对于不肯配合服药的病儿有独特的优势。

本书系统介绍了小儿常用外治疗法及小儿常用腧穴定位、操作方法等内容，同时也对感冒、咳嗽、腹泻、遗尿等多种儿科常见病进行了外治法的具体介绍，可供从事儿科疾病诊疗的临床、教学、科研工作者参考，也为广大中医爱好者和家长提供了一本儿科疾病外治参考读物。本书语言通俗易懂，能使读者一看就懂、一学就会，具有较强的科学性和实用性，同时也适用于日常家庭健康指导。针刺和部分药物疗法专业性较强，须在正规医疗机构交由临床医师完成；灸法存在一定危险性，请在专业医师指导下进行。

由于时间有限，书中难免存在疏漏和不当之处，敬请批评指正。

编者

2023 年 5 月

目录

总论

各论

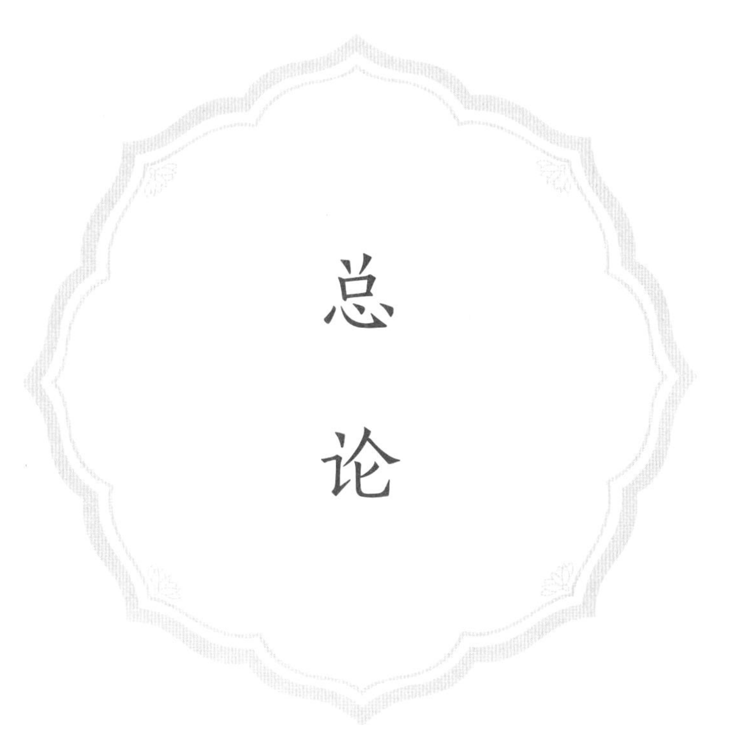

总论

第一章　外治法在儿科疾病中的应用渊源

中医外治法，就是在中医理论指导下，应用药物施于皮肤、腧穴、孔窍及病变局部等部位，或通过针灸、推拿、拔罐、刮痧等方法，经过经络传导或理化作用而起到治疗疾病作用的一种方法。药物外治法是中医治疗学的重要组成部分，历史悠久，源远流长，经过长期的临床实践，不断充实发展，逐渐建立起独特的外治理论体系。外治法的发展，尤其是在儿科疾病中的应用，主要经历了以下四个时期。

一、萌芽时期——远古至汉代

药物外治法的萌芽可以追溯到原始社会，由于当时的自然环境恶劣，原始人在生存、猎食、部落战争中难免出现各种疾病，人们会用树叶、灰石等涂抹伤口，进而发现这些方法可以减轻痛苦、促进伤口愈合。商代《殷墟卜辞》记载了不少中医外治的方法，如烟熏、药物佩戴祛病等。在《山海经》中记载了“薰草，佩之可已疠”的外治方法。《周礼·天官》提到“疗疡以五毒攻之”，指出腐蚀性药物可以治疗外科疾病。

战国时期文献记载最早的小儿医生扁鹊，治虢太子尸厥，施以针刺及熨法而效，被传为杏林佳话。《黄帝内经》记载了针刺、砭、灸、熨、按摩、浴、渍、蒸、涂、膏摩等治疗方法，并初步形成其适应证。《五十二病方》载方283首，其中贴敷方70余首，记载洗浴、浸渍、热熨、烟熏、敷涂、灸、砭刺、按摩、刀圭等外治法。

汉代张仲景创立了六经辨证体系，在《伤寒论》《金匮要略》中，记载了丰富的外治疗法，除了继承前人经验外，还开创了塞鼻、灌耳、吹喉、舌下含药、润导等外治法，为后世外治法的发展奠定了基础。

二、形成时期——晋至唐宋

葛洪《肘后备急方》收录大量外用膏药，创竹管导尿、指掐人中救卒中、取剔咽喉异物等急救外治法。晋末《刘涓子鬼遗方》载外治方近90首，治疗痈疽病时竭力主张早期切排、针烙、引流及艾灸，并列有“相痈疽知是非可灸法”专论。

隋代巢元方在《诸病源候论》中，对小儿外治法的应用数法合参。唐代是中医学发展的鼎盛时期，对中医外治法的研究也更为深入。唐代孙思邈尤其善用外用药物来治疗儿科疾患，在《备急千金要方》及《千金翼方》中收载的小儿外治法有27种290条之多，更涉及内、外、妇、儿、骨伤、五官、皮肤及美容等分科。孙氏认为“少小身体壮热，不能服药”，倡导“无病之时”用膏摩囟上及足心以避“寒心”的未病先防思想，大大丰富了儿科外治法的应用。

北宋医家钱乙《小儿药证直诀》记载热熨、敷涂、水浴外治法，方8首，治婴儿发热抽搐、牙疮、口疮等病证，用祛风镇惊之品，煎水药浴治“胎肥、胎热、胎怯”，用涂囟法治百日内小儿抽搐。南宋儿科巨著《幼幼新书》所载外治之法，内容详备，如药粉要密筛罗、配制点眼剂、低温沉淀后取其上清液等，反映了宋代医家的聪明才智和精湛的制剂工艺。

三、发展时期——金、元、明、清时期

金、元、明、清时期是中医外治法的发展时期，各个医学流派出现，百家争鸣，推动了整个外治法的迅速发展，丰富了中医外治法的形式和内容。

金元四大家之一张从正著《儒门事亲》，善用汗、吐、下三法治一切外感、内伤病，包括了内外治法。中药膏剂与摩法结合，可发挥透散邪气的作用。如《仁斋直指方》称：“小儿发热，不拘风寒，饮食，时行痘疹，均治。以葱涎入香油内，手指蘸油摩擦小儿五心，颜面，项背诸处，最能解毒凉肌。”此为小儿推拿退热的早期记录。宋金元时期中医儿科学的发展有了质的飞跃，理论体系逐步建立，制剂工艺不断改善，使儿科中医外治法有了理论内涵的支撑，对后世产生深远影响。

明清时代，外治技术趋于成熟并广泛应用，出现了外治法的专著。李

时珍《本草纲目》汇集明代及明代以前单方、验方万余首，内外治并重。所集之方简便易取，在儿科应用广泛，如巴豆纸捻点灯熏治小儿喉痹、黄连末水调敷脚心治小儿赤眼。薛己《保婴撮要》载方40余首外治小儿外科病证，取法以敷涂、灸为多。熨法包括隔蒜灸、神效葱熨灸、豆豉饼灸等。《针灸聚英》曰："大椎上三壮，可保小儿无灾难。"

清代外治法的论著有《验方新编》《急救广生集》等。而被誉为"外科之宗"的吴师机，其外治法专著《理瀹骈文》中提出"外治之理，即内治之理"。书中理、法、方、药俱全，总结出熨、敷、浸、洗、涂、擦、含、纳、填、熏、吸、吹、刮痧、按摩、推拿、火罐等数十种外治法，千余张方，其中用于儿科的有183方。该书详细记载日光浴、蒸熏、火烤等多种物理疗法，说明当时我国用物理疗法治病已积累了十分丰富的经验。《理瀹骈文》提出三焦分治的中医外治辨证论治方法，将众多外治方法统归于"三焦分治"门类之下，创立了三部应三法，为外治大营主帅而统领"约六经""察六郁""明升降""参针灸"的寓法于理、理法合一、上下相应、纲目悉具的外治体系。在这一时期中医外治专著的出现使外治经验得以广泛交流传播，临床应用基本与内治法并列，把中药外治疗法推向了一个新阶段。

四、发展的新时期——中华人民共和国成立以来

中华人民共和国成立以后，随着医学的进步和科学技术的发展，中医药外治疗法也得到了长足的发展。由于外治法简单效捷、不良反应小、使用方便，外治法得到重视。有关小儿外治法病种、疗效、作用机理的研究日益深入。除治疗常见病、多发病，如小儿咳嗽、肺炎喘嗽、哮喘、泄泻、厌食、腹痛、便秘、夜啼、遗尿、斜颈等疾病，也逐步拓宽到一些疑难病症，如脑性瘫痪、臂从神经麻痹、儿童抽动障碍、注意力缺陷多动障碍、孤独谱系等行为障碍疾病。目前中医外治疗法不仅用于治疗，也更多地用于预防、保健。

近年来，国内外大量有关中医外治法的文章和专著得以发表出版。这些专著的问世，对提高中医外治疗法的疗效和推广应用起着巨大的推动作用。专科会议的定期召开及外治研究所的成立都将大大推动中医外治法的发展。今后，中医外治法在儿科的应用将愈加受到重视，使之为儿童的保健、疾病的防治做出更大的贡献。

第二章　外治法在儿科疾病临床中的优势和特点

儿童服用药物往往依从性差，大多不愿服药、惧怕打针，外治法作用迅速、使用方便、易为患儿接受、不良反应较小，故自古便有“良医不废外治”之说。实践证明，恰当采用各种外治法治疗小儿常见病、多发病，多能起到加速治愈过程和辅助治疗的作用。外治法不仅可以单用，也可与内治法配合应用，且在某些情况下有其特殊的治疗作用。关于外治法的优势和特点，总结如下。

一、易于接受，疗效确切

儿童特别是婴幼儿，给药尤为困难，但其肌肤柔弱、脏气清灵、较少有宿疾，故应用外治法见效明显，也易为家长及小儿接受。大量的临床实践证明，采用各种外治法单用或与内治法配合应用治疗小儿常见病、多发病，甚至一些疑难杂症，若应用得当，则有较好疗效。

二、治法多样，给药方便

外治之法颇多，各有其作用机制。清代吴师机《理瀹骈文·略言》说：“外治之理，即内治之理；外治之药，亦即内治之药，所异者法耳。医理药性无二，而法则神奇变幻。”又谓：“外治必如内治者，先求其本，本者何，明阴阳、识脏腑也。”可见外治与内治的取效机制是一致的。

外治法治疗方法多样，施治部位广泛，具有多种可供选择的治疗途径。如喘的治疗可以用背部腧穴贴敷法、脐疗、中药雾化吸入等诸多方法。儿童腮腺炎可用中药涂敷法，仙人掌和冰片捣敷法，或用吴茱萸、胡黄连、大黄、胆南星研末醋调敷足底，均能获得满意疗效。

药物外用方便，又可避免内服对肝肾等器官的不良反应，安全可靠，备受大量的患儿家长欢迎。

三、适应证广，禁忌证少

外治法具有种类繁多、适应证广、方法简便、经济实用、直达病所、奏效快捷、安全可靠、不良反应小等优点。外治法可疏通经络、调和气血，药物经体表吸收以贯通经络发挥药效，且对人体的呼吸系统、消化系统、神经系统、血液循环系统、内分泌系统等均具有调节作用，故自古有“良医不废外治”之说。

中药外治法能广泛施用于儿童各个系统的多种病证，加速治疗过程，尤其在病情轻或病因单纯、疾病初起阶段的情况下有更明显的优势。

四、直达病所，定位用药

中药外治法用药时，用药部位局部的药物浓度显著高于血药浓度，局部疗效明显优于内治，且取效迅速。如用中药气雾剂平喘，用锡类散吹敷治疗小儿口疮、鹅口疮，小儿腹痛用外敷止痛，效果均较内服药为优。

第三章　外治法在儿科疾病临床中的选用原则

儿童运用中药外治法，必须根据小儿“脏腑娇嫩、行气未充，脏器清灵、易趋康复”的生理、病理特点，进行辨证立法、选方用药。临证时，需进行中医四诊“望、闻、问、切”，结合八纲辨证、脏腑辨证、三焦辨证等多种辨证方法，对病情进行分析、归纳，探明病因、病机，按轻重缓急立法选方，并选择适当的剂型和制法以适应病情需要。归纳起来，儿童外治法应遵循以下几点原则。

一、辨证论治

儿童运用外治法诊疗疾病的过程与内治法一样，分为辨病和辨证，在病的基础上进行辨证治疗是经典的中医治疗方法。因为病是对疾病全过程的特点与规律所做的概括，而证是对疾病当前阶段的病位、病性等所做的结论。辨病注重从贯穿疾病始终的根本矛盾上认识病情，辨证主要是从机体反应状况上认识疾病。

运用中药外治方法必须进行辨证论治，才能取得比较满意的疗效。如果对于疾病是虚证还是实证、寒证还是热证、病在表还是在脏腑等等都分辨不清，就使用中药外治法，不但收不到较好的效果，而且还会延误病情，甚至导致疾病的恶化。

二、三因制宜

中药外治和内服药物一样，必须根据儿童的年龄、体质、生活习惯、地域环境和四时气候变化等情况的不同而采取适宜的治疗方法，决不能片面、机械地使用，否则会影响疗效。因此，“因人制宜”“因地制宜”“因时制宜”的三因制宜是非常重要的治疗原则。

小儿脏腑娇嫩、皮肤嫩薄，皮肤给药较易吸收，脐敷、足贴、背贴、囟贴及中药药浴、足浴均具优势，而诸如肺炎、支气管炎等可以考虑灌肠疗法；咽喉炎、腺样体肥大、鼻炎可以结合中药雾化等；厌食、腹痛、积滞、反复呼吸道感染等可以首选推拿、香囊药袋、药物肚兜等；脑瘫可以选择药浴、针刺、推拿等。具体应用时，除根据病证选择适合的外治方法，还要结合患儿的年龄，考虑其依从性，如病情需要，还可内外合治。外治法可以选择一种或多种，一般以不超过两种为宜。

三、标本缓急

儿童有“发病容易、传变迅速”的病理特点，疾病分标本，病情分缓急，应用中药外治法必须分清标本，辨明缓急。《素问·至真要大论》亦说：“急则治其标，缓则治其本。”所以，选用中药外治必须深知标本、明辨缓急而后治疗。

四、合理选穴

中药外治在局部用药时，大多选取相关穴位。治疗腹部脾胃的疾病，可选择神阙、涌泉、中脘等穴；补益五脏气血或清泄五脏的毒邪，宜选背俞穴；救急，宜选关元、气海等穴；病在经络，可按照其经络循行而选穴；治疗上焦心肺的疾病，可选择心俞、肺俞、劳宫、内关等穴；治疗下半身的疾病，可选择丹田、关元等穴。外治法须选穴精当，方显疗效。

第四章　小儿常用的外治疗法

第一节　小儿常用药物外治法

一、涂敷疗法

【适应证】

本疗法可以辅助治疗儿科常见病症，如感冒、咳嗽、哮喘、泄泻、遗尿、腹痛、湿疹、流行性腮腺炎等疾病。例如，鲜蒲公英或鲜马齿苋捣烂如泥，外敷腮肿处，治流行性腮腺炎等。

【操作方法】

将药物制成药液，或选用新鲜中草药直接捣烂如泥状涂敷，或以药末加水、醋、酒、蛋清等湿剂调制成药糊、药泥、药饼等剂型。操作时，先暴露敷药部位，常规消毒，将调好的药糊、药膏平摊于消毒纱布、油纸或塑料薄膜上，敷于所选部位，继以胶布固定，药泥亦可不加遮盖，但干后需及时更换；药液涂敷则是用消毒纱布或棉球，蘸取药液，敷贴患处或穴位。小儿常选部位有囟门、手足心（劳宫、涌泉穴）、胸背部（肺俞、膻中、大椎穴等），其中尤以敷脐疗法最为常用，临床报道最多。（图 4-1-1）

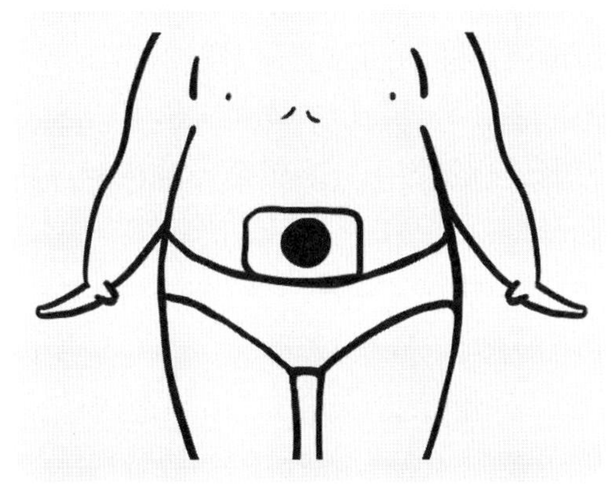

图 4-1-1　小儿敷脐疗法示意图

二、药袋疗法

【适应证】

本疗法适用于儿科大部分病症，包括佩挂、药枕、肚兜等方法。佩挂常使用具有芳香辟秽、祛风燥湿功效的药物，如苍术、冰片、白芷、藁本、甘松等，做成香囊，给小儿佩戴，用于增强呼吸道反复感染儿童的免疫力。

药枕常使用具有宣肺通窍、疏风散寒、清热祛暑、安神益智、清肝明目功效的药物，用于鼻渊、疰夏、感冒、头痛、小儿夜啼等疾病。如干绿豆皮、干菊花制成的豆菊药枕，可治疗疰夏。肚兜常使用具有温脾散寒、理气止痛、消食除胀、止吐止泻功效的药物，用于腹痛、腹泻、腹胀、呕吐、厌食等疾病。如茴香、艾叶、甘松、山柰、肉桂、丁香等制成的暖脐肚兜，可治疗脾胃虚寒性腹痛腹泻。

【操作方法】

肚兜法是将药物研末，纳入肚兜口袋内，围于小儿腹部。佩挂法是将芳香性药物装入小布袋或荷包内，佩戴在身上。药枕法是将药物作为枕芯装入枕套，或制成薄型药袋置于普通枕头上，睡时枕用。

三、熏洗疗法

【适应证】

熏洗疗法用于局部或全身的多种疾病，包括熏蒸、浸泡、洗涤、沐浴等方法。熏蒸法常使用具有疏风散寒、解肌清热、发表透疹、辟秽除瘟功效的药物，用于麻疹、感冒等疾病的治疗，以及呼吸道感染的预防。如用麻黄、浮萍、芫荽煎煮，熏蒸麻疹患儿，可助透疹。浸洗法常使用具有疏风通络、舒筋活血、驱寒温阳、祛风止痒功效的药物，用于痹证、痿证、外伤、泄泻、脱肛及多种皮肤病。此法常与熏蒸法同用，先熏后洗，如用石榴皮、五倍子、明矾煎汤熏洗治疗脱肛。药浴法常使用具有发汗祛风、解表清热、透疹解毒、活络蠲痹、祛风止痒功效的药物，用于感冒、麻疹、痹证及荨麻疹、湿疹等皮肤病。如用苦参、菊花、蛇床子、金银花、白芷、黄柏、地肤子、石菖蒲煎汤温浴，可治疗全身瘙痒。

【操作方法】

熏蒸法是利用煮沸的药液蒸汽熏蒸皮肤。浸洗法是待煎煮的药液温度降至适宜时浸泡、洗涤局部。药浴法是将所用中药用水煎煮，弃去药渣，取药液倾入浴盆，候其温度适宜时进行全身洗浴。将药液放凉，用纱布蘸取药液敷于患处，又称为湿敷法，古代称为“溻渍法”。

四、热熨疗法

【适应证】

热熨疗法常使用具有温中驱寒、理气止痛、通阳利尿、温经通络功效的药物，用于腹痛、泄泻、积滞、哮喘等疾病。例如，用食盐炒热，分装入两布袋，轮流趁热熨腹部，治疗腹痛。

【操作方法】

将药物、器械或适用的材料经加热处理后，对机体局部进行熨敷，操作时应两包药物轮流加热熨。

五、吹药疗法

【适应证】

吹药疗法多用于治疗相应局部疾病及某些全身性疾病，如鹅口疮、乳蛾、喉风、耳疮脓耳、鼻渊，以及丹痧、黄疸、惊风、癫痫等病。如红棉散（中成药含炉甘石、胭脂粉、枯矾、冰片）吹耳治慢性脓耳，雄芦散（雄黄、生矾、藜芦各 3g，牙皂 1 个，蝎梢 7 个，共为末）吹鼻治癫痫、破伤风等病证。

【操作方法】

将所选药物研成粉末，用喷粉器或自制工具（细竹管、纸筒等），将药末吹入孔窍等处。

六、贴敷疗法

【适应证】

膏药贴敷疗法多用于治疗痈疽疮疖、跌打损伤、筋骨酸痛、癥瘕、瘰疬、腹痛、泄泻等症。如暖脐膏贴脐治疗寒凝腹痛泄泻；药饼贴敷疗法用于感冒、鼻塞、咳嗽、哮喘、厌食、泄泻、滞颐、盗汗、遗尿等病证；用炒白芥子、面粉等份研末水调，纱布包裹，敷贴于背部第 3~4 胸椎处，每次 15 分钟，皮肤发红则去药，治疗肺炎后期，湿啰音经久不消。

【操作方法】

将所选药物熬制成膏或油膏，或将药物加赋形剂做成药饼，贴敷在施治部位。膏药、油膏属外用膏，是由药材、植物油与红（黄）丹炼制而成，或以油、蜡为基质加入药物，经加热后提取药物有效成分，或不经加热将药物研成细粉或极细粉混匀而成的外用剂型，包括黑膏药、白膏药和油膏。药饼是将药物研粉，再根据需要选用水、油、醋、姜汁等液体，将散剂调成稠膏状，或将药物捣烂加面粉等赋形剂拌和，做成适当大小的药饼备用。

七、保留灌肠法

【适应证】

灌肠疗法多用于治疗便秘、腹泻、痢疾、溃疡结肠炎等病，以及无法口服药物（如惊厥、昏迷、剧吐、吞咽困难、不合作）的病患。

【操作方法】

患者取侧卧位，双膝屈曲，臀部垫以雨布或治疗巾，暴露肛门，臀部可略微抬高。将适量药液倒入灌肠筒内，用凡士林润滑肛管头部后，扭送开关夹，放出管内温度较低的液体并排出管内空气。用手腕试肛管内液体温度，如感觉微温（药温以 35~37℃为宜），即可捏紧肛管将其徐徐插入肛门内，依年龄大小，插入 5~15cm，胶布固定。如治疗便秘，可将药液装入底部连接肛管的量杯直接灌入。治疗其他疾病采用直肠点滴灌注法，治疗前最好先排便，药液装入输液瓶中，连接一次性输液器滴入，滴速为每分钟 40~50 滴，高热患儿点滴速度宜快，慢性疾病患儿点滴速度宜慢；外感患儿使用解表剂时，见微汗热退即可终止点滴，乃中病即止之意。每次灌入（滴入）的药液量依年龄大小，1 岁以内 15~30ml，1~3 岁用 30~60ml，3 岁以上用 60~100ml。灌肠结束后，捏紧导管稍停片刻，然后缓慢将管从肛门内抽出并以纸包裹，同时嘱患儿控制大便，以使药液吸收而不自肛门排出。必要时可用便纸压迫肛门数分钟，以助患儿保留药液。每次保留药液时间约 30 分钟。

八、罨包疗法

【适应证】

罨包疗法多用于急性湿疹或其他急性炎症性皮肤病，亦可用于全身性疾病。如用皮硝包扎于脐部以消食积；用五倍子粉加食醋调匀填入脐内再包扎，治疗盗汗等。

【操作方法】

患儿选取舒适且便于医师操作的治疗体位，医师清洁双手后在施术部位（该疗法多选取脐部或足底）常规消毒。将辨证所选药物加水1000ml，浸泡30分钟后，加热煮沸20分钟，过滤去渣，取药液500~750ml。然后将由脱脂棉花制成的大小适中、厚3~4cm的棉垫浸入药液，待其充分吸收后，略加拧干，以不滴水为度，待温度适宜时，趁热敷于患部，棉垫上用刺有针孔的塑料薄膜覆盖，外加松紧适宜的绷带固定。2~3小时换药1次，药汁用毕可再煎。

第二节　小儿常用非药物疗法

非药物疗法易于被家长接受，常用方法如下，可根据病种及患儿个体情况，单独使用或配合使用。

一、推拿疗法

【适应证】

小儿推拿适用范围广泛，可涉及小儿内、外、五官、神经等科疾病的防治。特别是5岁以下小儿，推拿效果更佳。临床常用于泄泻、呕吐、腹痛、疳证、厌食、感冒、哮喘、遗尿、小儿斜颈、痿证等病证。

【操作方法】

小儿推拿常用手法有10余种，如推、揉、按、摩、运、掐、搓、摇、捏、拿、拍等。其手法名称虽与成人推拿相同，但具体操作却不完全一样。

（1）推法：多用指推法，即用拇指或食、中指推。操作要领为直线推动，不得歪斜，用力轻快均匀。主要适用于线状穴位，如推大肠、推天河水等。每穴推1~2分钟。

（2）揉法：以指揉为主，即单以拇指或中指揉，或以食、中指同时揉。操作要求吸定皮肤，通过表皮带动肌层，深透入里。主要适用于点状穴位，如揉外劳宫、揉一窝风等。每穴揉1~2分钟。

（3）按法：以手指按压，常以拇指按，或以食、中指同时按压点状穴位或痛点。操作要求用力由轻到重，按之不动，或按后加揉，或边按边揉，形成按揉复合手法，如按揉肺俞。按压痛点时，切忌用力过猛。

（4）摩法：多用指摩法，即用食、中、无名指在腹部作顺时针或逆时针的环形运动。动作宜轻柔而有节奏。一般以按摩的速度和方向来区别补泻。如急摩为泻，缓摩为补；顺时针摩为泻，逆时针摩为补。每次摩腹需3~5分钟。

（5）运法：又称指运法。是以手指在穴位上做由此及彼的环形或弧形运动。如运八卦、运太阳。操作要求宜轻不宜重，宜缓不宜急。一般每穴运50次左右。

（6）搓法：搓以转之。操作时，两手掌夹住所取的肢体或部位，相对用力搓摩，或同时作上下往返的运动。要求两手用力相等、速度均匀，搓动快、移动慢。主要适用于四肢和胁肋部，如搓胁肋。一般搓30~50次。

（7）摇法：摇以动之。操作时，一手持住肢体或关节的近端，一手持住关节的远端，做一定幅度的摇动，如摇颈。注意动作宜缓不宜急，幅度应由小到大，不得超出关节生理活动的范围，摇颈时须低头位。主要适用于关节部位，一般根据病情决定摇动的次数。

（8）拿法：捏拿提起肌肉大筋，进行一松一紧的提捏。要求动作连贯、用力由轻到重，如拿肩井。主要用于宣通肺气、发汗解表、定惊止搐。每穴拿3~5下。

（9）拍法：即以虚掌拍打体表。注意用力应由轻到重，轻重适度。常用拍背法治疗咳嗽、气喘，以宣通肺气、帮助排痰。亦常将拍背作为按摩治疗后的结束手法。

（10）捏脊：患儿俯卧，医生两手半握拳，两食指抵于背脊之上，自尾椎两旁开始，以两手拇指伸向食指前方，合力夹住肌肉提起，而后食指向前，拇指向后退，作翻卷动作，两手同时向前移动，自长强穴起，一直捏到大椎穴，如此反复5次，从第3次起，每捏3把，将皮肤提起1次。每日1次，连续6天为1个疗程，休息1天，再做第2疗程。对脊背皮肤感染、出血的患儿禁用此法。（图4–2–1）

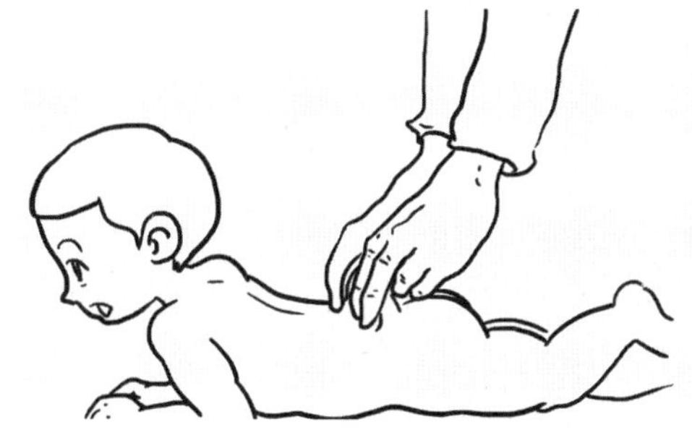

图4–2–1　小儿捏脊示意图

二、针灸疗法

（一）毫针疗法

【适应证】

毫针疗法常用于治疗发热、惊风、咳嗽、腹痛、呕吐、遗尿、哮喘、泄泻、痢疾、痿证、痹证等病证。

【操作方法】

（1）进针：常规皮肤消毒后，将针刺入穴位。儿科多用单手进针，要求一手固定患儿患肢，一手迅速将针刺入穴位。

（2）行针：给小儿针刺，常用点刺法，而少行针。

（3）留针：给婴幼儿针刺治疗，一般不予留针。但对慢性和顽固性疾病、针刺头部的一些穴位（如百会、四神聪等），以及能配合治疗的较大儿童，也可适当留针。一般留针 20 分钟左右。

（二）刺四缝疗法

【适应证】

常用于治疗疳证、厌食等。

【操作方法】

根据不同年龄选用粗细不同的针具，年龄愈小针具应愈细（婴幼儿常以细毫针刺之）。操作时，先令患儿家长将患儿手腕固定，医者用左手持住患儿四指，将四缝穴皮肤局部消毒后，右手持三棱针或粗毫针对准穴位，自食指向小指逐穴浅刺疾出，刺入 0.1~0.2cm，针尖退出后，一般可见少许血液或组织液溢出，未见溢出者可在四缝穴上下轻轻挤压，然后用消毒干棉签擦去黏液即可。每周刺 1~2 次，病重者可隔日刺 1 次，待病情好转后再减为每周 1 次、10 天 1 次或 15 天 1 次，最多不超过 10 次。

（三）三棱针疗法

【适应证】

三棱针疗法常用于高热、急性扁桃体炎、咳喘、疖肿、荨麻疹等病证。

【操作方法】

速刺，即点刺。医者以左手夹持或扶持固定治疗部位，右手持针正对所刺穴位，迅速刺入皮肤 0.1~0.2cm 深，并迅即退出。此时血液或组织液自动从针孔溢出，若未溢出者，可在刺点周围轻轻挤压，以使血液流出。还有挑刺、丛刺、围刺的操作方法，因其痛感较重，儿科一般不使用。

（四）灸法

【适应证】

艾灸疗法在儿科常用于寒性腹痛、寒性腹泻、风寒咳嗽或痰湿咳嗽、预防哮喘复发及反复呼吸道感染等病证。艾灸分温和灸、回旋灸、雀啄灸 3 种，前两种灸法多用于灸治慢性病，雀啄灸多用于灸治急性病。

【操作方法】

（1）温和灸：将艾条一端点燃，对准施灸部位，距离 3cm 左右进行熏灸，使所灸部位有温热感而无灼痛感。每穴每次灸 3~5 分钟，至皮肤红晕为度。必要时施灸时间可延长至 10~20 分钟。

（2）回旋灸：艾条灸至局部有温热感后，在穴位上前后左右均匀地旋转施灸。

（3）雀啄灸：施灸时，艾条点燃的一端与施灸部位的皮肤并不固定在一定距离，而是像麻雀啄食一样，一上一下地施灸。

三、拔罐疗法

【适应证】

拔罐疗法常用于小儿肺炎喘嗽、哮喘、泄泻、遗尿、背痛等病证，儿科常用闪罐法、留罐法。

【操作方法】

儿科拔罐疗法常用口径 4~5cm 的竹罐或玻璃罐，临床操作时，先在局部涂上凡士林，然后将酒精棉球点燃，置杯内数秒钟，取出后迅速将罐紧罩在选定的皮肤上，由于负压，皮肤被吸入罐内而高起。根据病情需要，留罐 5~10 分钟即可取去。取罐时以食指按压罐边皮肤，同时将罐向另一侧倾斜，使空气进入罐内，罐子即自行脱落。闪罐法，即火罐吸住皮肤后随即取下，再吸、再取，反复至皮肤潮红为止。

四、刮痧疗法

【适应证】

刮痧疗法，常用于中暑、急性胃肠炎、感冒、湿温、外感高热、惊风等病证。如中暑刮脊柱两旁、颈部、胸肋间隙、肩背、肘窝、腘窝等处。

【操作方法】

患儿取俯伏位（俯坐于椅背上，暴露后项及背部），暴露刮痧部位。用热毛巾擦洗皮肤，术者持刮具（牛角板、铜钱、瓷匙、纽扣等，小儿常用八棱麻、棉纱线等软质工具）在温开水或植物油中蘸湿，先在患儿颈后正中凹陷处刮抹，刮出一道长形紫黑痧点，然后让患儿俯卧，在脊柱正中（瘦弱者取两旁）刮一道，再于肩胛下左右及后背肋间隙处各刮一道，均以刮出紫黑色痧点为止。如患儿头痛或咽痛，则取仰坐位，在咽喉两旁各刮 1~2 道；如头晕眼花、胸闷腹胀、心中烦热，则取仰卧位，在胸前两侧第 3~5 肋间隙处各刮 1~2 道；如手足厥冷、小腿转筋，可加两肘窝、两腘窝、足跟肌腱处等部位。若用间接刮法，则在刮痧部位放一块大小适宜的薄布或手绢，刮具隔布刮治，每刮 10 次，掀布检查 1 次，如皮肤出现带状痧点，则移动位置。

五、耳穴压豆疗法

【适应证】

本疗法适用于儿科大部分病症，特别是对夜啼、抽动症、呃逆、呕吐疾病等疗效较好。

【操作方法】

（1）材料准备：选取生王不留行籽、生白芥籽、生莱菔籽或六神丸等颗粒状药物装瓶备用。将胶布剪成 0.5cm × 0.5cm 的小方块。

（2）施术方法：辨证选择 1~2 组耳穴。进行耳穴探查，找出阳性反应点，并结合病情，确定主、辅穴位。以酒精棉球轻轻擦拭消毒，左手手指托持耳廓，右手用镊子夹取割好的方块胶布，中心黏上准备好的药豆，对准穴位紧紧贴压其上，并轻轻揉按 1~2 分钟。每次以贴压 5~7 穴为宜，每日按压 3~5 次，隔 1~3 天换 1 次，两组穴位交替贴压。两耳交替或同时贴用。

六、穴位注射疗法

【适应证】

本疗法适应于治疗全身各部位软组织及关节扭伤、挫伤，也可用于小儿遗尿、肠炎、抽动症、多动症、脑瘫等疾病。

【操作方法】

（1）局部皮肤常规消毒后，用无痛快速进针法。进针后缓慢提插至有针感（酸、胀、麻等特殊反应）后，抽吸针筒，如无回血即可注入药物。

（2）注射时应注意速度，一般以中速为宜，如是慢性病、体弱者，应该轻刺激缓缓注入；急性病、体强者，则强刺激快速注入。

（3）一般可根据治疗需要，循经络分布走行寻找阳性反应明显的背俞穴、募穴为治疗点。常规为1~2个穴位，最多不超过4个穴位。根据注入部位与穴位的不同，一次注入药液的量亦不同。中药注射液的常规用量为0.5~1ml，头面耳穴等处一般为0.1~0.5ml，四肢及腰部肌肉丰厚处为1~1.5ml。可根据病情和药物浓度调整刺激的强弱，或酌情增减。

（4）5~50ml注射器各一副，针头5号、6号、7号，穿刺针头7号各准备2个，敷料2块，消毒后留用。

（5）按照穴位及部位的解剖特点，决定针刺角度及注射深浅，有时一个穴位注射时可从多种角度刺入，灵活运用。

（6）每一疗程为10次，根据注射量的多少和反应情况，一般隔3日注射1次，每一疗程完毕后休息1周，再继续第二疗程，并适当轮换穴位。

七、日光疗法

【适应证】

日光疗法常用于维生素D缺乏性佝偻病、疳病、贫血、痹病、肥胖症等病证。如维生素D缺乏性佝偻病可每次照射30分钟，每日2次，配合药物治疗。

【操作方法】

选择阳光充足、空气新鲜的室外绿化、近水地区，让小儿多暴露皮肤，接受阳光照射。照射的时间依患儿年龄、阳光强度、疾病种类等确定。年幼者时间短，年龄大者时间延长，婴儿可仅在室外荫凉处获得折射的阳光，年长患儿可达每日 1 小时以上。夏季照射时间宜短，或在早晨、傍晚阳光较弱时进行，冬季则在中午前后进行。照射时间应逐步加长，可从每次 2~10 分钟开始，至年长儿增加到每次 30 分钟。光线强时头部可戴遮阳帽及墨镜。

第五章　常用腧穴

第一节　头面部穴位

天门（攒竹）

定位：两眉中间至前发际成一直线。

操作：两拇指自下而上交替直推，称开天门，又称推攒竹。推30~50次。（图5-1-1）

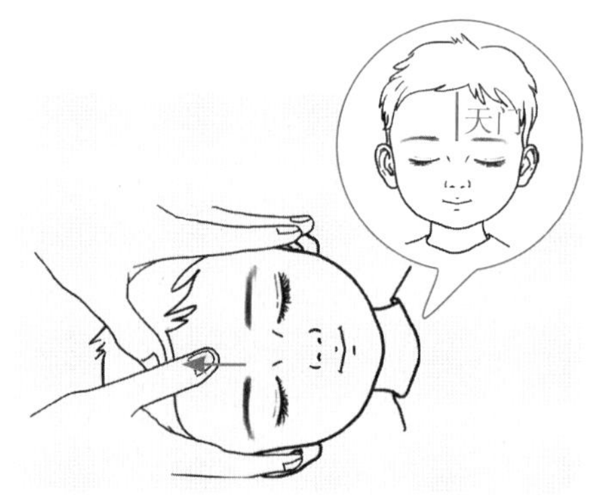

图5-1-1　开天门

功用：发汗解表，镇静安神，开窍醒神。

主治：常用于风寒感冒、头痛、无汗、发热等症，多与推坎宫、揉太阳等合用；若惊惕不安，烦躁不宁多与清肝经、捣小天心、掐揉五指节、揉百会等合用。

坎宫

定位：自眉头起沿眉向眉梢成一横线。

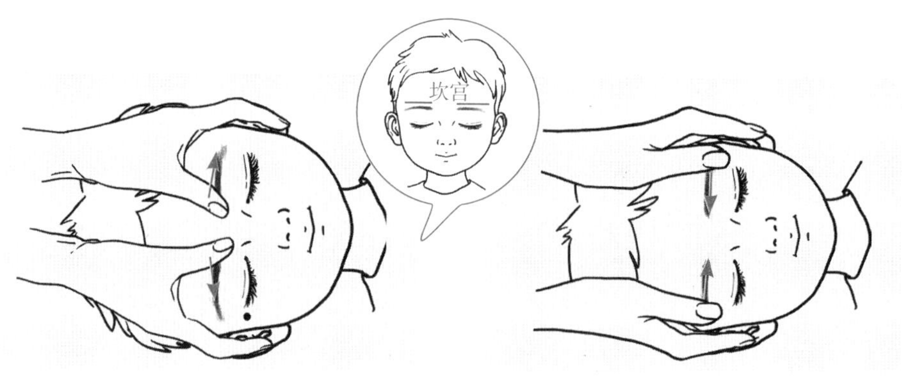

图5-1-2　推坎宫

操作：两拇指自眉心向眉梢作分推，称推坎宫，又称推眉弓。推30~50次。（图5-1-2）

功用：疏风解表，醒脑明目，止头痛。

主治：常用于外感发热、头痛，多与推攒竹、揉太阳等合用；若用于治疗目赤痛，多与清肝经、掐揉小天心、揉肾纹、清天河水等合用。

太阳

定位：眉后凹陷处。

操作：两拇指桡侧自前向后直推，称推太阳。用中指端揉该穴，称揉太阳或运太阳。揉 30~50 次。向眼方向揉为补，向耳方向揉为泻。（图 5–1–3）

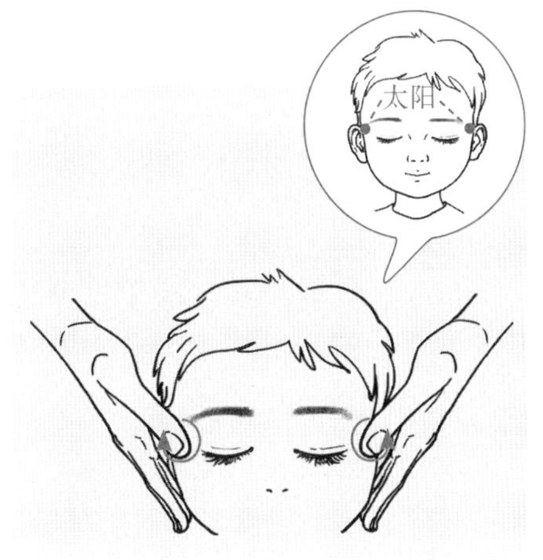

图 5–1–3　揉太阳

功用：疏风解表、清热、明目、止头痛。

主治：推、揉太阳主要用于外感发热。若外感表实头痛用泻法；若外感表虚、内伤头痛用补法。主治发热、头痛、惊风、目赤痛。

山根

定位：两目内眦之中。（图 5–1–4）

操作：拇指甲掐，称掐山根。掐 3~5 次。

功用：开窍，醒目定神。

主治：掐山根主用于治疗惊风、昏迷、抽搐等症，多与掐人中、掐老龙等合用。

迎香

定位：鼻翼外缘中点旁。（图 5–1–4）

操作：食中二指同时按揉两侧。按揉 50~100 次。

功用：疏风解表、通利鼻窍。

主治：感冒或急慢性鼻炎引起的鼻塞流涕、呼吸不畅，多与清肺经、

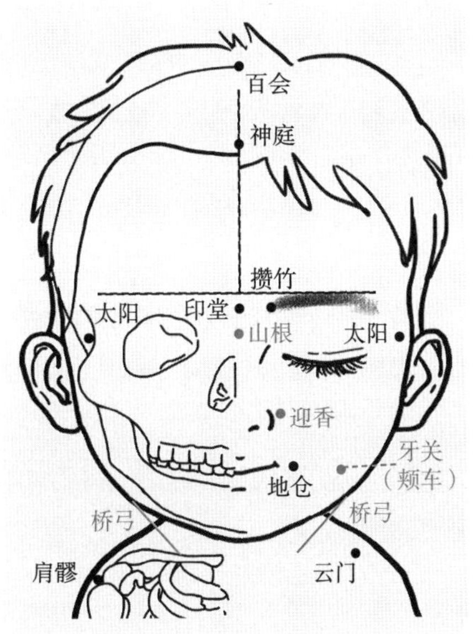

图 5–1–4　山根、迎香、牙关（颊车）、桥弓

拿风池等合用。也可用于鼻寒、鼻衄、鼻息肉、目赤肿痛、口眼歪斜、面痛、唇肿等。

牙关（颊车）

定位：耳下一寸，下颌骨陷中。（图 5–1–4）

操作：拇指按或中指揉，名曰按牙关或揉牙关。按或揉 5~10 次。

功用：开关窍。

主治：临床治牙关紧闭、口眼歪斜，多与按承浆、人中等合用。

桥弓

定位：颈部两侧沿胸锁乳突肌成一线。（图 5–1–4）

操作：用拇指或食、中、环三指揉，或用拇、食两指提拿，或用拇指抹。揉 50~100 次，提拿 3~5 次，抹 3~5 分钟。

功用：舒筋活血、解痉止痛。

主治：小儿肌性斜颈、项强等症。

囟门

定位：前发际正中直上 2 寸，百会前骨陷中。（图 5–1–5）

操作：两手扶儿头，两拇指自前发际向该穴轮换推之（囟门未合时，仅推至边缘），称推囟门。拇指端轻揉本穴称揉囟门。推或揉均 50~100 次。

功用：镇惊安神通窍、止头痛头晕。

主治：推、揉囟门多用于主治头痛、惊风、神昏烦躁、鼻塞、衄血等症。正常前囟在生后 12~18 个月之间才闭合，故临床操作时手法需注意，不可用力按压。

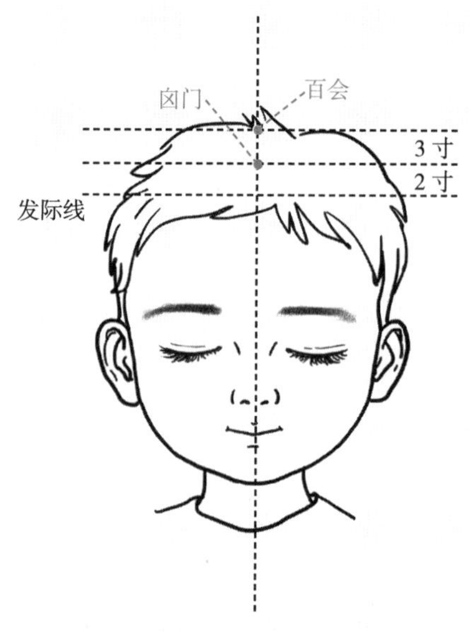

图 5–1–5　囟门、百会

百会

定位：头顶正中线与两耳尖连线之交点。（图 5–1–5）

操作：用指端或掌心按揉，称按揉百会。按揉 30~50 次。

功用：百会为诸阳之会，按揉本穴能镇静安神、升阳举陷。

主治：头痛、惊风、目眩、惊痫、脱肛、遗尿、慢性腹泻等。

耳后高骨

定位：耳后入发际高骨下凹陷中。（图 5-1-6）

操作：两拇指或中指端揉，称揉耳后高骨。揉 30~50 次。

功用：疏风解表，安神除烦。

主治：治感冒头痛，多与推攒竹、推坎宫、揉太阳等合用；亦可治神昏烦躁等症。

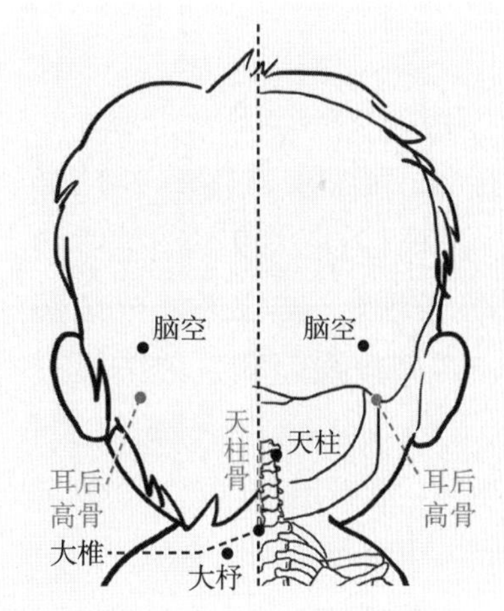

图 5-1-6 耳后高骨、天柱骨

天柱骨

定位：颈后发际正中至大椎穴成一直线。（图 5-1-6）

操作：用拇指或食中指自上向下直推，称推天柱骨。或用汤匙边蘸水自上向下刮。推 100~500 次。

功用：降逆止呕，祛风散寒。

主治：主要治疗呕吐、恶心和外感发热、项强等症。治疗呕恶多与横纹推向板门、揉中脘等合用；治疗外感发热、颈项强痛等症多与拿风池、掐揉二扇门等同用。

风池

定位：颈后枕骨下，胸锁乳突肌与斜方肌三角凹陷中。

操作：用拇指、食指按揉或用拿法。按揉或拿法 5~10 次。（图 5-1-7）

功用：发汗解表、祛风散寒。

主治：感冒、发热、头痛、颈项强痛。感冒、发热拿风池发汗效果较佳，配合掐揉二扇门，则发汗解表之力更强。

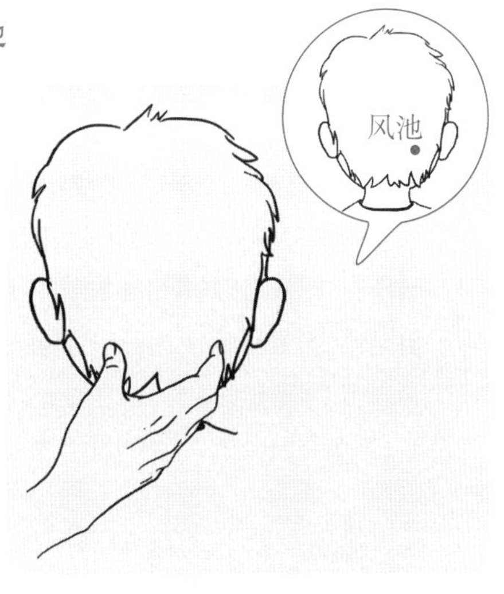

图 5-1-7 拿揉风池

第二节　胸腹部穴位

天突

定位：在胸骨切迹上缘，凹陷正中，属任脉。（图 5–2–1）

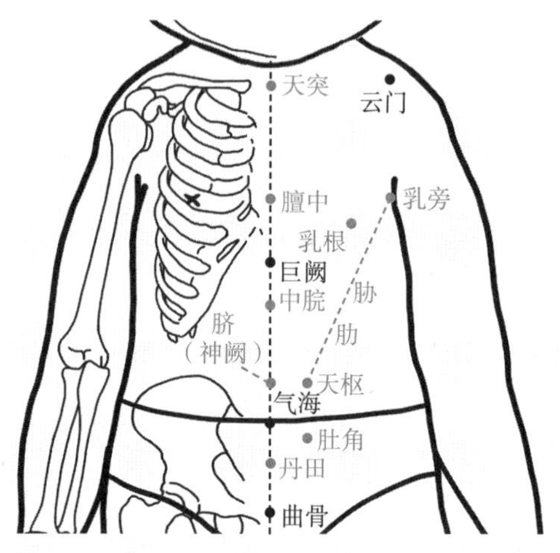

图 5–2–1　天突、乳旁、乳根、膻中、胁肋、中脘、天枢、脐（神阙）、丹田、肚角

操作：①按揉天突，用中指指端按或揉，称按天突或揉天突，或先按继而揉之称按揉天突。②点天突，以食指或中指指端微屈，向下用力点之。③捏挤天突，用两手拇、食指捏挤天突穴。按揉 30 次；点 3~5 次；捏挤至皮下瘀血呈红紫色为止。

功用：宽胸、理气化痰、降逆止呕。

主治：痰壅气急，咳喘胸闷，咳痰不爽，恶心呕吐，咽痛等。由气机不利，痰涎壅盛或胃气上逆所致之痰喘、呕吐；用按揉，点或捏挤法有效；若配推揉膻中、揉中院、运八卦、清胃经等法则效果更佳。由中暑引起的恶心、呕吐、头晕等症；捏挤本穴，常配合捏挤大椎、膻中、曲池等穴；若用中指指端屈曲向下，向里抠，动作宜快，可使之吐。

乳根

定位：乳下 2 分。（图 5–2–1）

操作：中指端揉，称揉乳根。揉 20~50 次。

功用：宽胸理气，止咳化痰。

主治：见乳旁穴。

乳旁

定位：乳外旁开 2 分。（图 5–2–1）

操作：中指端揉，称揉乳旁。揉 20~50 次。

功用：宽胸理气，止咳化痰。

主治：主要治疗胸闷、咳嗽、痰鸣、呕吐等症。临床上多两穴配用，以食、中两指同时操作。

膻中

定位：在胸骨上，平第四肋间隙处，相当于两乳头连线之中点，属任脉。（图 5-2-1）

操作：医者用中指指端揉，称揉膻中；两手拇指自穴中向两旁分推至乳头，称分推膻中；用食指、中指自胸骨切迹向下推至剑突，称推膻中。推 100~300 次。

功用：膻中穴为气之会穴，居胸中，胸背属肺，推揉之能宽胸理气，止咳化痰。

主治：胸闷，喉鸣，气喘，咳嗽，恶心，呕吐，呃逆，嗳气。治疗呕吐、呃逆、嗳气常与运内八卦、横纹推向板门，分推腹阴阳等合用。治疗喘咳常与推肺经、揉肺俞等合用。治疗痰吐不利常与揉天突、按弦走搓摩、按揉丰隆等合用。

胁肋

定位：从腋下两胁至天枢处。（图 5-2-1）

操作：以两手掌从两胁腋下搓摩至天枢处，称搓摩胁肋，又称按弦走搓摩。搓摩 50~100 次。

功用：顺气化痰，除胸闷，开积聚。

主治：本穴性开而降，多用于小儿由于食积、痰壅、气逆所致的胸闷、腹胀等有效。若肝脾肿大，则需久久搓摩，非一日之功，但对中气下陷，肾不纳气者宜慎用。

中脘

定位：脐上 4 寸，胸骨下端剑突至脐连线的中点，属任脉。又指中脘部。（图 5-2-1）

操作：用掌根或拇指、食指、中指指端按揉，称揉中脘。用掌心或四指摩，称摩中脘。自中脘向上直推至喉下或自喉往下推至中脘，称推中脘，又称推胃脘。揉或推 100~300 次，摩 5 分钟。

功用：健脾和胃、消食和中，化滞。

主治：胃脘痛，腹痛，腹胀，食积，呕吐，泄泻，食欲不振，嗳气等。

泄泻、呕吐、腹胀、腹痛、食欲不振等，揉、摩中脘能健脾和胃、消食和中，多与按揉足三里、推脾经等合用。胃气上逆，嗳气呕恶推胃脘自上而下。自下向上有使患儿呕吐的记载，临床少用。

天枢

定位：脐旁 2 寸，左右各一，属足阳明胃经。（图 5-2-1）

操作：食、中指指端按揉之，称揉天枢。揉 100~200 次。

功用：疏调大肠、理气消滞、化痰止嗽。

主治：腹胀、腹痛、腹泻、痢疾、便秘、食积不化、咳嗽等。用于治疗急慢性胃肠炎，痢疾、消化功能紊乱引起的腹泻、呕吐、食积、腹胀、大便秘结等症，临床与脐常同时操作，可以中指按脐、食指与无名指各按两侧天枢穴，同时揉动。配合拿肚角可治腹痛。治疗痰喘、咳嗽常与清肺经、掐揉五指节相配。

脐（神阙）

定位：肚脐。（图 5-2-1）

操作 : 用中指端或掌根揉，称揉脐；指摩或掌摩称摩脐；用拇指和食、中两指抓住肚脐抖揉，亦称揉脐。揉 100~300 次；摩 5 分钟。

功用：温阳散寒、补益气血、健脾和胃、消食导滞。

主治：揉脐、摩脐多用于腹泻、便秘、腹痛、食积，肠鸣、疳积等症。临床上揉脐、摩腹、推上七节骨、揉龟尾常配合应用，简称“龟尾七节，摩腹揉脐”，治疗腹泻效果较好。

丹田

定位：小腹部（脐下 2 寸与 3 寸之间）。（图 5-2-1）

操作：或揉或摩，称揉丹田或摩丹田。揉 50~100 次；摩 5 分钟。

功用：培肾固本，温补下元，分清别浊。

主治：多用于小儿先天不足，寒凝少腹及腹痛、疝气、遗尿、脱肛等症，常与补肾经、推三关、揉外劳等合用。揉丹田对尿潴留有一定效果，临床上常与推箕门、清小肠等合用。

肚角

定位：脐下 2 寸（石门）旁开 2 寸大筋处。（图 5-2-1）

操作：用拇、食、中三指作拿法，称拿肚角；或用中指端按，称按肚角。拿或按 3~5 次。

功用：止腹痛。

主治：对各种原因引起的腹痛均可应用，特别是对寒痛、伤食痛效果更好。为防止患儿哭闹影响手法的进行，可在诸手法推毕后，再拿此穴。

腹

定位：腹部。

操作：沿肋弓角边缘或自中脘至脐，向两旁分推，称分推腹阴阳；掌或四指摩腹。分推 100~200 次；摩 5 分钟。（图 5–2–2）

功用：健脾和胃，理气消食。

主治：对于小儿腹泻、呕吐、恶心、便秘、腹胀、厌食等消化功能紊乱效果较好，常与捏脊、按揉足三里合用，作为小儿保健手法。

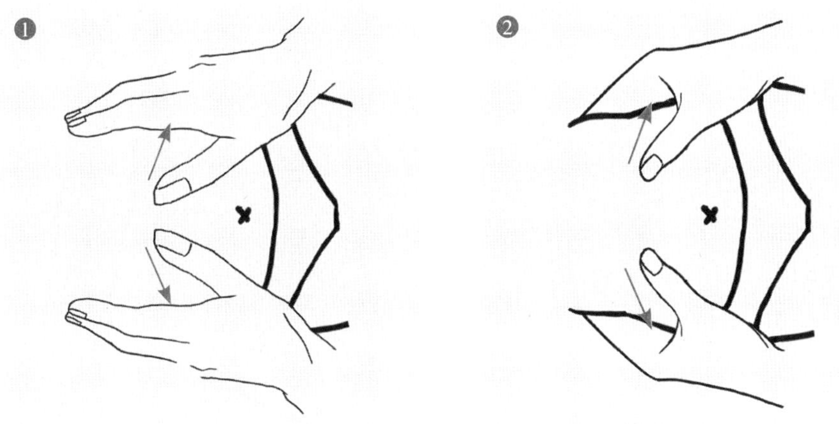

图 5–2–2 分推腹阴阳

第三节 腰背部穴位

脊柱

定位：大椎至长强成一直线。（图 5–3–1）

操作：用食、中二指面自上而下作直推，称推脊；用捏法自下而上称为捏脊。捏脊一般捏 3~5 遍，每捏三下再将背脊皮提一下，称为捏三提一法。推 100~300 次，捏 3~5 次。

功用：调阴阳、理气血、和脏腑、通经络、培元气、清热。

主治：捏脊法是小儿保健常用主要手法之一。临床上多与补脾经、补肾经、推三关、摩腹、按揉足三里等配合应用，治疗先、后天不足的一些慢性病症。本法单用名捏脊疗法，不仅常用于小儿疳积、腹泻等病症，还可应用于成人失眠、肠胃病、月经不调等病症。

推脊柱穴从上至下，能清热，多与清天河水、退六腑、推涌泉等合用。

大椎

定位：在第七颈椎与第一胸椎棘突之间，属督脉。（图 5–3–1）

操作：用中指指端按或揉，称按大椎和揉大椎。用双手拇指、食指将其周围的皮肤捏起，向其穴挤去，称捏挤大椎。按揉 30~50 次；捏挤至局部皮肤紫红瘀斑为度。

功用：清热解表、通经活络。

主治：发热，项强，咳嗽，感冒，百日咳。常与推脊、清天河水等配用。此外用提拿法对治疗百日咳有一定的疗效。

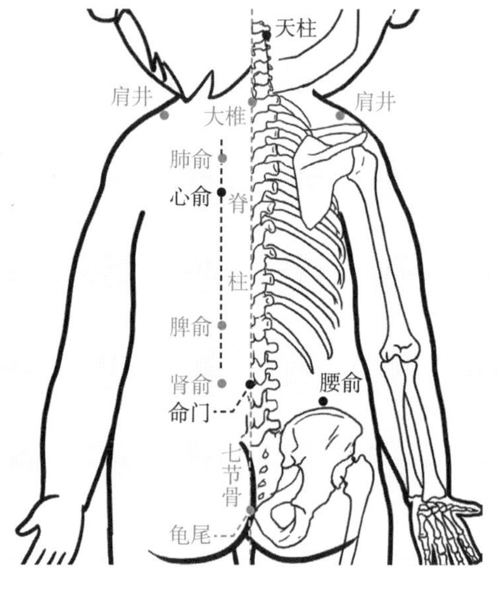

图 5–3–1　脊柱、大椎、肩井、肺俞、脾俞、肾俞、七节骨、龟尾

肩井

定位：在大椎与肩峰连线之中点，肩部筋肉处。（图 5–3–1）

操作：用拇指与食、中二指对称用力提拿肩井，称拿肩井；用指端按其穴，称按肩井。拿 3~5 次，按揉 10~30 次。

功用：疏通气血，发汗解表。

主治：感冒，惊厥，上肢抬举不利。临床常与开天门、推坎宫、运太阳、揉耳后高骨相配合。本法为诸法推毕的结束动作，称为总收法。

肺俞

定位：在第三胸椎棘突下旁开 1.5 寸。（图 5–3–1）

操作：用两手拇指或食、中指指端揉，称揉肺俞；两手拇指分别自肩胛骨内缘从上向下推动，称推肺俞或分推肩胛骨。揉 50~100 次，推

100~200 次。

功用：调肺气，补虚损，止咳嗽。

主治：咳嗽，痰鸣，胸闷，胸痛，发热等。肺俞多用于呼吸系统疾病，如久咳不愈时加推补脾经以培土生金。

脾俞

定位：在第十一胸椎棘突下，旁开 1.5 寸。（图 5-3-1）

操作：用揉法，称揉脾俞。揉 50~100 次。

功用：能健脾胃，助运化，祛水湿。

主治：呕吐、腹泻、疳积、食欲不振、黄疸、水肿等。多与推脾经、按揉足三里穴等合用。

肾俞

定位：第二腰椎棘突下，旁开 1.5 寸。（图 5-3-1）

操作：用揉法，称揉肾俞。揉 50~100 次。

功用：滋阴壮阳，补益肾元。

主治：腹泻、便秘、小腹痛、下肢痿软乏力、慢性腰背痛、肾虚气喘等。肾虚腹泻或阴虚便秘，或下肢瘫痪等多与揉二马、补脾经或推三关等合用。慢性腰背痛常与腰俞、委中等配合。肾虚气喘与揉肺俞、脾俞等配合应用。

七节骨

定位：第四腰椎至尾椎骨端（长强）成一直线。（图 5-3-1）

操作：用拇指桡侧面或食、中二指面自下向上或自上向下作直推，分别称为推上七节骨和推下七节骨。推 100~300 次。

功用：温阳止泻、泻热通便。

主治：推上七节骨能温阳止泻，多用于虚寒腹泻、久痢等症。临床上常于按揉百会、揉丹田等合用治疗气虚下陷的脱肛、遗尿等症。推下七节骨能泻热通便，多用于肠热便秘，或痢疾等症。

龟尾

定位：尾椎骨端。（图 5-3-1）

操作：拇指端或中指端揉，称揉龟尾。揉 100~300 次。

功用：调理大肠。

主治：本穴即督脉经之长强穴，揉之能通调督脉之经气。穴性平和，能止泻，也能通便。多与揉脐、推七节骨配合应用，以治腹泻、便秘等症。

第四节 上肢部穴位

脾经

定位：拇指桡侧缘，自指尖直至指根赤白肉际处，或拇指末节罗纹面。

操作：将患儿拇指屈曲，循拇指桡侧缘向指根方向直推为补，称补脾经。由指根向指端方向直推为清，称清脾经。补脾经、清脾经，统称推脾经。推 100~500 次。（图 5–4–1）

功用：补脾经能健脾胃，补气血；清脾经则清热利湿，化痰止呕。

主治：补脾经用于脾胃虚弱，气血不足而引起的食欲不振、肌肉消瘦、消化不良等症。

清脾经用于湿热熏蒸、皮肤发黄、恶心呕吐、腹泻痢疾等症。

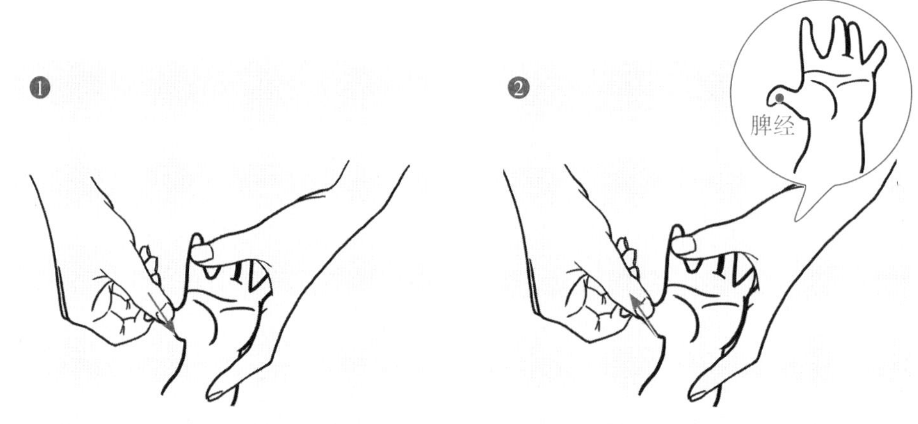

图 5–4–1 推脾经

肝经

定位：食指末节罗纹面。

操作：自指尖向食指掌面末节指纹方向直推为补，称补肝经；自食指掌面末节指纹推向指尖为清，称清肝经。补肝经和清肝经统称推肝经。推 100~500 次。（图 5–4–2）

功用：平肝泻火，息风镇惊，解郁除烦。

主治：清肝经常用于惊风、抽搐、烦躁不安、五心烦热等症。肝经宜清不宜补，若肝虚应补时则需补后加清，或以补肾经代之，称为滋肾养肝法。

心经

定位：中指末节罗纹面。

操作：自指尖向中指掌面末节指纹方向直推为补，称补心经。自中指掌面末节指纹向指尖方向直推为清，称清心经。补心经和清心经统称推心经。推 100~500 次。（图 5-4-3）

功用：清心经可清心泻火；补心经可养心安神。

主治：本穴宜用清法，不宜用补法。清心经常用于心火旺盛而引起的高热神昏、面赤口疮、小便短赤等，多与清天河水、清小肠等合用。

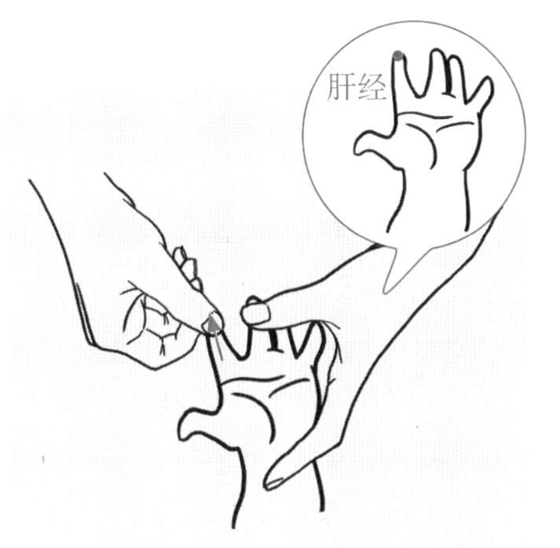

图 5-4-2 清肝经

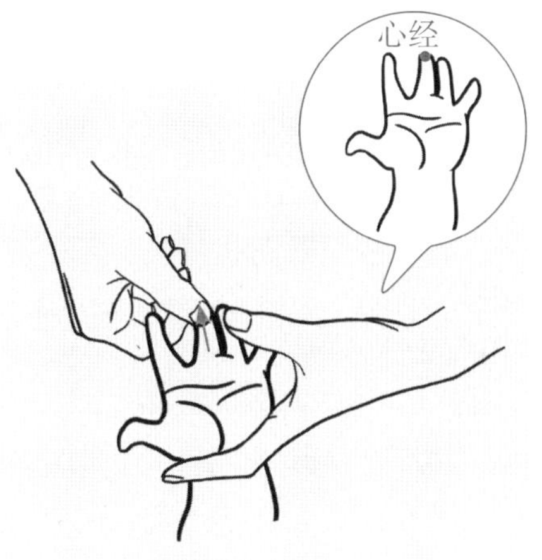

图 5-4-3 清心经

肺经

定位：无名指末节罗纹面。

操作：自指尖向无名指掌面末节指纹方向直推为补，称补肺经；自无名指掌面末节指纹向指尖方向直推为清，称清肺经。补肺经和清肺经统称推肺经。推 100~500 次。（图 5-4-4）

功用：补肺经可补益肺气；清肺经可宣肺清热、疏风解表、化痰止咳。

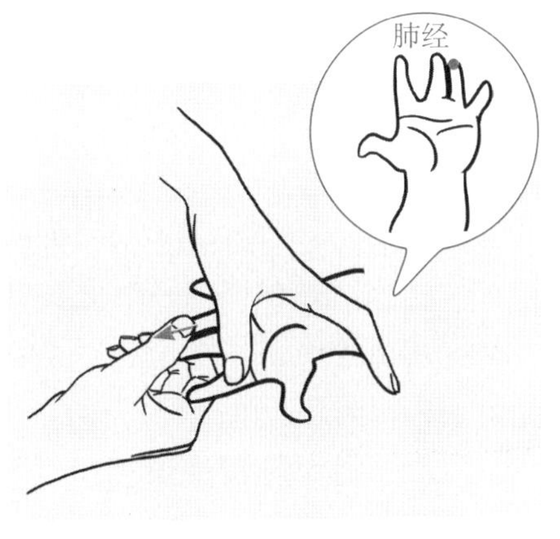

图 5-4-4 清肺经

主治：补肺经用于肺气虚损，咳嗽气喘，虚汗怕冷等肺经虚寒证。清肺经用于感冒发热及咳嗽、气喘、痰鸣等肺经实热证。

肾经

定位：小指末节罗纹面。

操作：自指根向指尖方向直推为补，称补肾经；自指尖向指根方向直推为清，称清肾经。补肾经和清肾经统称为推肾经。推 100~500 次。（图 5-4-5）

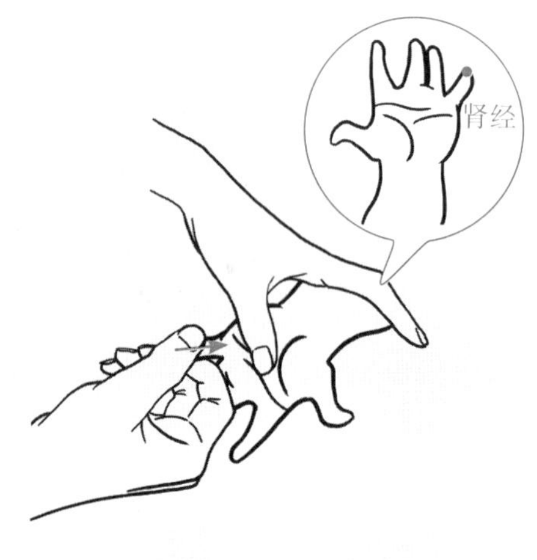

图 5-4-5　清肾经

功用：补肾经可补肾益脑，温养下元；清肾经可清利下焦湿热。

主治：补肾经用于先天不足、久病体虚、肾虚久泻、多尿、遗尿、虚汗喘息等症。

清肾经用于膀胱蕴热，小便赤涩等症。临床上肾经穴一般多用补法，需用清法时，也多以清小肠代之。

大肠

定位：食指桡侧缘，自食指尖至虎口成一直线。

操作：从食指尖直推向虎口为补，称补大肠；反之为清，称清大肠。补大肠和清大肠统称推大肠。推 100~300 次。（图 5-4-6）

功用：补大肠可涩肠固脱，温中止泻；清大肠可清利肠府，除湿热，导积滞。

主治：补大肠多用于虚寒腹泻、脱肛等病症。清大肠多用于湿热，积食滞留肠道，身热腹痛，痢下赤白，大便秘结等症。

小肠

定位：小指尺侧边缘，自指尖到指根成一直线。

操作：自指尖直推向指根为补，称补小肠；反之为清，称清小肠。补小肠和清小肠统称为推小肠。推 100~300 次。（图 5-4-7）

功用：清热利尿。

主治：清小肠可泌清别浊，多用于小便短赤不利、尿闭、水泻等证。若心经有热，移热于小肠，以本法配合清天河水，能加强清热利尿的作用。

若属下焦虚寒，多尿、遗尿则宜用补小肠。

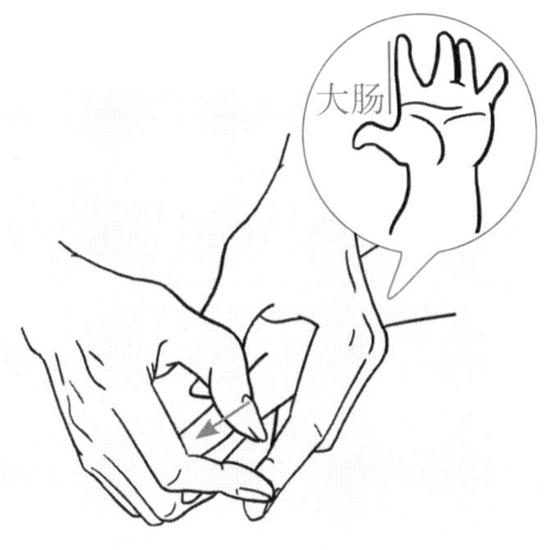

图 5–4–6　清大肠

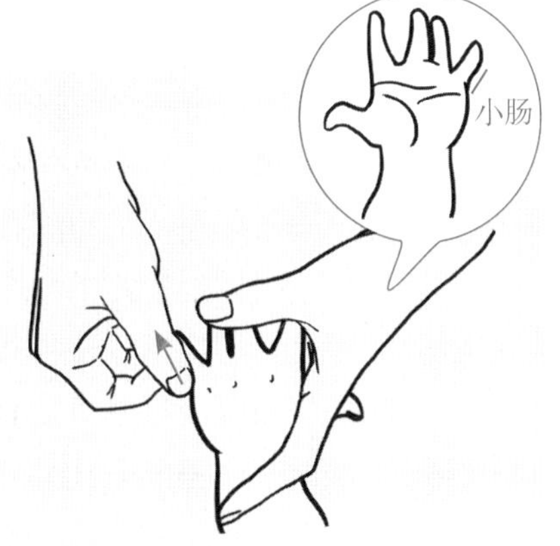

图 5–4–7　清小肠

肾顶

定位：小指顶端。

操作：以中指或拇指端按揉，称揉肾顶。揉 100~500 次。（图 5–4–8）

功用：收敛元气，固表止汗。

主治：揉肾顶对自汗、盗汗或大汗淋漓不止等症均有一定的疗效。

肾纹

定位：手掌面，小指第二指间关节横纹处。

操作：中指或拇指端按揉，称揉肾纹。揉 100~500 次。（图 5–4–9）

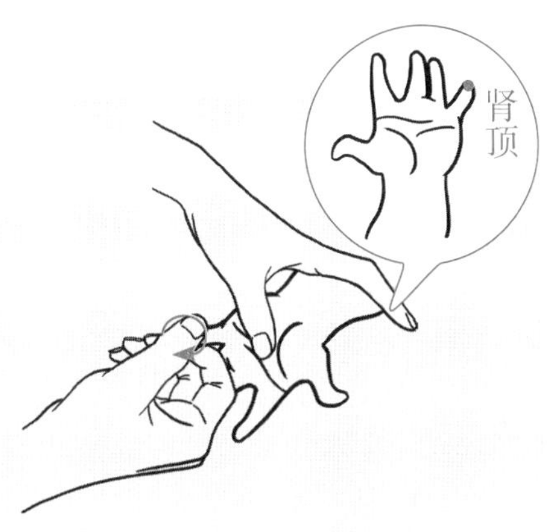

图 5–4–8　揉肾顶

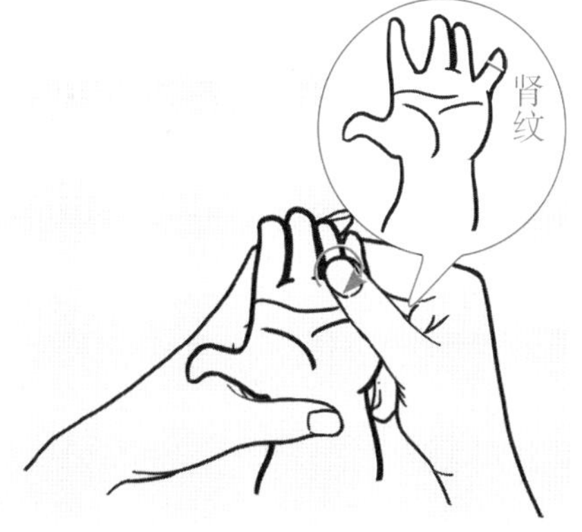

图 5–4–9　揉肾纹

功用：祛风明目，散瘀结。

主治：揉肾纹主要用于目赤肿痛或热毒内陷，瘀结不散所致的高热，呼吸气凉，手足逆冷等症。

四横纹（四缝）

定位：掌面食、中、无名、小指近端指间关节横纹处。

操作：拇指甲掐揉，称掐四横纹；四指并拢从食指横纹处推向小指横纹处，称推四横纹。掐各 5 次；推 100~300 次。（图 5-4-10）

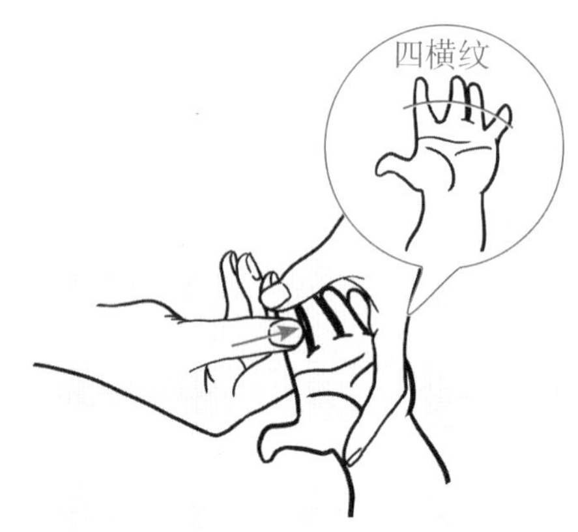

图 5-4-10　推四横纹

功用：掐之能退热除烦，散瘀结；推之能调中行气，和气血，消胀满。

主治：临床上多用于疳积、腹胀、气血不和、消化不良等症。常与补脾经、揉中脘等合用。也可用毫针或三棱针点刺本穴出血以治疗疳积，效果也好。

小横纹

定位：掌面食、中、无名、小指掌指关节横纹处。

操作：以拇指甲掐，称掐小横纹；拇指侧推，称推小横纹。掐各 5 次；推 100~300 次。（图 5-4-11）

功用：退热，消胀，散结。

主治：推掐本穴主要用于脾胃热结、口唇破烂及腹胀等症。临床上用推小横纹治疗肺部干性啰音，有一定疗效。

掌小横纹

定位：掌面小指根下，尺侧掌纹头。

操作：中指或拇指端按揉，称揉掌小横纹。揉 100~500 次。（图 5-4-12）

功用：清热散结，宽胸宣肺，化痰止咳。

主治：主要用于喘咳、口舌生疮等，为治疗百日咳、肺炎的要穴。临床上用揉掌小横纹治疗肺部湿性啰音，有一定的疗效。

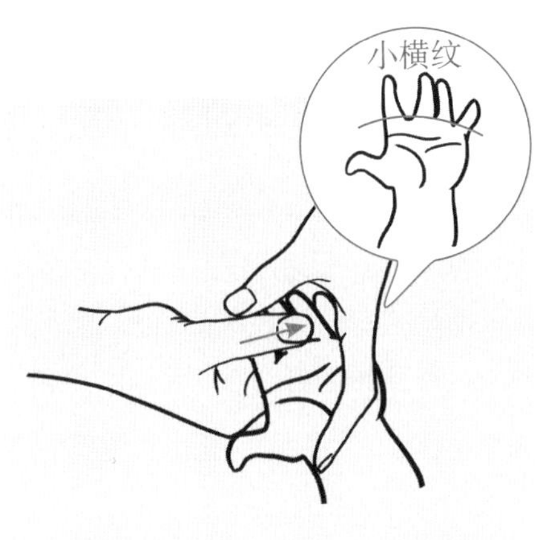

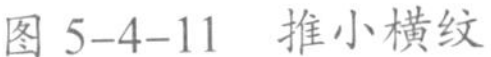
图 5-4-11 推小横纹

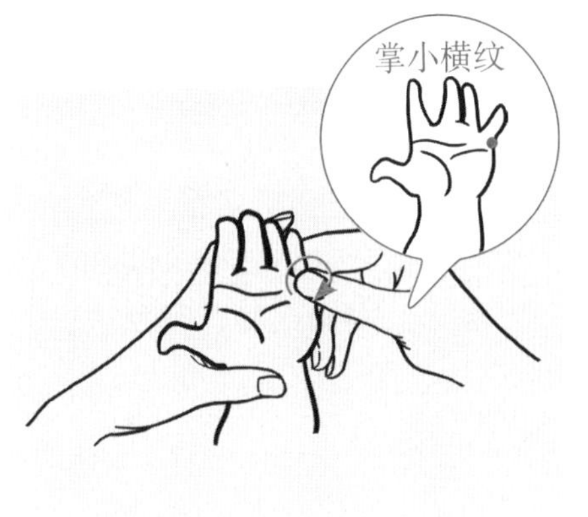

图 5-4-12 揉掌小横纹

胃经

定位：拇指掌面近掌端第一节（或鱼际桡侧赤白肉际处）。

操作：自拇指根向掌根方向直推为补，称补胃经；反之为清，称清胃经。补胃经和清胃经统称推胃经。推100~500次。（图 5-4-13）

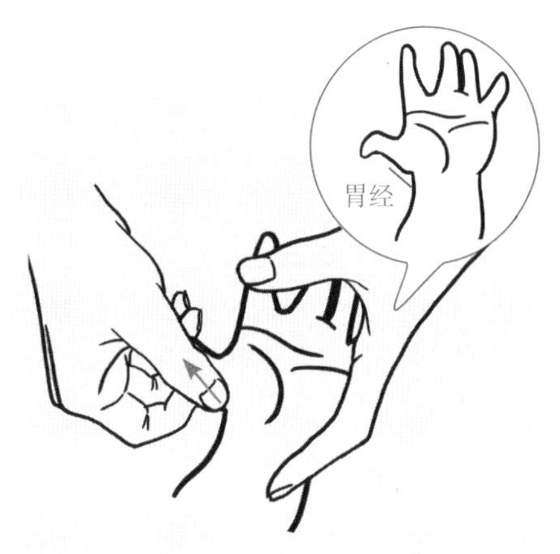

图 5-4-13 清胃经

功用：补胃经可健脾胃，助运化；清胃经可清中焦湿热，和胃降逆，泻胃火，除烦止渴。

主治：补胃经多与补脾经、揉中脘、摩腹、按揉足三里等合用，治疗脾胃虚弱、消化不良、纳呆腹胀等症；清胃经多与清脾经、推天柱骨、横纹推向板门等合用，治疗脾胃湿热，或胃气不和所引起的上逆呕恶等症；若胃肠实热、脘腹胀满、发热烦渴、便秘纳呆，多与清大肠、退六腑、揉天枢、推下七节骨等合用。

板门

定位：手掌鱼际平面。

操作：指端揉，称揉板门或运板门；用推法自指根推向腕横纹，称板门推向横纹，反之称横纹推向板门。推100~300次。（图 5-4-14）

功用：健脾和胃，消食化滞，止泄，止呕。

主治：揉板门多用于乳食停积，食欲不振或嗳气、腹胀、腹泻、呕吐等症。板门推向横纹能止泻，横纹推向板门能止呕吐。

内劳宫

定位：掌心中，屈指时中指、无名指之间中点。

操作：中指端揉，称揉内劳宫；自小指根掐运起，经掌小横纹、小天心至内劳宫，称运内劳宫（水底捞明月）。揉 100~300 次；运 10~30 次。（图 5-4-15）

功用：清热除烦，清虚热。

主治：揉内劳用于心经有热而致口舌生疮、发热、烦渴等症。运内劳为运掌小横纹、揉小天心、运内劳宫的复合手法，对心、肾两经虚热最为适宜。

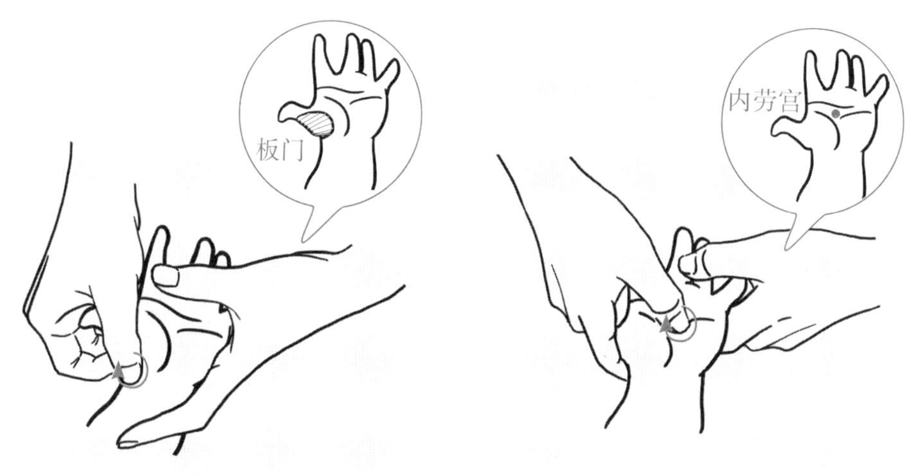

图 5-4-14　揉板门　　图 5-4-15　揉内劳宫

内八卦

定位：手掌面，以掌心为圆心，从圆心至中指根横纹约 2/3 处为半径所作圆周。

操作：用运法，顺时针方向运（即从乾卦 1 运至兑卦 8），称顺运内八卦或运八卦；反之（从兑卦 8 运至乾卦 1）称逆运内八卦。运 100~300 次。（图 5-4-16）

功用：顺运内八卦能宽胸利膈，理气化痰，行滞消食。逆运则降气平喘。

主治：主要用于咳嗽、痰喘、胸闷、纳呆、腹胀呕吐、乳食内伤等症，多与推脾经、推肺经、揉板门、揉中脘等合用。

小天心

定位：大小鱼际交接处凹陷中。

操作：中指端揉，称揉小天心；拇指甲掐，称掐小天心；以中指尖或屈曲的指间关节捣，称捣小天心。揉 100~300 次；掐、捣 5~20 次。（图 5-4-17）

功用：清热、镇惊、利尿、明目。

主治：揉小天心主要用于心经有热而致目赤肿痛、口舌生疮、惊惕不安或心经有热，移热于小肠而见小便短赤等症。掐、捣小天心主要用于惊风抽搐，夜啼，惊惕不安等症。

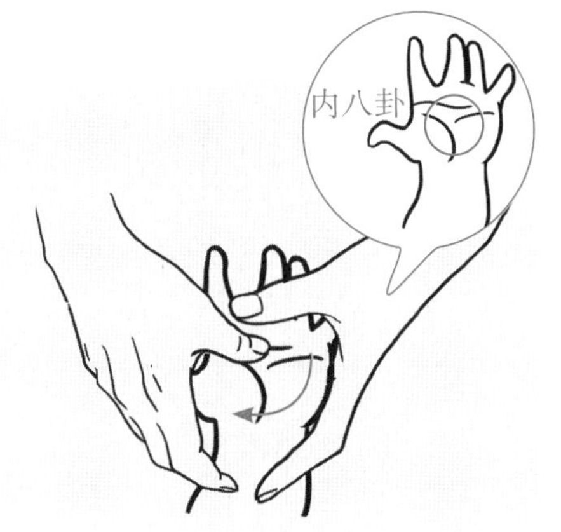

图 5-4-16　运内八卦

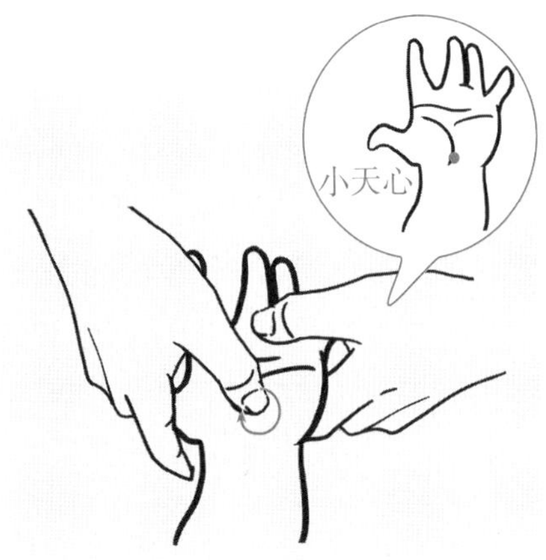

图 5-4-17　揉小天心

大横纹（阴阳）

定位：仰掌，掌后横纹。近拇指端称阳池，近小指端称阴池。

操作：两拇指自掌后横纹中（总筋）向两旁分推，称分推大横纹，又称分阴阳；自两旁（阴池、阳池）向总筋合推，称合阴阳。推 30~50 次。（图 5-4-18）

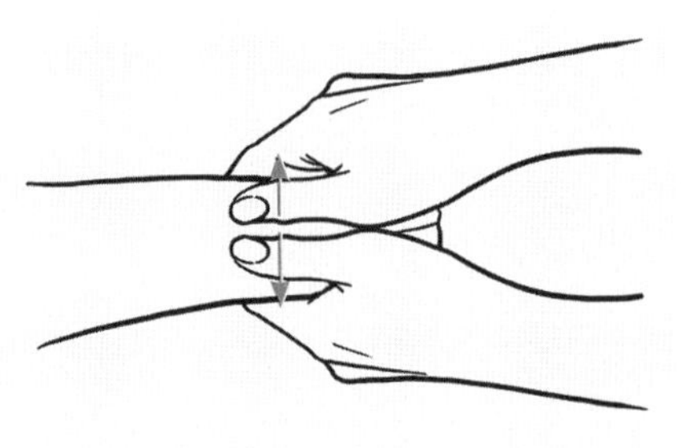

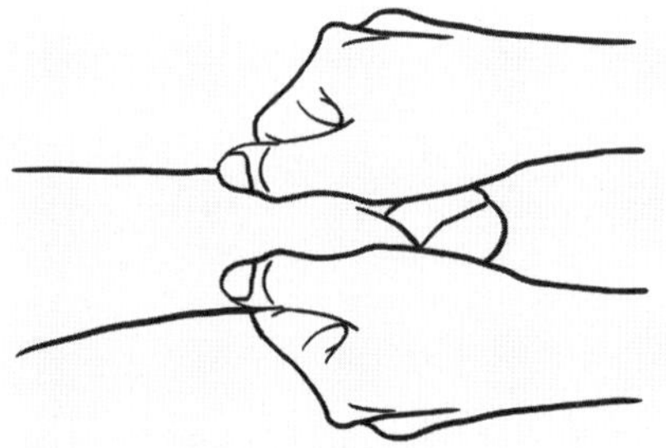

图 5-4-18　分阴阳

功用：平衡阴阳，调和气血，行滞消食，行痰散结。

主治：分推大横纹又称分阴阳，多用于阴阳不调、气血不和而致寒热往来、烦躁不安，以及乳食停滞、腹胀、腹泻、呕吐等症。合阴阳多用于痰结喘嗽，胸闷等症。

总筋

定位：掌后腕横纹中点。（图 5-4-19）

操作：按揉本穴称揉总筋；用拇指甲掐称掐总筋。揉 100~300 次；掐 3~5 次。

功用：清心经热，散结止痉，通调周身气机。

主治：揉总筋临床上多与清天河水、清心经配合，治疗口舌生疮、潮热、夜啼等实热证。治疗惊风抽掣多用掐法。

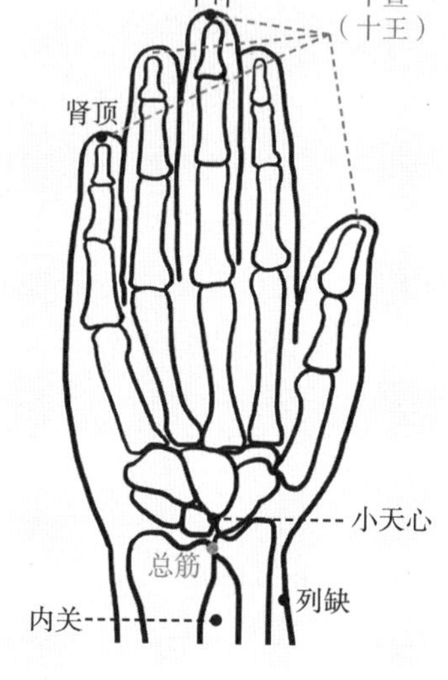

图 5-4-19 总筋、十宣（十王）

十宣（十王）

定位：十指尖指甲内赤白肉际处。（图 5-4-19）

操作：用掐法掐之，称掐十宣。各掐 5 次，或醒后即止。

功用：醒神开窍。

主治：掐十宣主要用于急救，有清热作用。对惊风、高热、昏厥等，多与掐老龙、掐人中、掐小天心等合用。

老龙

定位：中指甲后一分处。（图 5-4-20）

操作：用掐法，称掐老龙。掐 5 次，或醒后即止。

功用：醒神开窍。

主治：掐老龙主要用于急救。用于急惊风或高热抽搐等。

端正

定位：中指甲根两侧赤白肉处，桡侧称左端正，尺侧称右端正。（图 5-4-20）

操作：拇指甲掐或拇指罗纹面揉称掐、揉端正。掐 5 次；揉 50 次。

功用：降逆止呕，升提止泻。

主治：①揉右端正能主要用于胃气上逆而引起的恶心呕吐等症；揉左端正功能升提，主要用于水泻、痢疾等症。②掐端正多用于治疗小儿惊风，常与掐老龙、清肝经等配合。

五指节

定位：掌背五指第一指间关节。（图 5-4-20）

操作：拇指甲掐之，称掐五指节；用拇、食指揉搓称揉五指节。各掐 3~5 次；揉搓 30~50 次。

功用：安神镇惊，祛风痰，通关窍。

主治：掐五指节主要用于惊惕不安、惊风等症，多与清肝经、掐老龙等合用；揉五指节主要用于胸闷、痰喘、咳嗽等症，多与运内八卦、推揉膻中等合用。

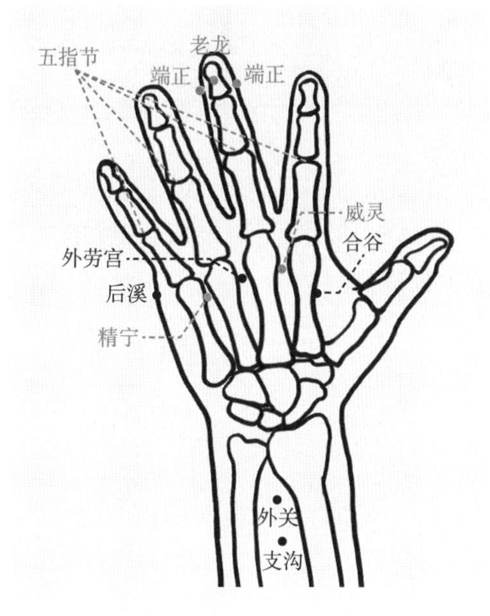

图 5-4-20　老龙、端正、五指节、威灵、精宁

威灵

定位：手背二、三掌骨歧缝间。（图 5-4-20）

操作：用掐法，称掐威灵。掐 5 次，或醒后即止。

功用：开窍醒神。

主治：主要用于急惊、昏迷不醒时的急救。

精宁

定位：手背第四、第五掌骨歧缝间。（图 5-4-20）

操作：用掐法，称掐精宁。掐 5~10 次。

功用：行气、破结、化痰。

主治：多用于痰食积聚，气吼痰喘，干呕，疳积等症。用于急惊昏厥时，本法多与掐威灵配合，能加强开窍醒神的作用。

二扇门

定位：掌背中指根本节两侧凹陷处。

操作：两拇指甲掐之，称掐二扇门；以一手食中指端揉之，称揉二扇门。掐 5 次；揉 100~500 次。（图 5-4-21）

功用：发汗透表，退热平喘。

主治：掐、揉二扇门是发汗效法。揉时要稍用力，速度宜快，多用于风寒外感。本法与揉肾顶、补脾经、补肾经等配合应用，适宜于平素体虚外感者。

上马（二人上马、二马）

定位：手背无名及小指掌指关节后陷中。

操作：拇指端揉之或拇指甲掐之，称揉上马或掐上马。掐 3~5 次；揉 100~500 次。（图 5-4-22）

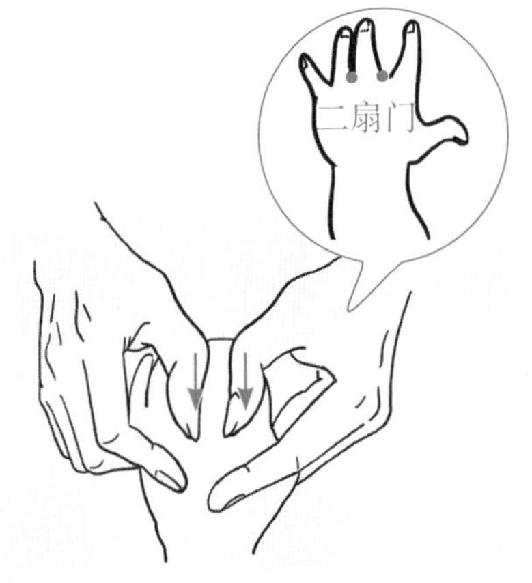

图 5-4-21　掐二扇门

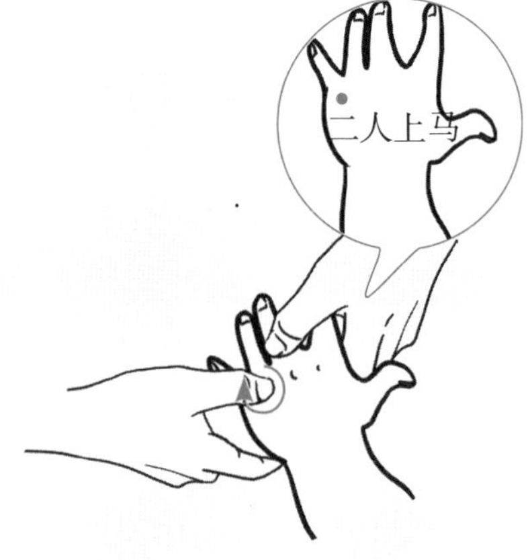

图 5-4-22　揉上马

功用：滋阴补肾，顺气散结，利水通淋。

主治：临床上用揉法为多，主要用于阴虚阳亢，潮热烦躁，牙痛，小便赤涩淋漓等症。

外劳宫

定位：掌背中，与内劳宫相对处。

操作：用拇指或中指端揉之，称揉外劳宫；用掐法称掐外劳宫。掐 5 次；揉 100~300 次。（图 5-4-23）

功用：温阳散寒、升阳举陷、发汗解表。

主治：本穴性温。临床上用揉法为多，揉外劳主要用于一切寒证，主治风寒感冒、腹痛腹胀、肠鸣腹泻、痢疾、脱肛、遗尿、疝气等症。

外八卦

定位：掌背外劳宫周围，与内八卦相对处。

操作：拇指作顺时针方向掐运，称运外八卦。运 100~300 次。（图 5-4-24）

功用：宽胸理气，通滞散结。

主治：运外八卦临床上多与摩腹、推揉膻中等合用，治疗胸闷、腹胀、便结等症。

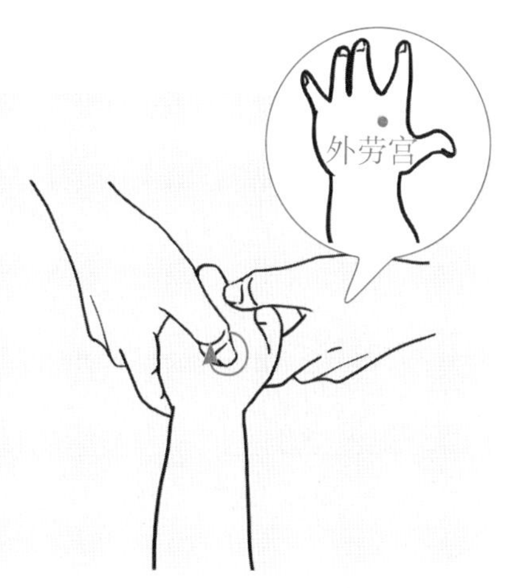

图 5-4-23 揉外劳宫

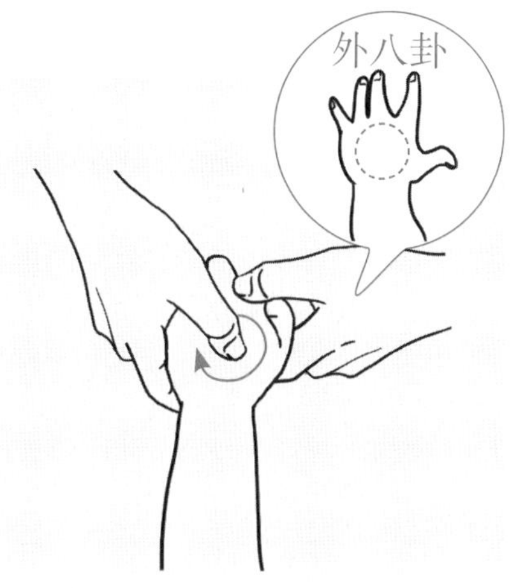

图 5-4-24 揉外八卦

一窝风

定位：手背腕横纹正中凹陷处。

操作：拇指或中指端揉之，称揉一窝风。揉 100~300 次。（图 5-4-25）

功用：温中行气，止痹痛，利关节，发散风寒。

主治：常用于受寒，食积等原因引起的腹痛等症，多与拿肚角、推三关、揉中脘等合用。

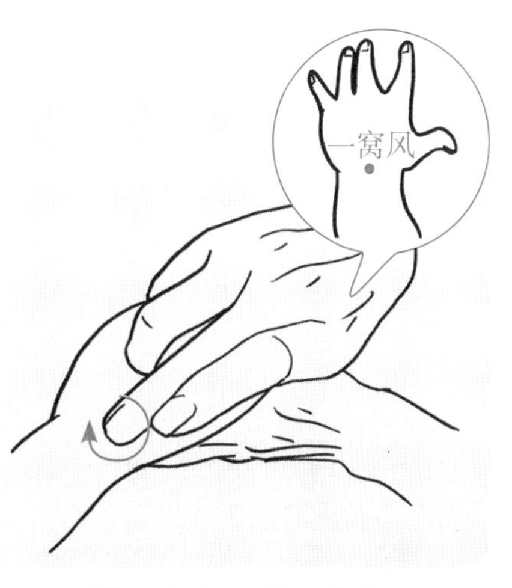

图 5-4-25 揉一窝风

膊阳池

定位：在手背一窝风后 3 寸处。

操作：拇指甲掐或指端揉，称掐

膊阳池或揉膊阳池。掐 3~5 次；揉 100~300 次。（图 5-4-26）

功用：止头痛，通大便，利小便。

主治：特别对大便秘结，多揉之有显效，但大便滑泻者禁用；用于感冒头痛，或小便赤涩短少多与其他解表、利尿法同用。

合谷

定位：位于手背，第 1、2 掌骨间，当第 2 掌骨桡侧中点处。

操作：拇指揉之掐之，按揉 1~3 分钟，掐 10~20 次。（图 5-4-27）

主治：祛风解表，镇静止痛。

应用：本穴是治疗咽喉肿痛和牙痛的效穴。用于感冒、头痛等。

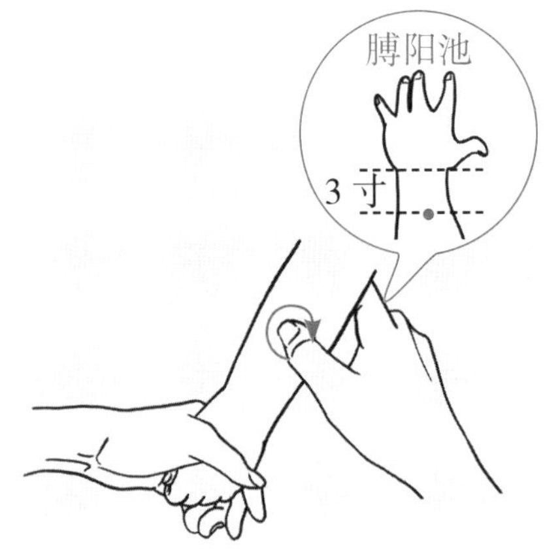

图 5-4-26　揉膊阳池

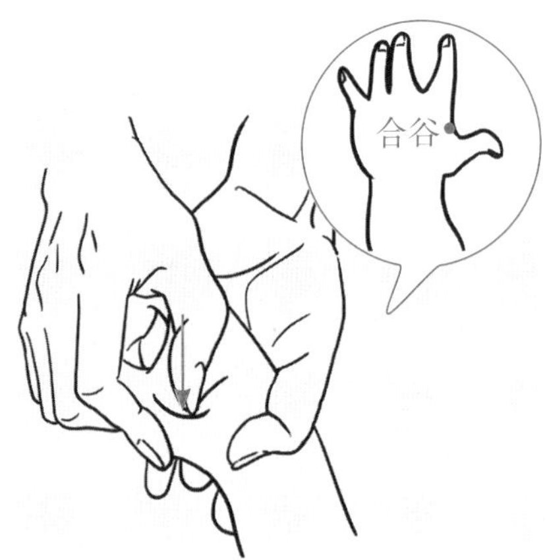

图 5-4-27　点揉合谷

三关

定位：前臂桡侧，阳池至曲池成一直线。

操作：用拇指桡侧面或食、中指面自腕推向肘，称推三关；屈患儿拇指，自拇指外侧端推向肘称为大推三关。推 100~300 次。（图 5-4-28）

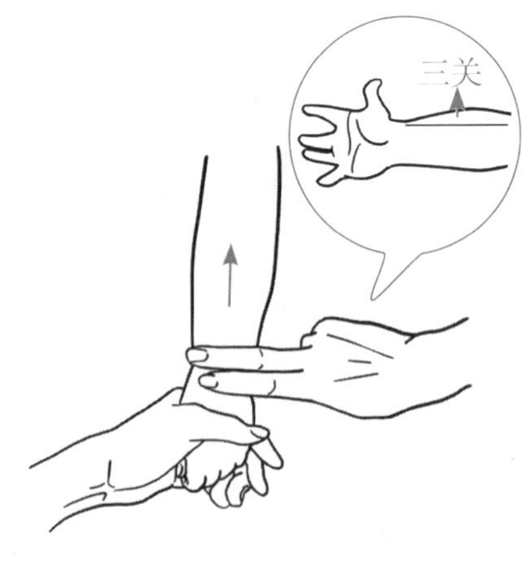

图 5-4-28　推三关

功用：补气行气，温阳散寒，发汗解表。

主治：本穴性温热，主治一切虚寒病症，对非虚寒病症者宜慎用。临床上治疗气血虚弱、命门火衰、下元虚冷、阳气不足引起的四肢厥冷、面色无华、食欲不振、疳积、吐泻等症。多与补脾经、补肾经、揉丹田、捏脊、摩腹等合用。对感冒风寒，怕冷无汗或疹出不透等症，多与清肺经、推攒竹、掐揉二扇门等合用。此外对疹毒内陷，黄疸，阴疽等症亦有疗效。

天河水

定位：前臂正中，总筋至洪池（曲泽）成一直线。

操作：用食、中二指面自腕推向肘，称清天河水；用食、中二指沾水自总筋处，一起一落弹打如弹琴状，直至洪池，同时一面用口吹气随之，称打马过天河。做 100~300 次。（图 5-4-29）

功用：清热解表，泻火除烦。

主治：本穴性微凉，主要用于治疗热性病症，清热而不伤阴分。多用于五心烦热，口燥咽干，唇舌生疮，夜啼等症；对于感冒发热，头痛，恶风，汗微出，咽痛等外感风热者，也常与推攒竹、推坎宫、揉太阳等合用。打马过天河清热之力大于清天河水，多用于实热、高热等症。

六腑

定位：前臂尺侧，阴池至肘成一直线。

操作：用拇指面或食、中指面自肘推向腕，称退六腑或推六腑。推 100~300 次。（图 5-4-30）

功用：清热、凉血、解毒。

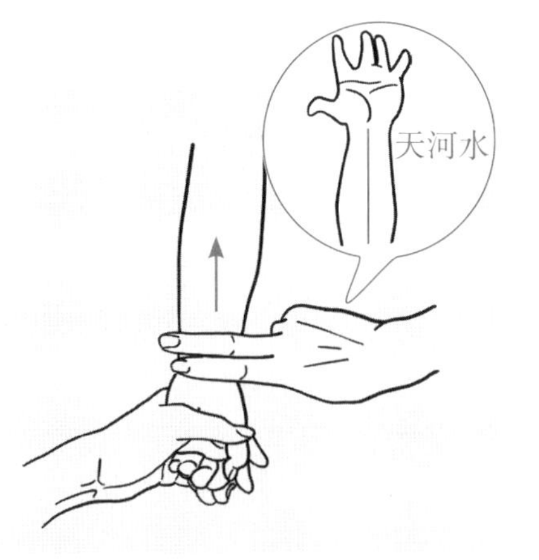

图 5-4-29　清天河水

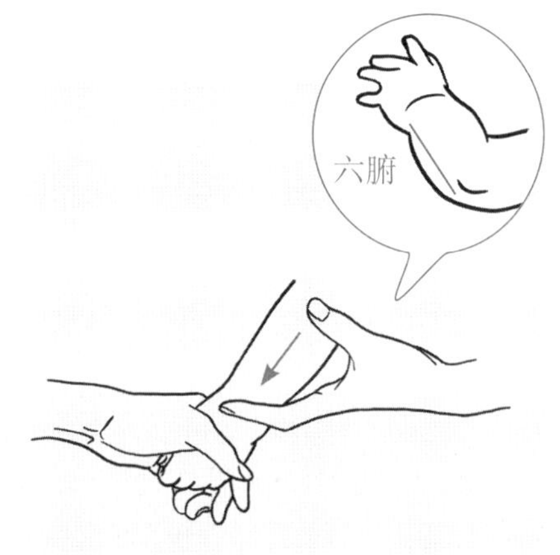

图 5-4-30　退六腑

主治：本穴性寒凉，对温病邪入营血，脏腑郁热积滞，壮热烦渴，腮腺炎等实热证均可应用。本穴与补脾经合用，有止汗的效果。若患儿平素大便溏薄，脾虚腹泻者，本法慎用。

第五节　下肢部穴位

箕门

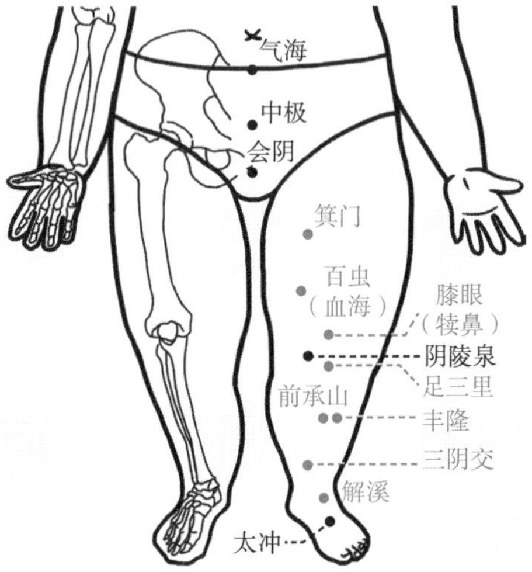

定位：大腿内侧，膝盖上缘至腹股沟成一直线。（图 5–5–1）

操作：用食、中二指自膝盖内上缘至腹股沟部作直推法，称推箕门。推 100~300 次。

功用：利尿。

主治：推箕门性平和，用于尿潴留，多与揉丹田、按揉三阴交等合用，用于小便赤涩不利多与清小肠等合用。

图 5–5–1　箕门、百虫（血海）、膝眼、足三里、丰隆、三阴交、解溪、前承山

百虫（血海）

定位：膝上内侧肌肉丰厚处。（图 5–5–1）

操作：或按或拿，称按百虫或拿百虫。按或拿 5 次。

功用：通经络，止抽搐。

主治：按、拿百虫多用于主治下肢瘫痪及痹痛等症，常与拿委中、按揉足三里等合用。若用于惊风、抽搐，手法刺激宜重。

膝眼

定位：膝关节两侧凹陷中。（图 5–5–1）

操作：用按法，称按膝眼。按 5 次。

功用：通经络、止抽搐。

主治：下肢痿软、惊风抽搐。

足三里

定位：外膝眼下 3 寸，胫骨外侧约一横指处。（图 5–5–1）

操作：拇指按揉，称按揉足三里。按揉 20~50 次。

功用：健脾和胃、调中理气。

主治：腹胀，腹痛，泄泻等证；治疗呕吐多与推大柱骨、分腹阴阳合用，治疗脾虚腹泻多与补大肠、推上七节骨合用，用于小儿保健多与摩腹、捏脊等配合。

丰隆

定位：外踝尖上 8 寸，距胫骨前缘二横指（中指）。（图 5-5-1）

操作：拇指或中指端按揉。按揉 20~30 次。

功用：和胃气、化痰湿。

主治：咳嗽，痰鸣气喘，痰涎壅盛等，多与揉膻中、运内八卦合用。

三阴交

定位：内踝尖直上 3 寸处。（图 5-5-1）

操作：用拇指或中指端按揉，称按揉三阴交。按揉 20~30 次。

功用：通血脉、活经络，疏下焦、利湿热、通调水道，亦能健脾胃、助运化。

主治：遗尿、尿闭、小便短赤涩痛、消化不良等。主要用于泌尿系统疾病，如遗尿、癃闭等症，常与揉丹田、推箕门合用。

解溪

定位：踝关节前横纹中点，两筋之间凹陷处。（图 5-5-1）

操作：用拇指甲掐，称掐解溪。掐 3~5 次。

功用：解痉挛、止吐泻。

主治：惊风、吐泻，踝关节屈伸不利。

前承山

定位：小腿胫骨旁，与后承山相对处。（图 5-5-1）

操作：掐或揉本穴，称掐前承山或揉前承山。掐 5 次，揉 30 次。

功用：止抽搐。

主治：掐揉本穴主治惊风下肢抽搐。常与拿委中、按百虫、掐解溪等合用治疗角弓反张、肢体抽搐。

后承山

定位：腓肠肌腹下陷中。（图 5-5-2）

操作：用拿法，称拿承山。拿 5 次。

功用：止抽搐、通经络。

主治：拿后承山主治腿痛转筋，下肢痿软。常与拿委中等配合治疗惊风抽搐，下肢痿软，腿痛转筋等。

委中

定位：腘窝中央，两大筋间。（图 5–5–2）

操作：用拇食指拿腘窝中肌腱，称拿委中。拿 3~5 次。

功用：止抽搐、通经络。

主治：惊风抽搐，下肢痿软无力，常与揉膝眼配合。

涌泉

定位：足掌心前 1/3 凹陷处。

操作：用拇指端按揉，称揉涌泉；用两拇指面轮流自足根推向足尖，称推涌泉。揉 30~50 次；推 100~300 次。（图 5–5–3）

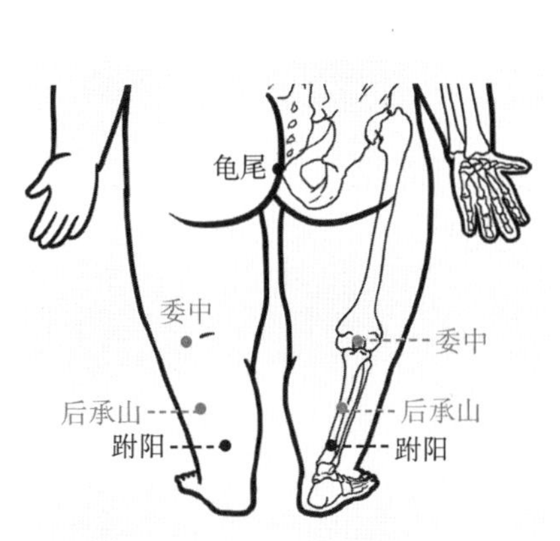

图 5–5–2　委中、后承山

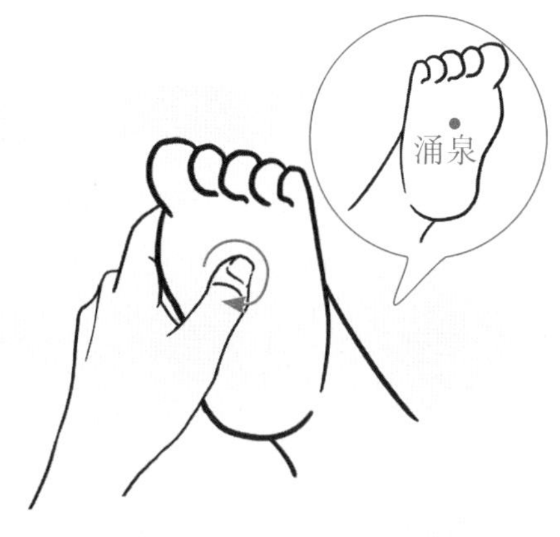

图 5–5–3　揉涌泉

功用：引火归元、退虚热。

主治：发热，呕吐，腹泻，五心烦热。治疗烦躁不安、夜啼多与揉二马、运内劳宫等配伍。实热证：推涌泉与退六腑、清天河水配合。吐泻：揉涌泉能治吐泻，左揉止吐，常与揉右端正配合；右揉止泻，常与揉左端正合用。

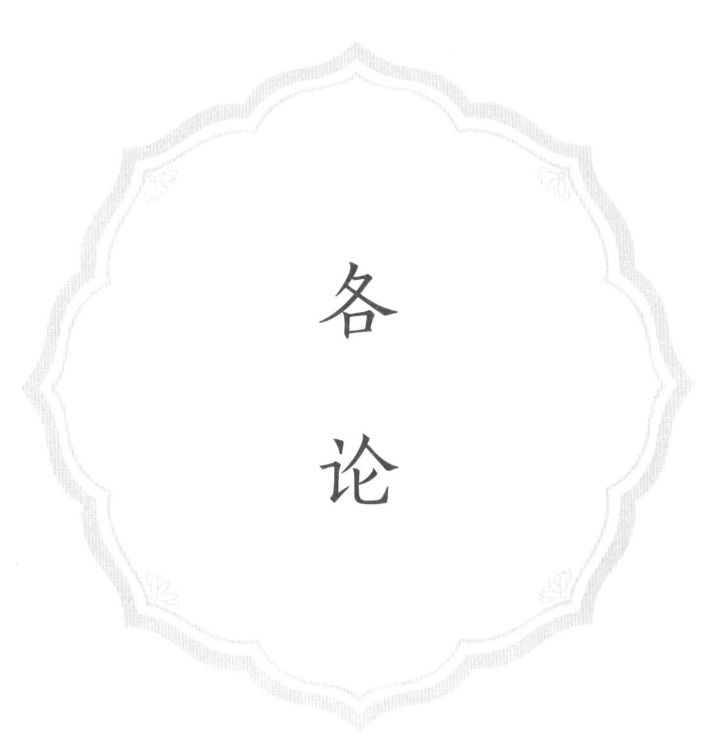

各论

第六章　肺系疾病

第一节　感冒

感冒是以发热、头痛、鼻塞、流涕、喷嚏、恶风寒等为主要临床表现的病证。全年均可发病，而以气候骤变及冬、春季节多发。本病西医学称为急性上呼吸道感染。各种病毒和细菌均可引起上呼吸道感染，但 90% 以上由病毒感染引起。

一、临床表现

部分小儿因脏腑娇嫩，脾常不足，神气怯弱，感邪之后易出现夹痰、夹滞、夹惊的兼证。中医认为小儿感冒多为风邪侵袭人体所引起，风邪夹时令之邪由人体的皮毛、口鼻而入，客于肺卫，致表卫调节失司，卫阳受遏，肺气失宣而致感冒。感冒的病变部位主要在肺，可累及肝脾。病机关键为肺卫失宣。治疗以疏风解表为基本原则。小儿感冒可内服药配合外治疗法，感冒初起和轻证者可单独使用外治疗法。本病大多预后良好。

二、外治方法

（一）中药洗浴

中药洗浴，包括全身洗浴、局部洗浴和擦洗法 3 种。

【适应证】

风寒、风热、暑热感冒。年龄在 0~12 岁之间；腋温在 37.5℃以上且小于 40℃；病程在 48 小时以内。

【操作方法】

（1）辨证用药：由于小儿外感发热“寒少热多”，且“寒热夹杂”，因此风寒证其组方配伍应以辛温佐以辛凉清透、疏风清热药，使“腠理开，表邪散，热自退”；风热证选药也需要辛温、辛凉并用，表里双解，使表邪得解，里热得清，外感发热自愈。

风寒感冒：荆芥 10g，防风 10g，苏叶 15g，羌活 10g，前胡 10g，桔梗 10g，白芷 10g，辛夷花 10g，桂枝 5g，姜半夏 5g。

风热感冒：金银花 15g，连翘 10g，大青叶 15g，薄荷 10g（后下），桔梗 10g，荆芥 10g，黄芩 10g，芦根 10g，春柴胡（醋）10g，蒲公英 15g。

暑热感冒：香薷 10g，厚朴 5g，白扁豆 10g，金银花 15g，连翘 10g，黄连 5g，淡豆豉 10g，藿香 10g，六一散（包）15g，竹茹 10g，葛根 10g。

（2）具体操作：全身洗浴即用药液浸泡患儿头部以下身体进行的洗浴。此方法多适用于 3 岁以下的婴幼儿。洗浴前准备，调节室温 24~28℃，药浴水温保持在 38~41℃；准备好干净的浴巾、衣物等；患儿排便后，脱去衣物进行洗浴。浴后护理：浴后保暖，避风，喂温开水，及时更换汗湿的衣服；让患儿安静入睡。

先擦后洗。用毛巾蘸浸药液，首先稍用力擦洗太阳、曲池、大椎、颈部、腋下、腹股沟等穴位及大血管走向处，以局部皮肤发红为宜。待水温适宜，将患儿置浴盆中沐浴全身。把握时间：每次浸浴 5~10 分钟，每天 1~2 次。观察患儿情况：以微微出汗为宜，切忌大汗淋漓，以免虚脱；如果洗浴后，30 分钟内小儿微微汗出，体温开始慢慢下降，说明有效。（图 6-1-1~ 图 6-1-3）

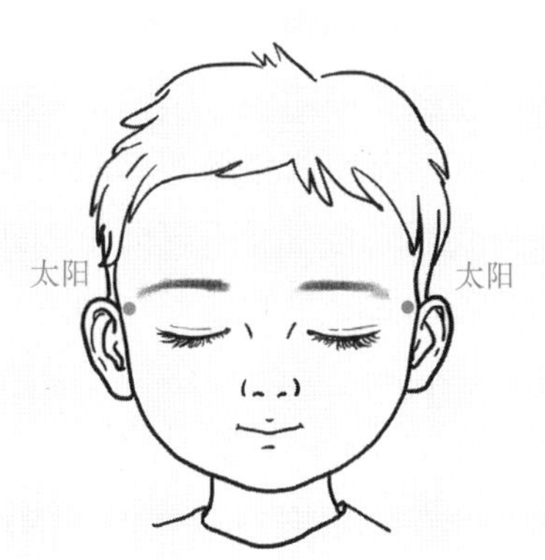

图 6-1-1　太阳

局部洗浴又叫浸足法。将药液

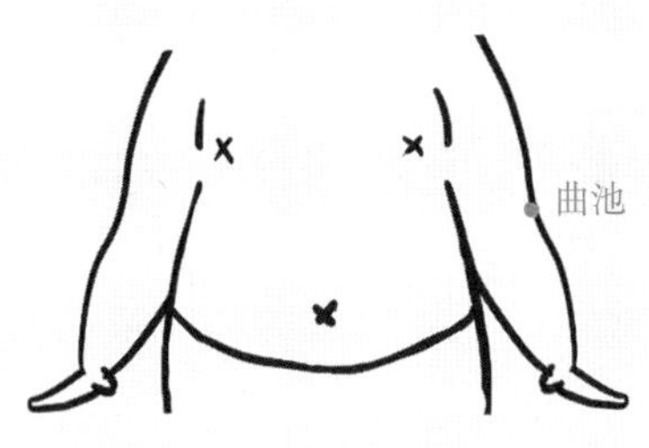

图 6-1-2　曲池

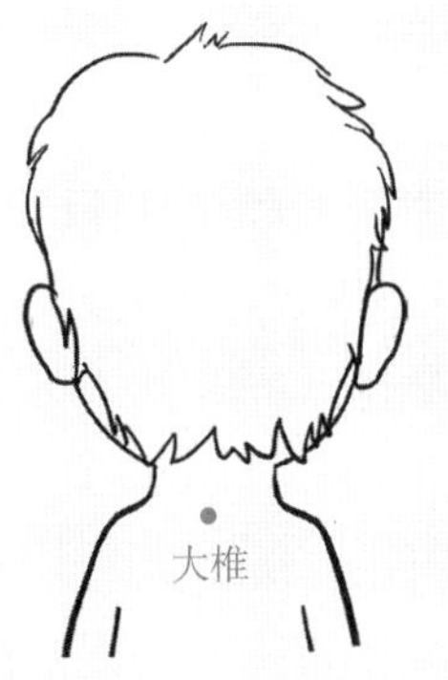

图 6-1-3　大椎

放入开水中，待水温达到37℃左右，双足浸入水中，以药液漫过足踝抵达小腿为宜，操作者同时轻轻揉搓足底涌泉穴，逐渐添加热水并保持水温在37~41℃，浸足时间10~30分钟，使患者头颈部微微出汗即可。每日1~3次。

擦拭法，将毛巾蘸取热药液，稍用力擦拭太阳、曲池、大椎、颈部、腋下、腹股沟等穴位及大血管走向处，以局部皮肤发红为宜。每日可1次或数次。

【疗法特点】

中药洗浴法是指利用中药的药液洗浴人体外表的一种疗法，是借助浴水温热之力与药物散发之力，使全身腠理舒通、毛窍开放，起到经络调和、气血调畅、汗出热解的功效。洗浴时湿润的热气，导致皮肤微血管的扩张，促进血液循环，加速皮肤对药物的吸收；温热又可刺激单核巨噬细胞的吞噬功能，加速病菌的消灭，促进新陈代谢。

【注意事项】

有高热惊厥发作患儿，超高热（腋下体温大于41℃）患儿，合并有心、肝、肾和造血系统等严重原发疾病者，洗浴部分皮肤有脓疱疮、湿疹及皮肤溃烂者，禁用或慎用中药洗浴方法；空腹或过饱者禁用。洗浴后注意保暖。

（二）中药直肠给药

中药直肠给药，包括中药灌肠、直肠滴入和直肠注入3种。

【适应证】

风热、时疫感冒。年龄大于0.5岁；病程在48小时以内。

【操作方法】

（1）辨证用药

风热感冒：金银花6g，连翘10g，大青叶10g，薄荷6g（后下），桔梗6g，荆芥6g，淡豆豉10g，黄芩6g，栀子6g，芦根10g，春柴胡（醋）10g，蒲公英15g，贯众10g，牛蒡子10g，苍耳子6g。

时疫感冒：石膏30g（先煎），水牛角10g，白茅根20g，胆南星6g，钩藤10g（后下），地骨皮10g，芦根20g，蝉蜕10g。选取上述诸药二煎，取药液200ml待用。

（2）具体操作：患儿取侧卧位，采用一次性注射器（50ml），拔去针头，连接一次性使用肛管，前端涂抹石蜡油或其他润滑油，缓缓插入肛门

5~10cm，将药液缓慢推入直肠内，操作者左手捏住患儿肛周皮肤，以防药液流出；患儿侧卧休息 10~30 分钟即可。（图 6-1-4）

（3）疗程：患儿 0.5~2 岁，每次 10~30ml; 2~5 岁，每次 30~50ml; 5~12 岁，每次 50~100ml。每日 2 次，3 天为 1 个疗程。

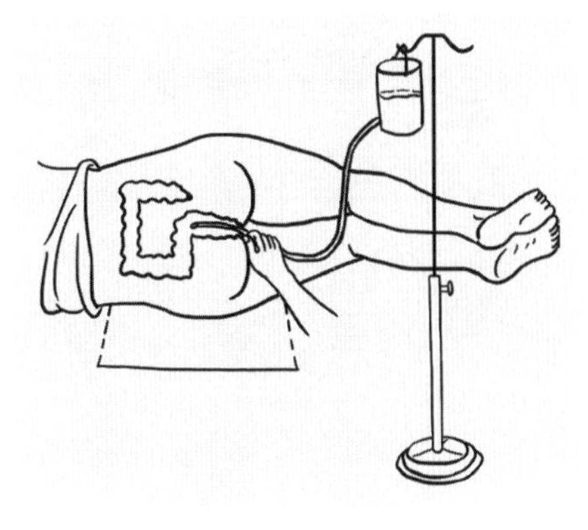

图 6-1-4　小儿灌肠示意图

【疗法特点】

中医直肠给药属于中医治疗中的导法，始见于医圣张仲景《伤寒论》。根据中医“肺与大肠相表里”“上病下取”理论，采用直肠给药，达到通导大便、荡涤积滞、通腑泄热的目的，而收到釜底抽薪、引热下行之效。小儿外感发热病位主要在肺卫，通过灌肠，起到通泄肺热的作用，同时小儿外感发热大多合并饮食停滞，内有实热的病机，灌肠起到通便泻热、釜底抽薪的作用。此法对高热患者，尤其伴夹滞便秘者有良好的疗效。

【注意事项】

凡肛门或结肠、直肠术后，严重腹泻，肛门疾病，消化道出血，急腹症，疑有肠坏死、肠穿孔及有严重并发症（心、肝、肾衰竭）等，禁用此方法。对于外感发热合并饮食停滞，内有实热者灌肠疗法是不错的选择。临床上常见小儿持续高热不退，饮水量或少，或根本拒饮，即使有静脉输液补充水分，小便量基本正常，但食欲下降、大便秘结，这时采用灌肠疗法，可以起到通导大便、通泄肺热之作用。

（三）中药穴位贴敷

【适应证】

风寒、风热、暑热感冒。

【操作方法】

（1）穴位选取：大椎、肺俞、风池、神阙、涌泉等。（图 6-1-5~图 6-1-8）

（2）辨证用药

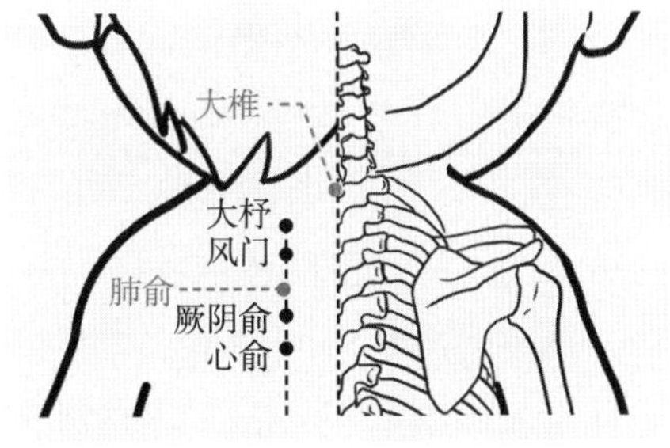

图 6-1-5　大椎、肺俞

风寒感冒：取荆芥、防风、羌

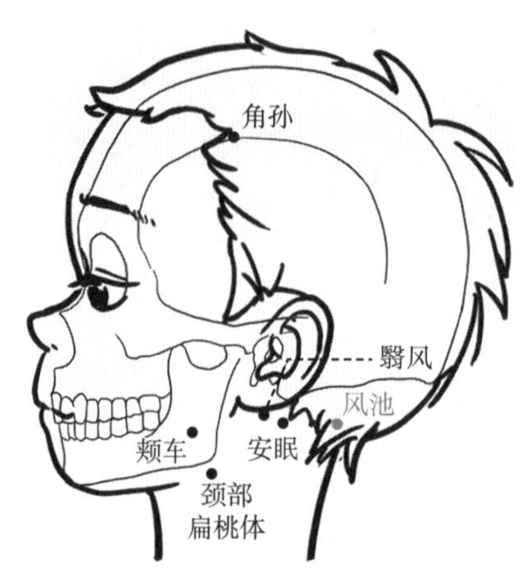

图 6-1-6　风池

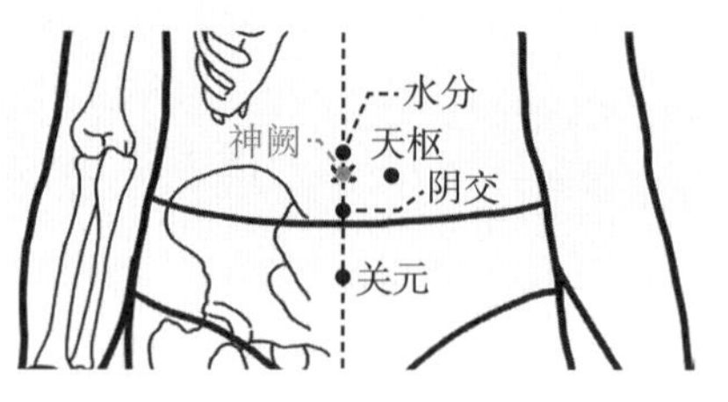

图 6-1-7　神阙

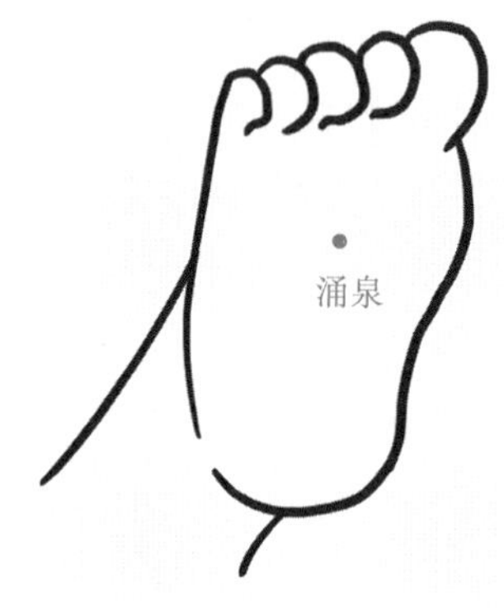

图 6-1-8　涌泉

活、生姜、柴胡、薄荷、前胡、桔梗、甘草。

风热感冒：取金银花、连翘、大青叶、薄荷、桔梗、牛蒡子、荆芥穗、豆豉。

暑湿感冒：取香薷、金银花、连翘、厚朴、扁豆、藿香、大青叶。上述诸药等份研磨成末待用，用时调和。

也可使用市面常见如小儿退热贴贴敷于额头，有退热及缓解疼痛的疗效。

（3）具体操作：使用时取药 10g，用调和剂调和成泥膏状，贴敷于体表穴位。每次取穴 1~2 穴，1 日 1~2 次，3 天 1 个疗程，一般 2~3 个疗程。

【疗法特点】

穴位贴敷疗法作用温和且持续时间长，它是以中医脏腑经络理论为依据，将药物贴敷于特定腧穴，使药物经腧穴渗透进入人体，由经络血脉透达全身。经络是一个多层次、多功能、多形态的复杂调控系统，而采用特定药物进行穴位贴敷，可以影响经络的生理功能，这种影响可循经感传，并且在感传过程中相互激发、相互协同，作用叠加放大，从而通过经络的特殊调控作用达到防治疾病的目的。如：大椎穴为“诸阳之会”，主一身之表，具有通阳、解表、退热、祛邪的作用；而神阙穴则有“药物由脐而入无异于入口中”。因此，这种搭配可以起到激发经气、鼓舞正气、调整阴阳的作用。

【注意事项】

（1）贴敷前要使用干净毛巾或纸巾擦干皮肤，局部皮肤没有汗渍。

（2）小儿皮肤娇嫩，不宜贴敷时间过长，每次以 2~4 小时为宜，个别小儿皮肤非常敏感，时间也可适当缩短。有严重湿疹者要慎用此法，贴敷部位皮肤有皮疹、破损、溃疡等，忌用此法。

（四）推拿疗法

【适应证】

风寒、风热、暑邪感冒。6 岁以下，特别是 3 岁以下儿童。

【操作方法】

（1）穴位选取：小天心、一窝风、二扇门、板门、肺经、肾经、大肠经、合谷、曲池、天河水、六腑、小横纹（掌小横纹）。（图 6–1–9、图 6–1–10）

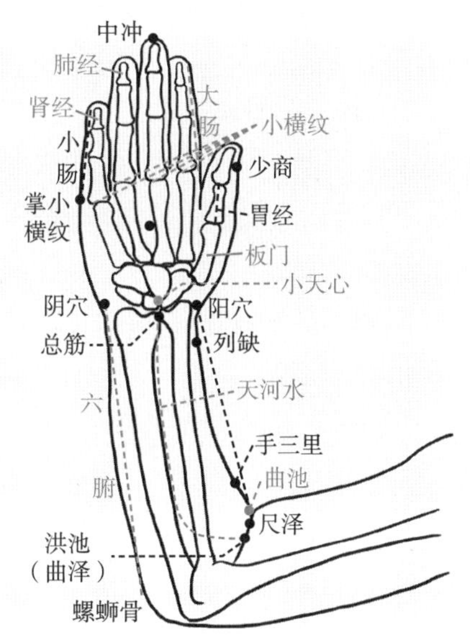

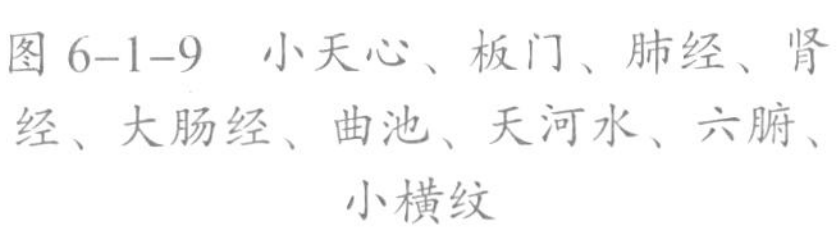
图 6–1–9　小天心、板门、肺经、肾经、大肠经、曲池、天河水、六腑、小横纹

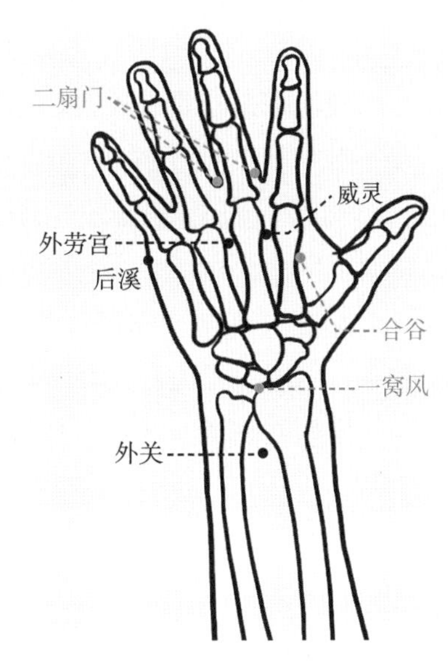

图 6–1–10　一窝风、二扇门、合谷

（2）具体操作：患儿取卧位或坐位，如小儿抗拒不配合，也可家长抱住小儿，在选取的穴位上涂抹润肤剂进行推拿。小儿推拿时大部分穴位在手臂，为医者操作方便，推时取小儿左手为宜，如患儿左手不适宜也可用右手。推拿结束后可用毛巾擦皮肤，使之干净无汗。每次推拿时间为婴幼

儿 15~20 分钟，年长儿 20~30 分钟或根据病情而增减时间。推拿可每日 1 次，重者也可每日 2~3 次。

头面四大手法（开天门、推坎宫、运太阳、揉耳背高骨）、改良黄蜂出洞法（掐心经、内劳宫各 9 次，捣小天心 30~40 秒，掐总筋 3 次后分推手阴阳，并就势按阳池与阴池）、清肺经、推三关、掐揉二扇门、拿风池、拿肩井。

【疗法特点】

推拿治病的原理是以经络学说为指导的，通过推拿起到扶正祛邪、平衡阴阳、调和脏腑、疏通经络的作用。目前小儿推拿流派较多，其共同的特点是都认同小儿“稚阴稚阳”“纯阳之体”，在取穴上力求精简，大部分在手部。治疗外感疾病的常用手法：开天门、推坎宫、运太阳、提捏大椎、推三关、退六腑、捏脊、拿肩井；清热类手法：清天河水、水底捞明月、提捏大椎；常用单式手法：推、拿、按、揉、捣、分合、运、掐等。

【注意事项】

（1）部分推拿手法可能引起小儿疼痛不适，所以医生要在推拿前与家长充分沟通，取得同意并配合，如果小儿抗拒明显，勿勉强操作。

（2）推拿时要使用润滑剂，一是保护皮肤，二是增强疗效。可使用滑石粉、麻油等，也可根据病情选择润滑剂，传统上风寒感冒常用葱姜水，风热感冒常用薄荷水。

（3）治感冒多用汗法。汗为心液，血汗同源，故发汗宜中病即止，并适当饮水，以滋汗源。

（4）推后要注意避风，以免复感。

（五）针法

【适应证】

风寒、风热、暑热感冒。

【操作方法】

（1）穴位选取：大椎、合谷、曲池、水沟、尺泽、足三里、印堂、内关、中脘、外关、太阳、肺俞、风门、中府、少商、商阳、脾俞、肾俞、关元、气海、风池。（图 6–1–11~ 图 6–1–17）

（2）辨证选穴：高热患儿，可选大椎、合谷、曲池；高热惊厥发作时，可针刺水沟、合谷。

风寒感冒：取曲池、尺泽、合谷、足三里。头痛者，加印堂；呕吐者，

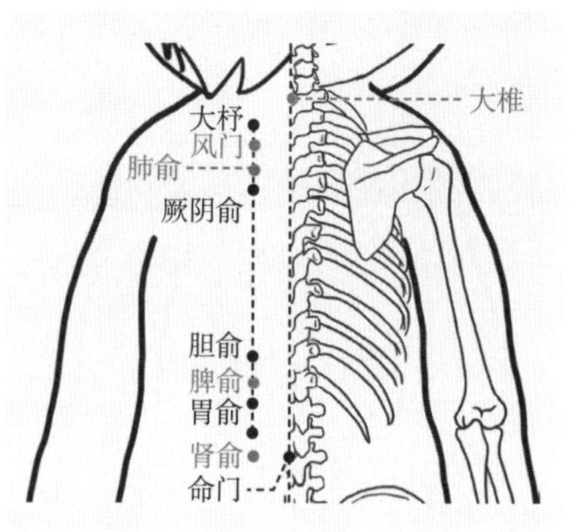

图 6-1-11 大椎、肺俞、风门、脾俞、肾俞

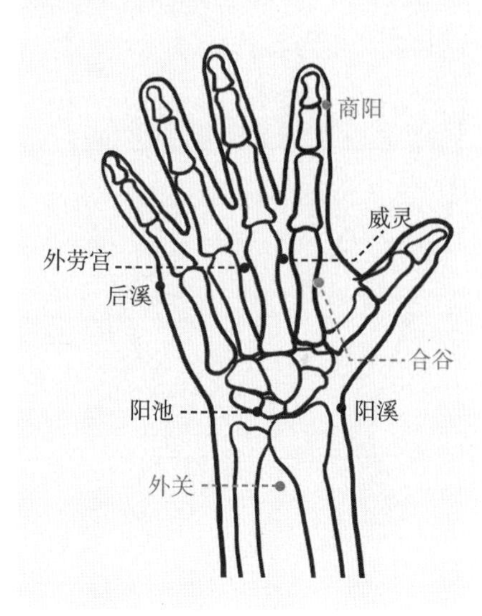

图 6-1-12 合谷、外关、商阳

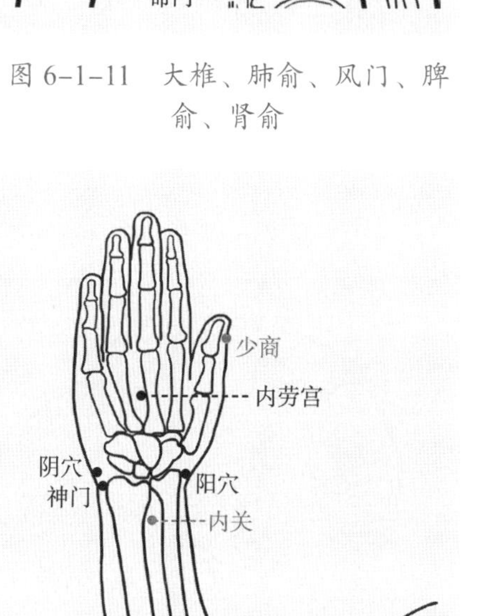

图 6-1-13 曲池、尺泽、内关、少商

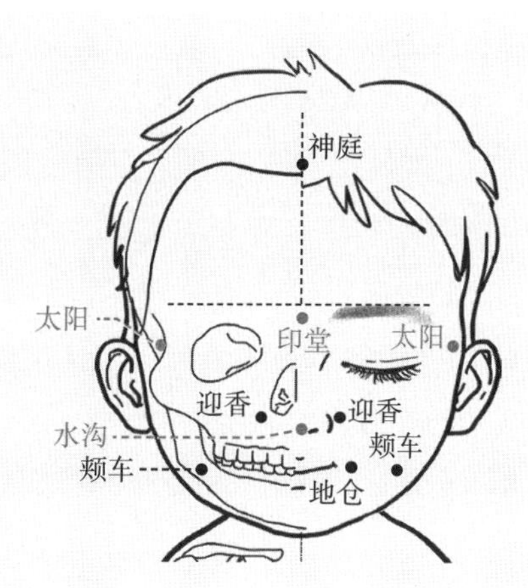

图 6-1-14 水沟、印堂、太阳

加内关、中脘。

风热感冒：取大椎、曲池、外关、合谷。头痛，加太阳；热盛者，加肺俞、风门以疏风清热；咳重者，加中府、肺俞以宣肺止咳；咽痛重者，加少商、商阳以清热利咽。

暑热感冒：取曲池、尺泽、合谷、足三里、中脘、天枢。若恶心呕吐、舌苔腻，加中脘、内关，以清化湿热，除湿宽胸；泄泻者，加天枢、支沟以清肠化湿。

虚证者：选用曲池、尺泽、合谷、足三里、肺俞、脾俞、肾俞、关元、

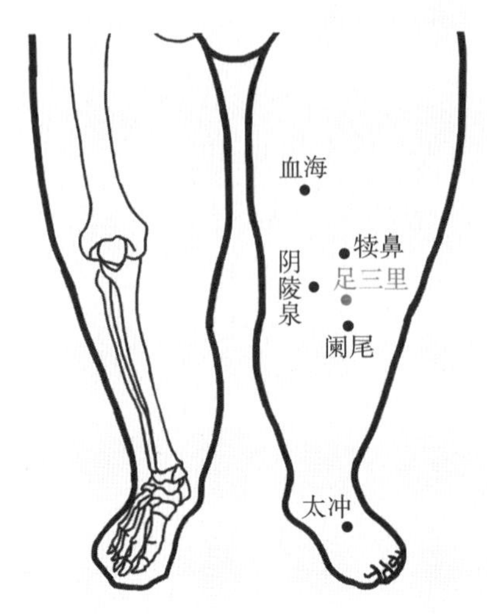

图 6-1-15　足三里

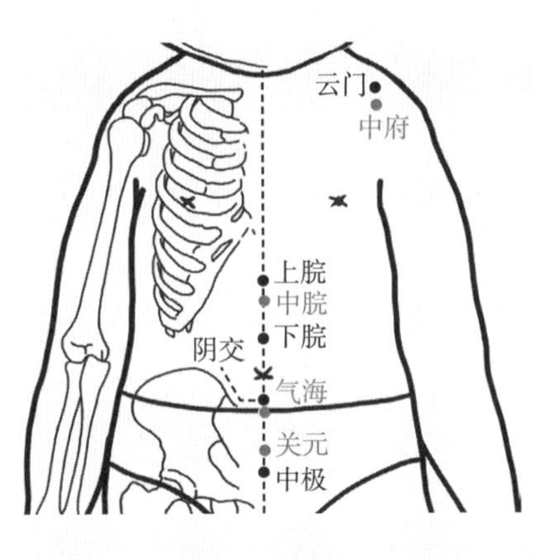

图 6-1-16　中脘、中府、关元、气海

气海、中脘。若恶风鼻塞，加风池、风门以祛风散寒。

（3）具体操作

风寒感冒：平补平泻，得气后行针 0.5~1 分钟，不留针，每日 1~2 次。

风热感冒：泻法，得气后行针 0.5~1 分钟，不留针，每日 1~2 次。

暑热感冒：泻法，得气后行针 0.5~1 分钟，不留针，每日 1~2 次。

虚证：点刺 3 针，以皮肤微红、不出血为度，每日 1 次。

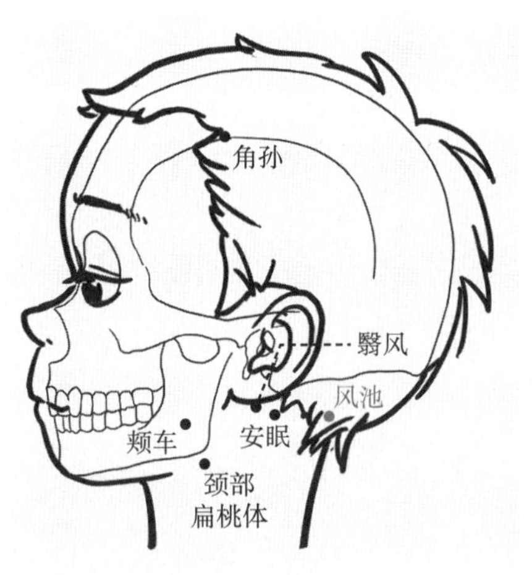

图 6-1-17　风池

【疗法特点】

大椎穴为“三阳、督脉之会”，故本穴可通行督脉，为调整全身机能之要穴，解一切表证。大椎，对于风寒外袭、表阳闭郁的风寒感冒，具有宣阳解表之效；大椎又居背部高巅之处，具散风清热之功，对于风热之邪蒸发肌表的风热感冒，具有退热解表的作用。针刺疗法治疗小儿感冒，通过针刺大椎、合谷、曲池等穴，扶助小儿之正气，从而解除发热的外致热源，激发并振奋全身之阳气，增强机体抗病能力而祛邪外出。

【注意事项】

针刺选用毫针，大多选择点刺、行针，不留针，特别是婴幼儿。年长患儿可依据病情留针 5~15 分钟。治疗 5 次无效者选用其他方法。

（六）灸法

【适应证】

风寒感冒者。

【操作方法】

（1）穴位选取：取大椎、风门、肺俞。（图 6-1-18）

（2）具体操作：温和灸，将艾条一端点燃，对准施灸部位，距离 3cm 左右进行熏灸，使所灸部位有温热感而无灼痛感。每穴每次灸 3~5 分钟，至皮肤红晕为度。必要时施灸时间可延长至 10 分钟。每日 1 次，3~5 次为 1 个疗程。

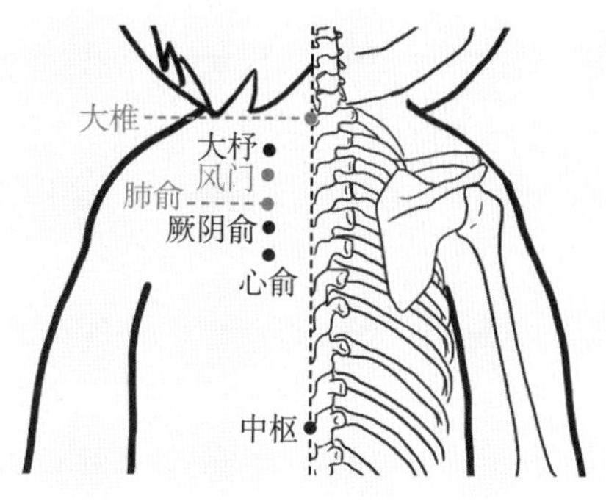

图 6-1-18 大椎、风门、肺俞

回旋灸，艾条灸至局部有温热感后，在穴位上前后左右均匀地旋转施灸。每穴每次灸 3~5 分钟，至皮肤红晕为度。必要时施灸时间可延长至 10 分钟。每日 1 次，3~5 次为 1 个疗程。

【疗法特点】

艾灸疗法具有温经散寒、提高机体免疫力的作用，促进机体抗病能力而祛邪外出。

【注意事项】

（1）施灸时注意避免烫伤。小儿皮肤娇嫩，故不宜使用艾柱灸和温针灸；用艾条灸时，施灸者须将食指、中指分开置于施灸部位的两侧，通过医者手指的感觉来测知患儿局部受热的程度，以便及时调节施灸的距离。施灸后，局部皮肤出现微红灼热，属正常现象，无需处理。如因施灸过量，局部出现小水疱，只要不擦破，可任其吸收。若水疱较大，可用消毒毫针刺破水疱，放出水液，再涂以消炎药膏，并以消毒纱布保护。

（2）施灸一般按先上部、后下部的顺序。

（七）刺血疗法

【适应证】

感冒高热者，头痛、咽痛明显者。

【操作方法】

（1）穴位选取：多选用大椎、少商、商阳、耳尖等。（图 6–1–19~ 图 6–1–22）

（2）具体操作：穴位局部消毒后，使用三棱针快速针刺，流出暗紫色血液 2~5 滴，血液颜色逐渐变淡即可。里热盛者也可即刻在大椎穴上拔罐，手法要稳准轻快。

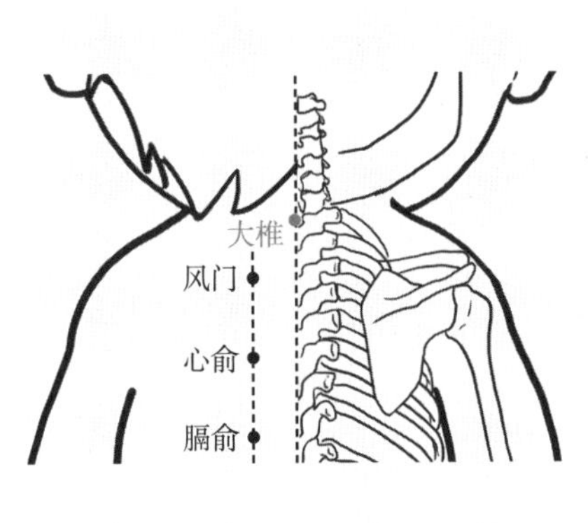

图 6–1–19 大椎

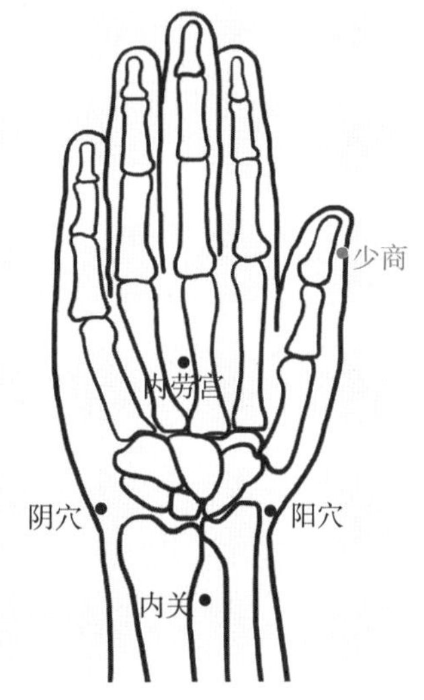

图 6–1–20 少商

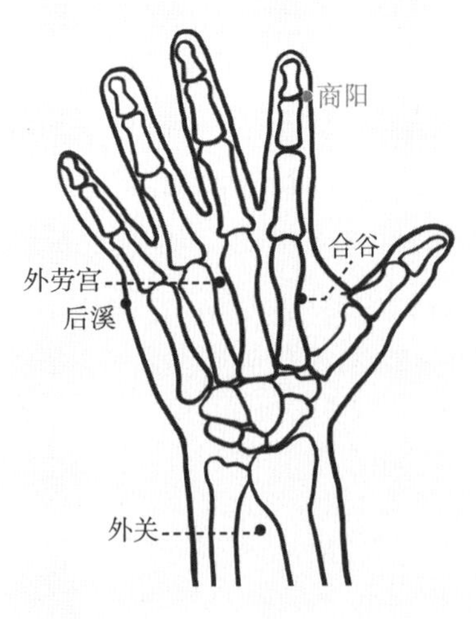

图 6–1–21 商阳

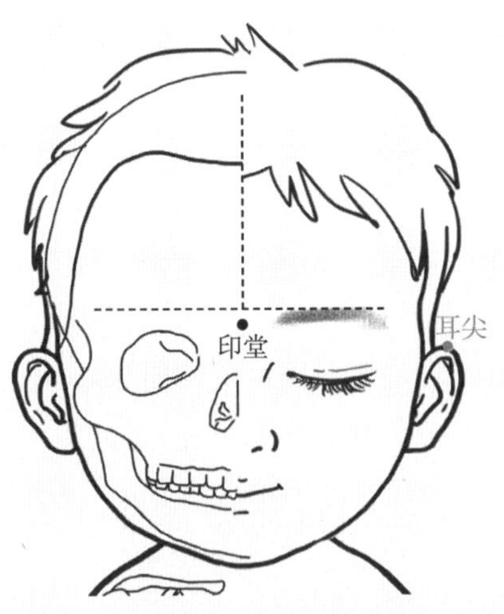

图 6–1–22 耳尖

【疗法特点】

该法具有泻热、消肿化瘀、止痛的作用，对于高热患儿的快速退热有明显效果。

【注意事项】

使用三棱针针刺时动作要迅速，不要过深过浅，要一针见血，以刺后血液流出即可。如果刺破皮肤后挤压伤口才有血滴，说明针刺过浅，这样疗效不佳。

第二节　乳蛾

乳蛾是指咽部喉核（腭扁桃体）肿大，或伴红肿疼痛甚至溃烂，咽痒不适为主症的肺系疾病。因喉核肿大，状如乳头或蚕蛾，故名乳蛾。相当于西医学的扁桃体炎，参考本病辨治。

一、临床表现

本病以儿童和少年多见，3~10 岁儿童发病率最高，冬、春二季最易发病。凡急性起病，喉核红肿疼痛者，称为急乳蛾；急乳蛾反复发作，经久不愈，以致脏腑失调、虚火上炎所致喉核微红微肿、咽部不适为主要表现者，称为慢乳蛾。该病主要由细菌感染引起，细菌与病毒混合感染者也不少见，多数经积极治疗而获痊愈，部分年长儿因未及时治疗或未彻底治愈，可导致肾小球肾炎、风湿性关节炎、心肌炎、心脏病及中耳炎等病症。

本病是因外感风热，或肺胃热盛、复感外邪，或虚火上炎、热毒搏结咽喉所致。病位在肺胃，病机关键是肺热炽盛、脾失健运。本病的治疗以清热解毒、利咽消肿为基本治疗原则。风热搏结者，治宜疏风清热、利咽消肿；热毒炽盛者，治宜清热解毒、利咽消肿；肺胃阴虚者，治宜养阴润肺、软坚利咽。常用的传统外治法有针灸法、火烙法、刀割法、吹药法等。现代医家在传统基础上发展了电灼法、穴位贴敷、缩泉疗法、啄治法以及借助先进仪器的微波、激光、射频及紫外线理疗等方法也不断应用于临床，虽有一定疗效，但存在局部刺激剧烈、有创、患儿依从性差而难以推广等不足之处。

二、外治方法

（一）涂擦、熏药治疗

【适应证】

乳蛾初发，扁桃体炎急性期。

【操作方法】

（1）含漱：选用金银花 10g，连翘 10g，荆芥 10g，薄荷 10g，煎汤含漱。亦可用淡盐水漱口，每日数次。

（2）吹喉：选用冰硼散（清凉止痛）、珠黄散（消肿辟秽）、锡类散（去腐生肌）、双料喉风散（清热解毒）等，直接吹于咽喉患处。每日 6~7 次。

（3）含药：选用喉炎丸、六神丸、草珊瑚含片、新癀片等，含于口内，慢慢溶化，使药液较长时间润于咽喉患处，起到消肿止痛、清咽利喉作用，每日 3~4 次。

（4）蒸汽吸入或雾化吸入：可用清热解毒利咽的中草药煎水，装入保温杯中，趁热吸入药物蒸汽；或用银黄注射液、鱼腥草注射液、双黄连注射液、热毒宁注射液等雾化吸入，每日 1~2 次。

（5）局部刮擦：压舌板压住舌根，用碘伏棉签擦除肿胀扁桃体表面的脓苔，再用碘伏棉签局部涂抹。每日 1 次，直至脓苔消失。市场上还有活性银离子抗菌液、开喉剑喷雾剂等局部喷涂，亦可达到消炎消肿的目的。

【疗法特点】

上述治法均适用于扁桃体炎急性期，病程短，一般不超过 48 小时；病变部位浅；扁桃体充血肿胀明显，但无脓性渗出物或脓性渗出物少许。治疗手段简单易操作，药物直达患部，缓解肿痛症状明显。

【注意事项】

高热患儿需服用退热药，细菌感染者需使用抗生素。含漱、吹喉、含药、雾化吸入疗法均可每日多次。治疗后不要马上喝水吃饭。

（二）啄治法

【适应证】

慢性扁桃体炎反复发作并隐窝处有脓栓者。

【操作方法】

使用淡盐水漱口；患儿取坐位，也可让患儿坐在家长或助手的大腿上，张口头后仰并固定；术前不需表面局部麻醉，仅使用手术刀在扁桃体表面做雀啄样动作，每侧4~5下，伴少量出血，以吐2~3口血为宜。术后使用淡盐水漱口。每2~3天1次，5次为1个疗程，一般不超过2~3个疗程。

【疗法特点】

借鉴刀针、烙法、疮科破脓刺血经验和针灸疗法作用，直接在扁桃体上放血排脓。

【注意事项】

严格无菌操作；术前要详细交代操作过程，取得患儿及家长的同意和配合；有凝血系统疾病的患儿禁用此法。

（三）挑割法

【适应证】

扁桃体肿大，尤其扁桃体上隐窝多出现反复脓肿者。6岁以上儿童适用。

【操作方法】

患儿取坐位，头稍后仰，张口暴露口咽部，术者持一次性无菌钩刀对扁桃体表面组织进行挑割。在扁桃体表面上、中、下三部分隐窝或藏有脓性分泌物的隐窝进行重点挑割，上、中、下各取1~2个隐窝按“十”字形挑开，共选取隐窝5~6个，挑出血即可。术后患儿自行吐出口中血液，并使用淡盐水漱口。每周挑割2次，10次为1个疗程。

【疗法特点】

扁桃体挑割放血治疗，一方面可以疏通咽喉部痹阻的经脉，使气血运行通畅；同时可以使瘀滞于喉核中的痰瘀热毒随营血而下，从而达到活血化瘀、行气通络的目的。挑割后可不同程度的改善咽部症状，使扁桃体缩小。

【注意事项】

本方法重点在于排脓通络，选择切割的部位十分重要，要使隐窝的脓栓尽可能的暴露，不遗后患。挑割后可以使用消毒棉签或碘伏棉签进一步擦拭切开处，促进排脓。如引流不畅或隐窝遗留脓栓，可导致反复发作及扁桃体继续增大。

（四）灼焙法

【适应证】

慢性扁桃体炎腺体增大明显者。

【操作方法】

患儿取坐位，也可让患儿坐在家长或助手的大腿上，头稍后仰；将灼烙器均匀加热约 20 秒，随后蘸取烧灼剂，迅速伸入患者口腔，用烙铁头快速轻触患者扁桃体游离面黏膜约 0.5 秒，以扁桃体表面黏膜变白为准（面积大小为 0.1~0.6cm）；将烙铁抽出口腔，即完成一铁灼烧治疗量。每侧扁桃体灼烧 3 铁，即完成 1 次灼烧治疗量。术毕使用淡盐水漱口。每周 2 次。急性期 3 天为 1 个疗程，慢性期 5 天为 1 个疗程。

【疗法特点】

火烙法是治疗慢性乳蛾的中医外治方法之一，上可追溯到唐朝孙思邈的《千金翼方》。仿照此方法，西医学借助仪器开发出激光烧灼法、低温等离子射频消融术等。目前虽仍有部分医生使用传统的火烙法，但其器具已经改成了由机器控制的扁桃体灼烙仪器（TCA–1 型扁桃体灼烙器）。使用此方法既可保留扁桃体，又可使其不再反复发炎，而且手术更安全可靠。

【注意事项】

术前需要与患儿及家长充分沟通，让他们清楚、明白此法的流程和目的，取得同意和配合。烙铁停留时间因人而异，不要一次求成。灼烧治疗过程中一般不会出现疼痛感，无需使用任何麻醉药品。

（五）小针刀疗法

【适应证】

慢性扁桃体炎反复发作的年长患儿，扁桃体增生明显并常有脓液溢出者。

【操作方法】

患儿取仰卧位，头后仰，暴露患处；碘伏消毒后用小针刀先直刺肿大的扁桃体中间，然后从上下左右向中间斜刺，十字切开，用压舌板挤出脓液，以出现新鲜血液为佳；患者漱口、吐出血液。如有脓腔进针刀后作十字切开并作引流疏通，也以出血为最佳效果，1 周 1 次，3 次为 1 个疗程。

【疗法特点】

该疗法是通过一种机械刺激深入到病灶，切开病变组织，剥离粘连，疏通堵塞，松解瘢痕，剔除脓栓或囊肿内代谢产物。这种机械刺激能使小血管扩张，使病变部位迅速得到血供。另外，强烈的机械刺激可使局部组织器官活动能力增强，淋巴循环加快，大大提高了局部新陈代谢能力，使病灶组织能够很快地进行自我修复，从而达到针到病除的目的。

【注意事项】

术前向患儿及家长充分说明手术的流程和注意事项，取得患方的同意和配合；有凝血功能障碍者禁用。术前要准备好吸引器，一旦出现脓液或血液堵塞喉咙时立即清理。手术不用麻醉剂，一般不会出现疼痛感。

（六）推拿法

【适应证】

反复发作的慢性扁桃体炎患者。

【操作方法】

（1）穴位选取：角孙、风池、颈部扁桃体、少商、商阳、肩井。（图6-2-1~图6-2-4）

（2）具体操作：选角孙、风池、扁桃体穴，进行点、按、揉等手法，每穴位200次，捻掐少商、商阳穴各100次，提捏肩井穴5次。上述操作每天1次，连做7天；以后每周2次，连做3周。

【疗法特点】

推拿在咽喉科应用历史悠久，《喉科种福》谓："推针法，其法令患者端

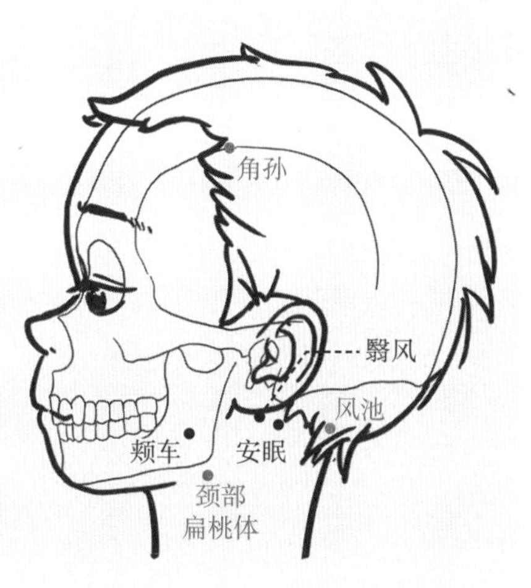

图6-2-1　角孙、风池、颈部扁桃体

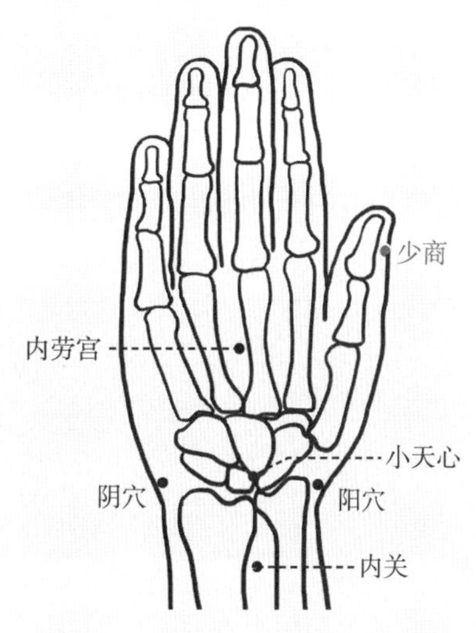

图6-2-2　少商

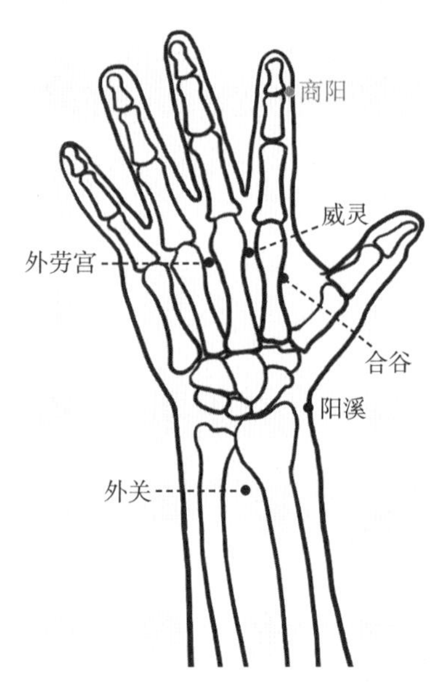

图 6-2-3 商阳

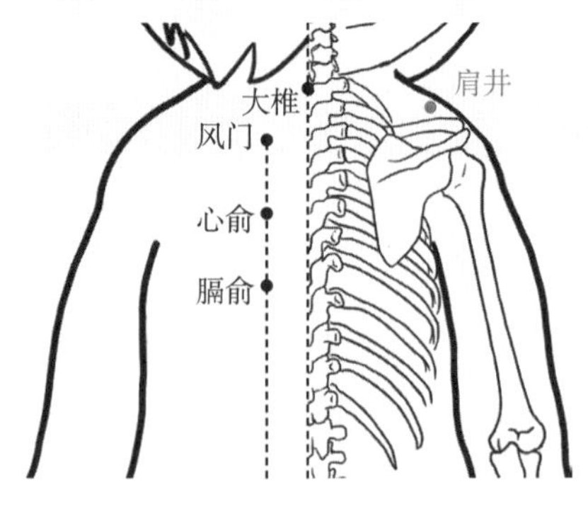

图 6-2-4 肩井

坐，两手下垂，医以两手从患者身后及喉嗓之侧，正对喉内患处，用指往下顺推至缺盆穴，穴在肩窝深陷处，两手从缺盆下推，至肘内廉即鼠肉处，从肘内廉侧行主臂外廉，推至鱼尾穴，穴在大指与后腕相接处，即掌后高骨陷中是也，极力推至大指尖。"现在常用按摩法推按扁桃体、风池、风府、合谷、曲池等穴位。

推拿可达到改善局部血液循环、疏通经络气血、促进分泌物的清除、消肿止痛之目的，同时可调节免疫功能，激发经气，鼓舞正气，防治一体，符合中医"治未病"的思想。

【注意事项】

要求手法均匀、得力，动作轻快柔和。扁桃体隐窝有脓者慎用此方法，或可结合其他方法综合治疗。

（七）穴位贴敷

【适应证】

慢性扁桃体炎反复发作，喉核肿大无明显化脓者。

【操作方法】

穴位选取：颈部扁桃体、人迎穴。（图 6-2-5、图 6-2-6）

采用具有清热解毒、活血祛瘀、排脓散结作用的中药制成散剂，如清热消肿糊（组成：红花、黄连、黄柏、乳香、没药等），用调和剂调和成药膏，敷于扁桃体穴（位于颈部，下颌角直下五分处）、双人迎穴，共同作用于喉核。每天贴敷 1 次，每次 6 小时，连续贴敷 7~10 天，以局部消肿为停药指标。

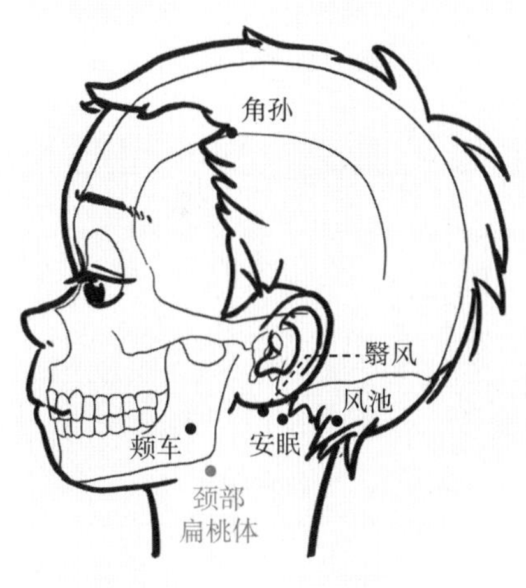

图 6-2-5　颈部扁桃体

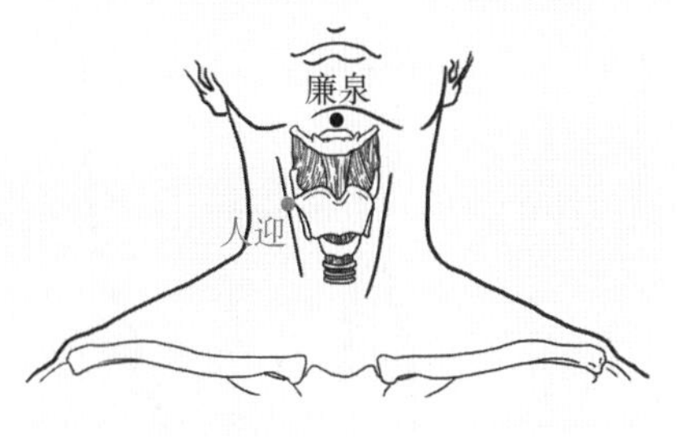

图 6-2-6　人迎

【疗法特点】

贴敷疗法是治疗慢性扁桃体炎的有效方法之一。药物贴敷于穴位上具有了药物吸收和穴位刺激的双重治疗作用，临床效果良好。

【注意事项】

贴敷作用温和，如果扁桃体肿大明显，脓液多，则见效慢，治疗时间长。这一点在治疗前要向家长和患儿充分说明。有急性发作时或血象明显增高时，该方法仅为辅助方法。

（八）针灸治疗

【适应证】

急慢性扁桃体炎。

【操作方法】

（1）穴位选取：合谷、内庭、阙上、曲池、颊车、风池、三阴交、足三里、鱼际、太溪。（图 6-2-7~ 图 6-2-12）

（2）具体操作：急性期选合谷、内庭、阙上、曲池、颊车、风池为主穴，捻转强刺激，泻法，每日 1~2 次；慢性期选三阴交、足三里、鱼际、太溪等穴针之，平补平泻，留针 15~20 分钟，每日 1 次，3 天为 1 个疗程。

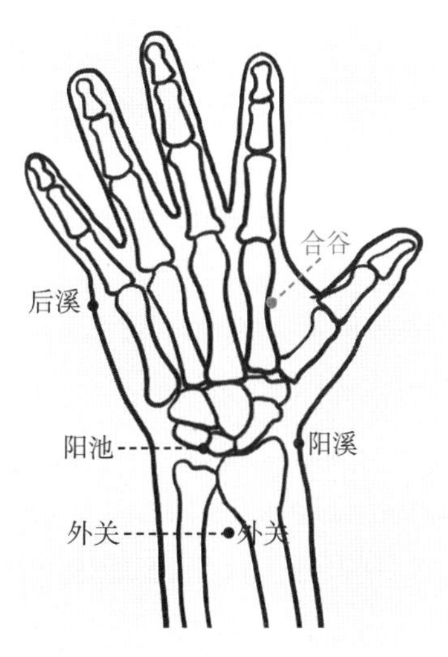

图 6-2-7　合谷

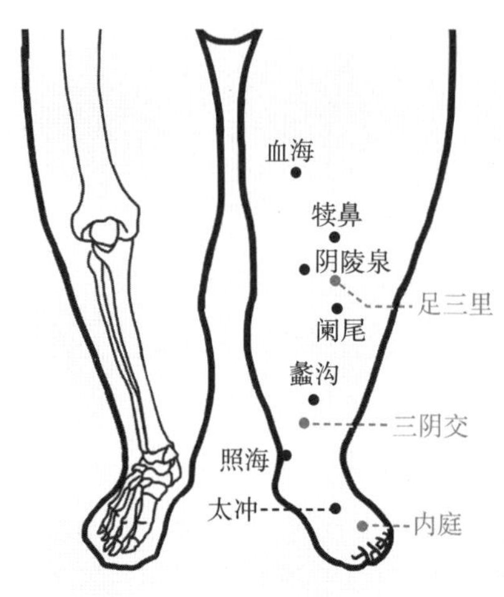

图 6-2-8　内庭、三阴交、足三里

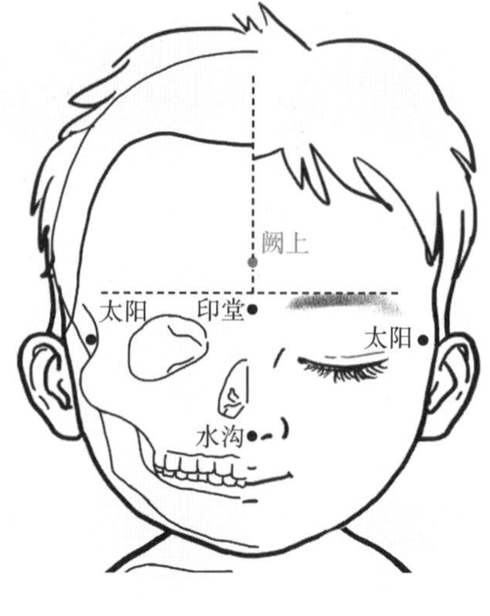

图 6-2-9　阙上

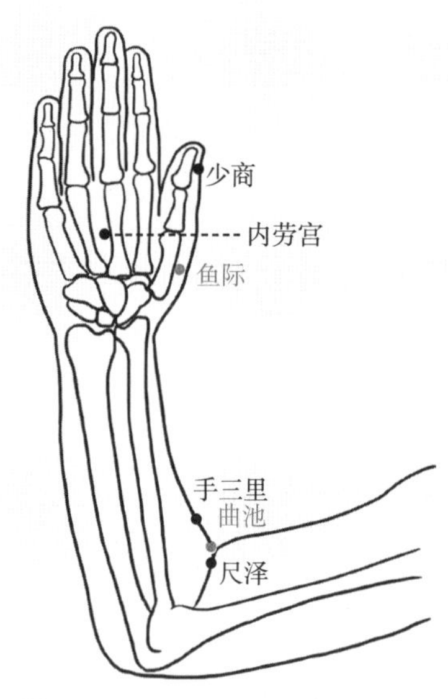

图 6-2-10　曲池、鱼际

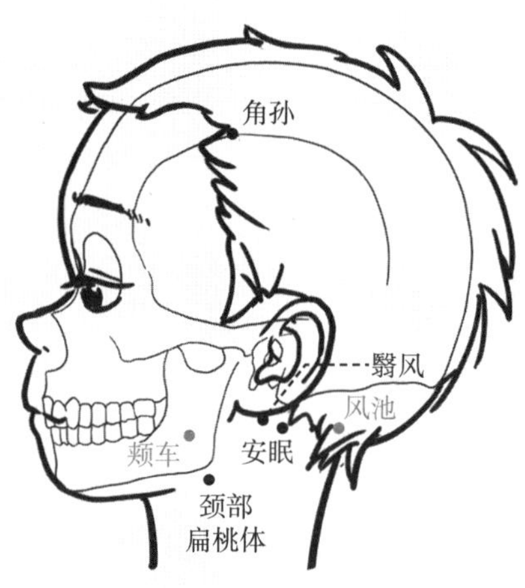

图 6-2-11　颊车、风池

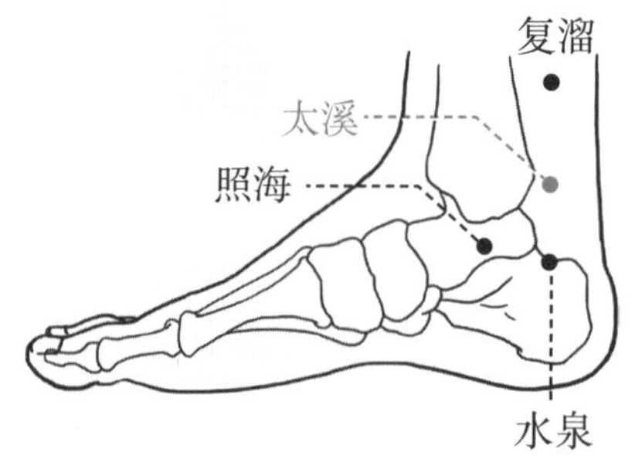

图 6-2-12　太溪

慢性期灸法，先制苍耳子散（辛夷、苍耳子、白芷、薄荷等份研磨成末，用食醋调和成药膏），敷于百会穴，然后隔物灸百会穴，每次时间 20~30 分钟，每天 1 次，5 天 1 个疗程。同时调和吴茱萸粉成膏状，贴敷双涌泉穴引火归元，晚贴晨取，共 5 次。部分患儿治疗过程中可以出现发热等症状，予停止治疗并对症处理，待温度正常后可以继续治疗。

【疗法特点】

乳蛾急性期使用针灸方法清热消肿的作用非常明显。慢性扁桃体炎使用灸法，无痛且起效快，常常灸后当晚症状就减轻，也可根据需要隔一段时间再次治疗。一般建议患儿隔半月来治疗一次，或出现不适时即来治疗。

【注意事项】

操作前需取得家长的同意和配合，使用刺血及针刀刺营疗法时，患儿需固定体位，局部消毒；手法轻快、迅速。治疗前后均以淡盐水清洁口腔。慢性扁桃体炎急性发作出现高热时要慎用灸法。

第三节 咳嗽

咳嗽是小儿常见的一种肺系病证。一年四季均可发生，冬春二季发病率最高，任何年龄皆可发病，尤以婴幼儿为多见。本节讨论的是以咳嗽为主症的病证，其肺部听诊两肺呼吸音粗糙，或闻及干啰音或粗大湿啰音，相当于西医学中的气管炎、支气管炎。

一、临床表现

该病根据病程可分为急性咳嗽、迁延性咳嗽和慢性咳嗽。急性咳嗽，是指病程小于 2 周，多由于上呼吸道或者下呼吸道感染，以及哮喘急性发作引起；迁延性咳嗽，是指病程大于 2 周而小于 4 周，除呼吸道感染外，还可见于细菌性鼻窦炎和哮喘；慢性咳嗽，咳嗽症状持续超过 4 周。

任何病因（如病毒、细菌、支原体、冷空气、过敏原刺激等）引起呼吸道急、慢性炎症均可引起咳嗽。叶天士《临证指南医案》指出：“咳为气逆，嗽为有痰，内伤外感之因甚多，确不离乎肺脏为患也。”故咳嗽病位在肺，常涉及脾、肾，病机为外邪犯肺或内伤于肺，肺失宣肃，肺气上逆而致咳嗽。小儿外感咳嗽多于内伤咳嗽。

小儿咳嗽的基本病机是肺气失宣，故以宣通肺气为治疗的基本原则。外感咳嗽，以疏散外邪、宣通肺气为主，根据寒、热证候的不同施以散寒宣肺或解热宣肺；痰热咳嗽，以清肺化痰为主；痰湿咳嗽，以燥湿化痰为主；气虚咳嗽，以健脾益气为主；阴虚咳嗽则以养阴润肺为主。

治疗时可以内服药配合外治疗法，病情轻和恢复期也可单独使用外治疗法。常用的外治疗法有中药穴位贴敷疗法、中药穴位离子导入疗法、推拿疗法、中药灌肠疗法、中药洗浴疗法、刮痧疗法、拔罐疗法、穴位注射疗法、雾化疗法、冬病夏治疗法、耳穴压豆疗法等。各种外治疗法可单用，也可选择多种疗法综合使用。

二、外治方法

（一）穴位贴敷疗法

【适应证】

咳嗽属风寒证、风热证、痰热证、痰湿证者。

【操作方法】

（1）穴位选取：天突、膻中、定喘、肺俞、脾俞、神阙等。（图 6–3–1、图 6–3–2）

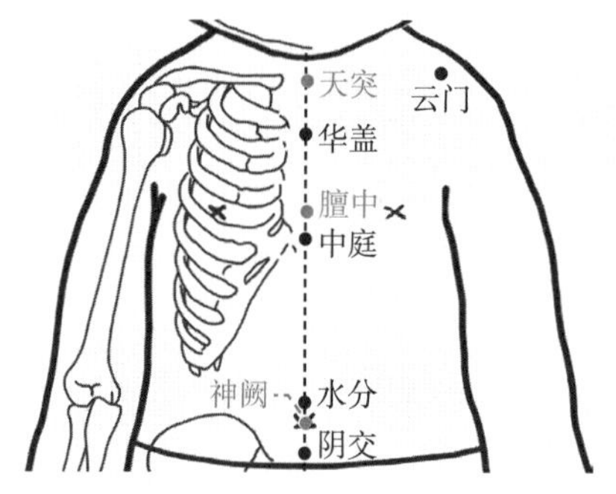

图 6–3–1　天突、膻中、神阙

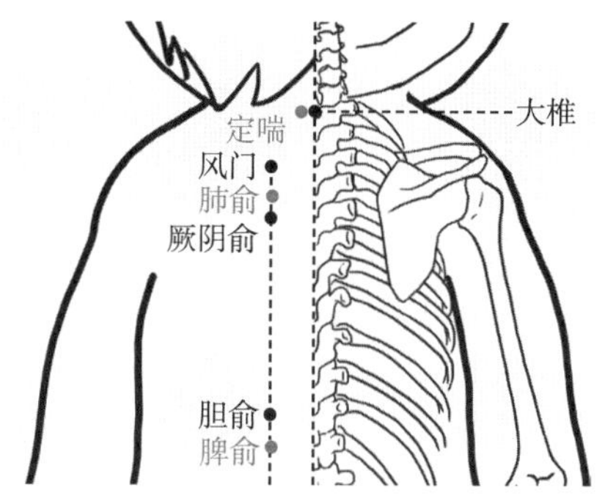

图 6–3–2　定喘、肺俞、脾俞

（2）辨证用药

风寒咳嗽：紫苏叶、杏仁、前胡、桔梗、陈皮、半夏、枳壳、甘草各 3g，共研细末，与生姜 12g 共同捣烂如泥，调和成膏状，敷于上述穴位上，盖以纱布，胶布固定。

风热咳嗽：桑叶、菊花、薄荷、连翘、杏仁、桔梗、甘草各 3g，共碾细末，与蜂蜜 12g 调和成膏状，敷于上述穴位上，盖以纱布，胶布固定。

痰热咳嗽：麻黄、杏仁、石膏、甘遂、白芥子、明矾各等量共碾细末，与陈醋调和成膏状，敷于上述穴位上，盖以纱布，胶布固定。

痰湿咳嗽：麻黄、白芥子、细辛、肉桂、丁香、延胡索、苍耳子各等量共碾细末，与陈醋调和成膏状，取药适量，敷于上述穴位上，盖以纱布，胶布固定。

也可以选用已制成的药贴，如平喘止咳贴用于咳嗽、气喘明显者；远红外止咳贴用于小儿急性咳嗽风热咳嗽者。

（3）具体操作：辨证选方后，将所选药物打成细末混合均匀，装瓶备用；每次取上方适量，用调和剂（生姜、蜂蜜、食醋、凡士林或石蜡等）调和成膏状待用。患儿脱去衣服，暴露所取穴位，注意保暖，用棉签蘸取温开水（必要时用生理盐水或 75% 酒精）清洁穴位及穴位周围皮肤，将调好的适量药膏涂敷于穴位，以纱布覆盖并用胶布固定。每次贴敷可选用 2~4 穴。

（4）疗程：每次涂敷保留 2~4 小时，每天 1~2 次，3~5 天为 1 个疗程，一般 1~2 个疗程。

【疗法特点】

药物贴敷于特定的腧穴上，使得身体吸收药物的同时，刺激腧穴的作用叠加放大，两者相互配合，作用时间长且持续。本方法对于促进肺部啰音的吸收效果尤佳。

【注意事项】

（1）有严重湿疹者慎用，贴敷部位皮肤有皮疹、破损、溃疡等忌用。

（2）贴敷方法主要针对小儿急性咳嗽。

（3）调和剂中，以生姜的刺激性最强，食醋次之，临床上贴敷时需要把控，针对不同的证型及不同患儿皮肤情况选用不同的调和剂为佳，如小儿皮肤属敏感型，可选蜂蜜调和。

（4）凡士林及石蜡调和后药膏比较黏稠，调和时注意药品要调匀。用凡士林、石蜡等调和者可加入促渗剂氮酮，氮酮的最佳促透浓度为 0.1%~5%，过多并不能增加其效果。

（5）一般应随制随用，不宜久置，以免变质或降疗效。

（二）中药穴位离子导入疗法

【适应证】

6 个月的咳嗽患儿，属风寒证、风热证、痰热证、痰湿证者。

【操作方法】

（1）穴位选取：天突、膻中、定喘、肺俞、脾俞、神阙等。（图 6-3-3、图 6-3-4）

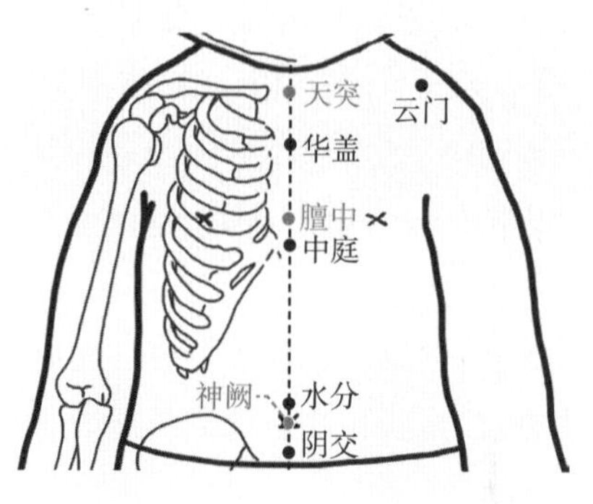

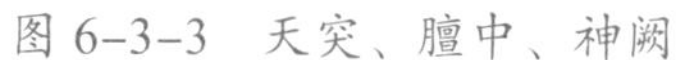
图 6-3-3　天突、膻中、神阙

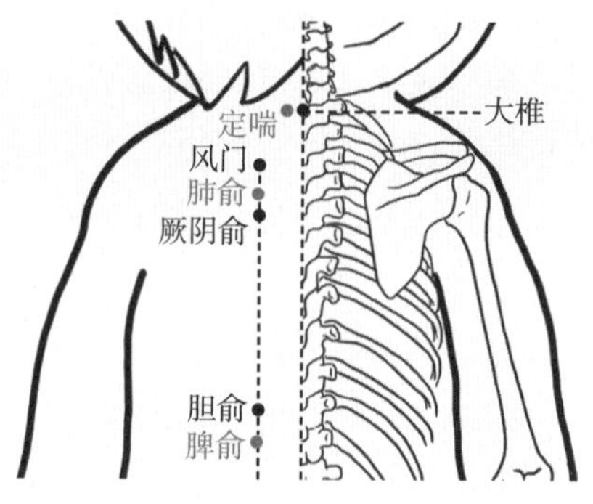

图 6-3-4　定喘、肺俞、脾俞

（2）辨证用药

风热咳嗽：炙麻黄、葶苈子、苏子、皂角刺按 1∶2∶2∶4 比例研磨成末。

风燥咳嗽：诃子、远志、炙百部、紫草按 2∶1∶1∶1 比例研磨成末。

痰热咳嗽：生大黄、芒硝、杏仁、炙麻黄按 2∶5∶2∶1 比例研磨成末。

（3）具体操作：辨证选择药方后将药物研磨成细末，使用调和剂调和成膏状，将药膏涂抹于贴片上，贴敷于上述穴位，连通离子导入治疗仪，治疗温度选择 35~40℃，据厂家提供的产品使用说明书选择作用强度档位。

（4）疗程：每次治疗 15~20 分钟，每天 1~2 次，3~5 天为 1 个疗程，一般 1~2 个疗程。

【疗法特点】

根据同性电荷相斥、异性电荷相吸的原理，在药物溶液中，一部分药物离解成离子，在直流电的作用下，阴离子和阳离子进行定向移动。如果阴极衬垫中含有带负电荷的药物离子或者阳极衬垫中含有带正电荷的药物离子，就会向人体方向移动而进入体内，因此该疗法的经皮透入强度优于中药的穴位贴敷疗法。这种经皮给药系统避免了胃肠道及肝脏的首过作用，比通过口服给药更稳定地透入皮内，通过穴位放大了治疗作用，治疗效果好，治疗过程中小儿无痛苦，依从性好。

【注意事项】

（1）各种调和剂对皮肤的刺激程度不同，要选用适宜的调和剂，可参照中药穴位贴敷中所述。

（2）借助于仪器的作用，药物的透入比单纯的中药穴位贴敷强，故治疗时间要相应缩短。

（3）根据小儿的不同年龄和体质选用仪器不同强度的档口，如婴幼儿或瘦弱儿童，选用作用强度为低度至中度强度，同时治疗时间要缩短；年长儿或肥胖儿童可选用中度至高度强度的档口，治疗时间可适当延长。

（4）伴有发热的患儿，应暂停穴位离子导入治法，以防发热加重。

（三）推拿疗法

【适应证】

咳嗽属风寒证、风热证、痰热证、痰湿证者。

【操作方法】

（1）穴位选取：分推胸八道、分推肩胛骨、揉天突、揉膻中、点揉肺俞、清肺经、补脾经、清肝经、运内八卦。（图 6–3–5~ 图 6–3–9）

（2）穴位加减：推三关、揉二扇门、头面四大手法（开天门、推坎宫、揉太阳、揉耳后高骨）、清天河水、补肾经、揉涌泉、清胃经、运板门、揉小横纹、搓摩胁肋、揉丰隆。（图 6–3–10~ 图 6–3–15）

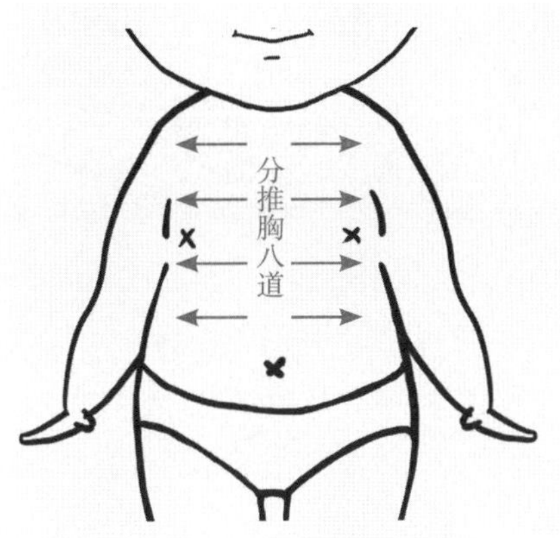

图 6–3–5　分推胸八道

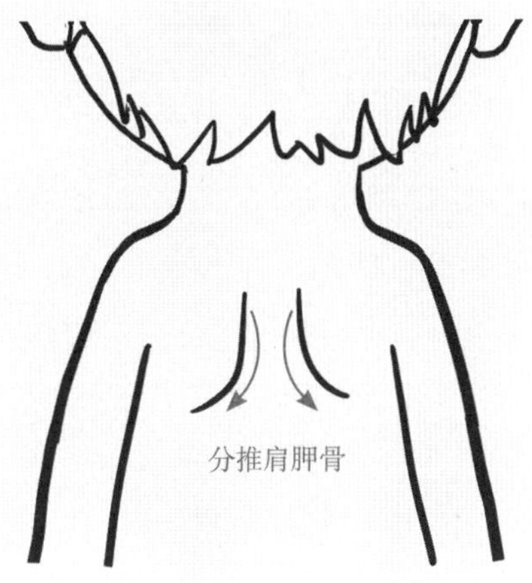

图 6–3–6　分推肩胛骨

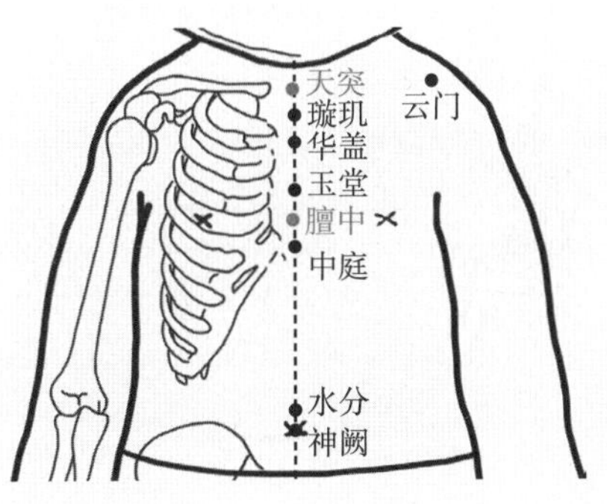

图 6–3–7　天突、膻中

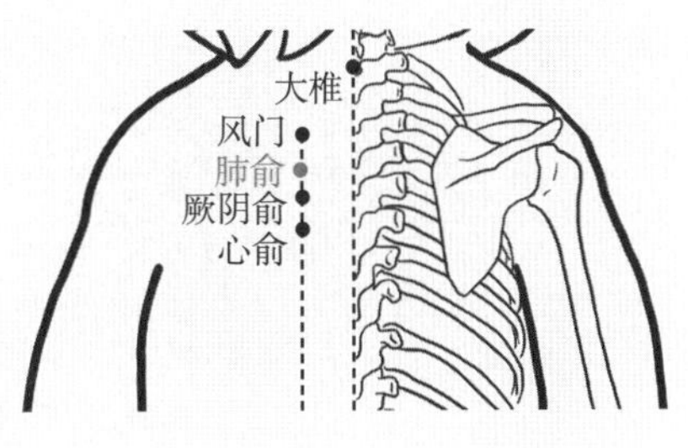

图 6–3–8　肺俞

（3）具体方法：小儿取卧位或坐位，如小儿抗拒，家长可抱住小儿。医者在穴位处涂抹润滑剂（可选滑石粉、润肤油等），态度温和，手法轻柔，力度中等。因大部分穴位在手部，为操作方便，医者选患儿左手为宜，如小儿不适宜也可选用右手治疗。

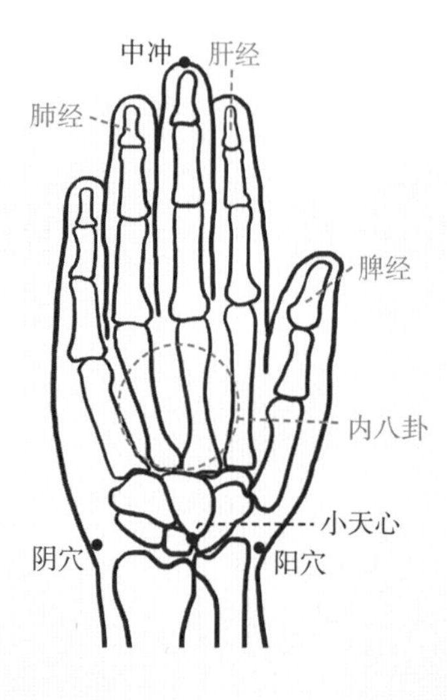

图 6-3-9　肺经、脾经、肝经、内八卦

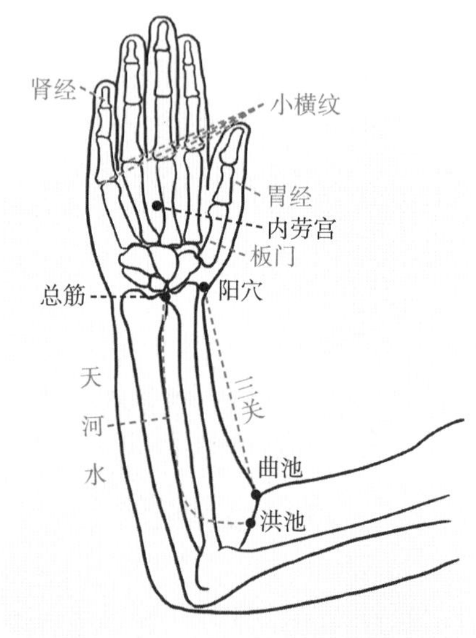

图 6-3-10　三关、天河水、肾经、胃经、板门、小横纹

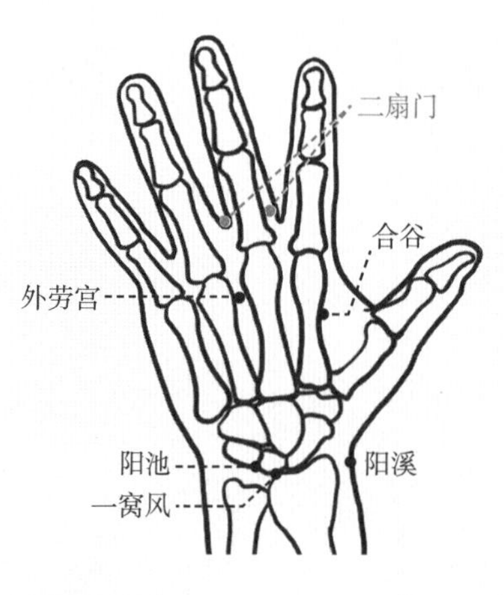

图 6-3-11　二扇门

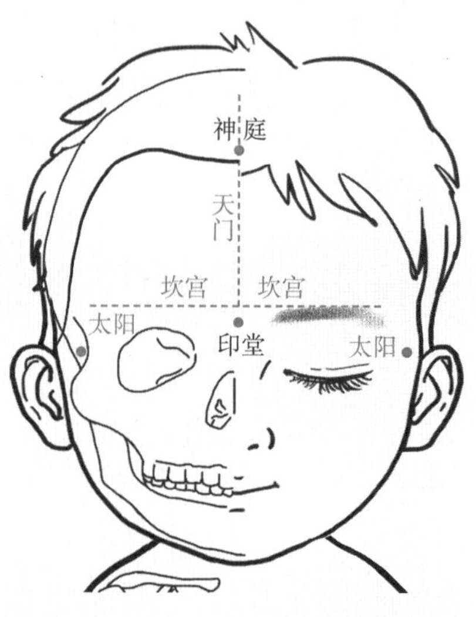

图 6-3-12　天门、坎宫、太阳

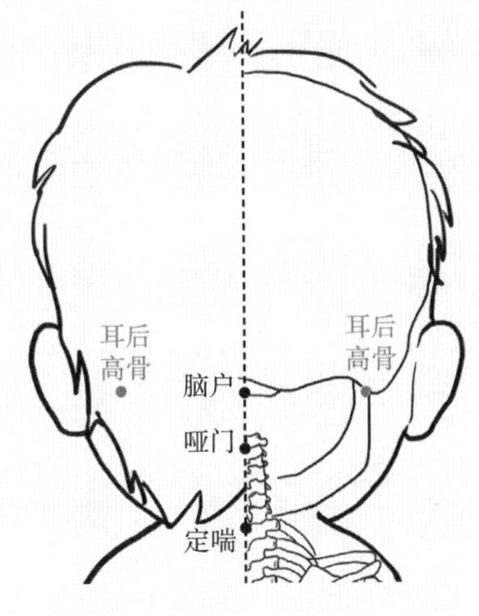

图 6-3-13 耳后高骨

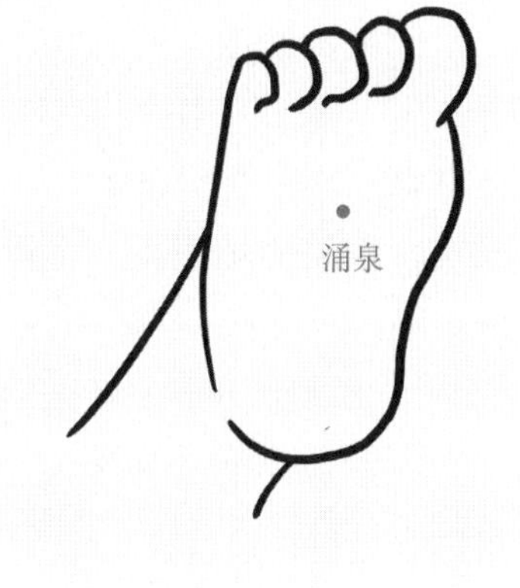

图 6-3-14 涌泉

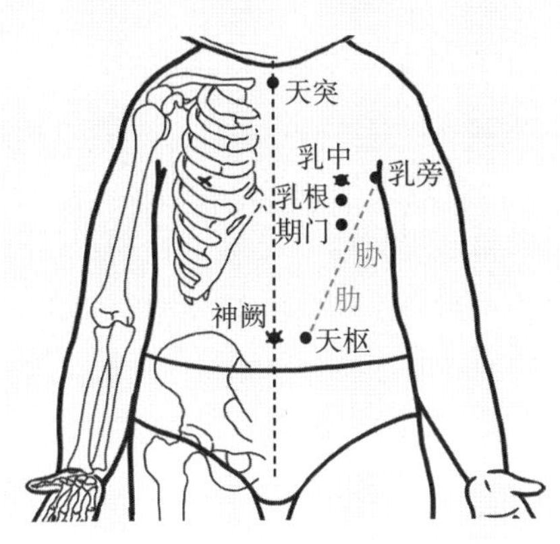

图 6-3-15 胁肋

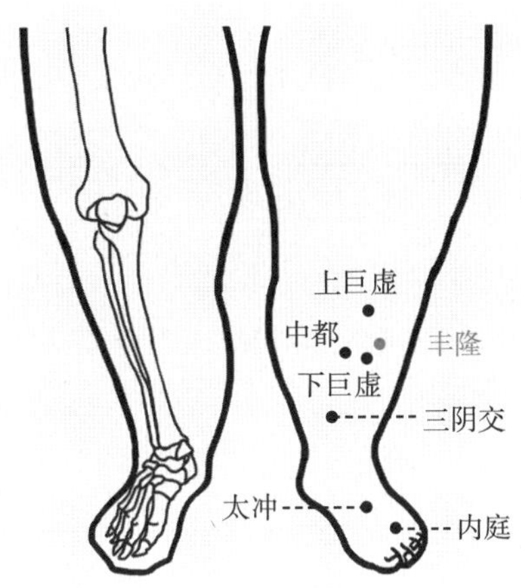

图 6-3-16 丰隆

（4）疗程：每次操作时间为婴幼儿 10~15 分钟，年长儿为 20~30 分钟，每日 1~2 次，3 天 1 个疗程，一般 1~2 个疗程。

【疗法特点】

小儿咳嗽多以外感咳嗽为主，推拿疗法可以疏通经络，调整脏腑气血，从而扶正怯邪，治病防病。通过各种手法刺激特殊的腧穴，起到激发、放大经络作用。该方法对小婴幼儿效果尤佳，在风寒初起时往往推 1~2 次即愈。

【注意事项】

（1）推拿治疗时手法操作刺激皮肤，有痛感，故治疗前要与家长充分沟通，取得理解和配合。

（2）操作过程中可通过与患儿谈话以分散注意力，以助治疗顺利完成。

（3）因推拿时患儿往往出汗，操作完成后可用干毛巾擦拭推拿部位的皮肤，及时更换汗湿的衣服，避免再染风寒。操作结束后嘱患儿多喝水，忌食鱼虾等发物和寒凉食物。

（4）推拿时要根据小儿的年龄和体质控制好时间和手法力度，防止手法生硬粗暴。

（5）不要见咳止咳。咳嗽为保护性反应，小儿不会吐痰，但痰却肯定存在，只有痰尽，咳嗽才能止。有时推拿后咳嗽加重，不必惊慌，应密切关注是排痰过程还是病情加重。

（四）中药灌肠

【适应证】

适用于年龄大于6个月的急性咳嗽病患儿。

【操作方法】

（1）辨证用药

风寒袭肺：杏苏散加减。杏仁10g，紫苏10g，荆芥6g，白前6g，金沸草10g，姜半夏6g，桔梗6g，生姜5g。

风热犯肺：桑菊饮加减。桑叶10g，菊花10g，前胡6g，大青叶15g，杏仁10g，连翘10g，桔梗6g，薄荷6g，芦根10g，甘草5g。

痰热咳嗽：清金化痰汤加减。桑白皮10g，杏仁10g，前胡6g，款冬花10g，黄芩6g，鱼腥草10g，浙贝母10g，法半夏6g，桔梗6g，莱菔子10g。

痰湿蕴肺：三拗汤合二陈汤加减。炙麻黄3g，杏仁10g，苏子6g，白前6g，姜半夏6g，陈皮6g，茯苓10g，甘草各5g。

（2）具体操作：选方后将药物二煎后去渣取汁100ml，待药汁温度降至30~37℃即可使用。患儿暴露衣服侧卧位，采用一次性注射器（50ml），拔去针头，连接一次性使用肛管，前端涂抹石蜡油或其他润滑油，缓缓插入肛门5~10cm，将药液推入直肠内，操作者左手捏住患儿肛周皮肤，以防药液流出；患儿侧卧休息10~30分钟即可。

（3）疗程：患儿0.5~2岁，每次10~30ml；2~5岁，每次30~50ml；5~12岁，每次50~100ml。每日2次，5天1个疗程。

【疗法特点】

咳嗽病位在肺，常涉及脾、肾，其病理因素是痰，而中药灌肠属于中医治疗的导法，通过灌肠，起到通泄肺热的作用。此法对痰热咳嗽、痰湿咳嗽者疗效甚佳。

【注意事项】

（1）适用于年龄大于 6 个月的患儿。

（2）药汁温度不宜过高以防肠道黏膜损伤。

（3）凡肛门或结肠、直肠术后，严重腹泻，以及肛门疾病、消化道出血、急腹症，疑有肠坏死、肠穿孔及有严重并发症（心、肝、肾衰竭）等禁用此方法。

（五）中药洗浴

【适应证】

多适于年龄 1 岁以上儿童的风寒咳嗽、风热咳嗽证。

【操作方法】

（1）辨证用药

风寒咳嗽：荆芥 10g，防风 10g，羌活 10g，苏叶 15g，前胡 10g，桔梗 10g，白芷 10g，桂枝 5g，辛夷花 10g，姜半夏 5g，苍术 10g，厚朴 10g。诸药煎煮，药汁共 400ml 待用。

风热咳嗽：金银花 15g，连翘 10g，大青叶 15g，薄荷 10g（后下），桔梗 10g，荆芥 10g，石膏 20g（先煎），黄芩 10g，栀子 10g，芦根 10g，柴胡（醋）10g，蒲公英 15g。诸药煎煮，药汁共 400ml 待用。

痰热咳嗽：炙麻黄 5g，细辛 3g，炙百部 10g，全瓜蒌 10g，葶苈子 10g，杏仁 10g，黄芩 10g，连翘 10g，枳壳 6g，炙枇杷叶 15g，虎杖 15g，生甘草 5g，地龙 5g，远志 5g。诸药煎煮，药汁共 400ml 待用。

（2）具体操作：多选用局部药浴，即浸足法，小婴幼儿也可选择全身药浴；将药汁倒入热水中，待水温 35~37℃时将患儿足部浸入浴盆，刚开始水量以漫过足踝为宜；逐渐提升水温至小儿可耐受程度，一般在 40~42℃，水量添至小腿肚即可；轻揉小腿及足底，以局部皮肤发红为宜；洗浴后用干毛巾擦干，不要吹风受凉。

（3）疗程：每次 10~15 分钟，每日 1~2 次，3 天 1 个疗程，1~2 个疗程即可。

【疗法特点】

借助浴水温热之力与药物散发之力，加速皮肤对药物的吸收。同时手法按摩刺激腿、足部的众多穴位，放大了药浴的作用。湿润的热气，导致皮肤微血管的扩张，驱寒散热功效显著，对治疗病变浅表的证型如风寒咳嗽、风热咳嗽等可起到事半功倍的作用。

【注意事项】

（1）不宜空腹洗浴，洗浴时间不宜过长，以防小儿虚脱。

（2）洗浴时可喝热水以补充水分，出汗过多时可适当缩短洗浴时间。

（3）腿足部有疖肿、化脓溃疡者慎用。

（4）冬季洗浴时，注意提高室温后再洗浴，防止受凉。

（六）刮痧疗法

【适应证】

1 岁以上各证型咳嗽小儿，尤其是感冒引起的咳嗽者。

【操作方法】

（1）穴位选取：大椎，脊柱两旁膀胱经及颈部夹脊穴，天突穴；上肢，三关、六腑、天河水。体质强壮者，可以选多个穴位；体弱者，不宜穴位选取过多，一般 2~5 穴即可。（图 6-3-17~ 图 6-3-21）

（2）具体操作：患儿取俯卧位或家长抱住，暴露背部，对刮拭部位进行消毒，刮具消毒，在施术处涂抹石蜡油或刮痧油，治疗者以左手固定患儿，右手持刮痧板，与体表呈 45° 夹角，利用腕力自上而下，先左后右依次刮痧，刮拭 1~3 分钟，以局部皮肤发红，略有出痧为度，用干净毛巾或纸巾将刮痧部位擦拭干净。

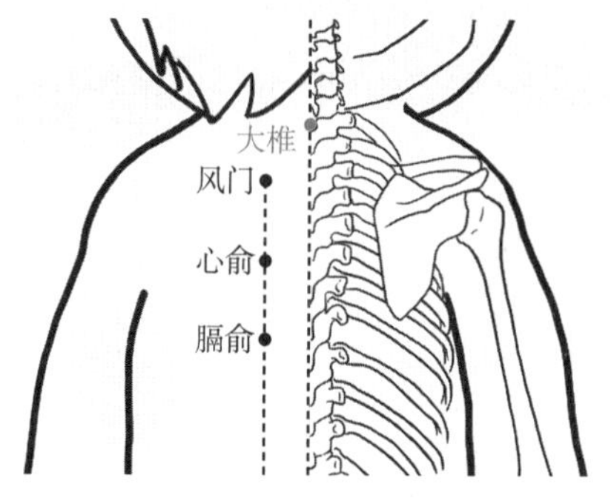

图 6-3-17　大椎

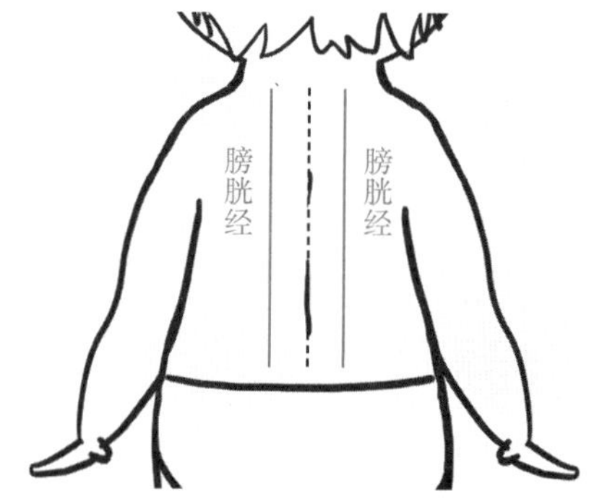

图 6-3-18　膀胱经

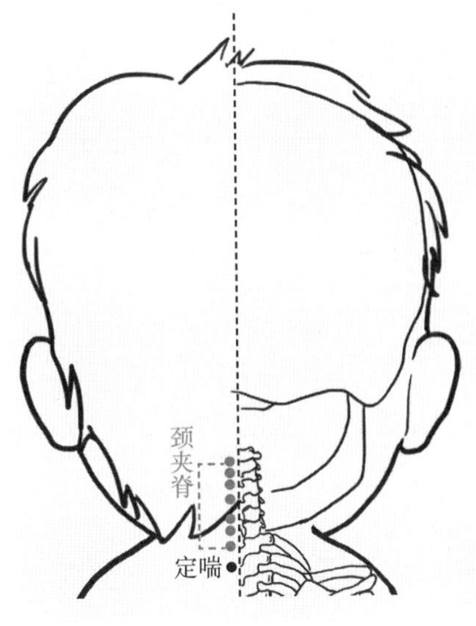

图 6-3-19 颈夹脊

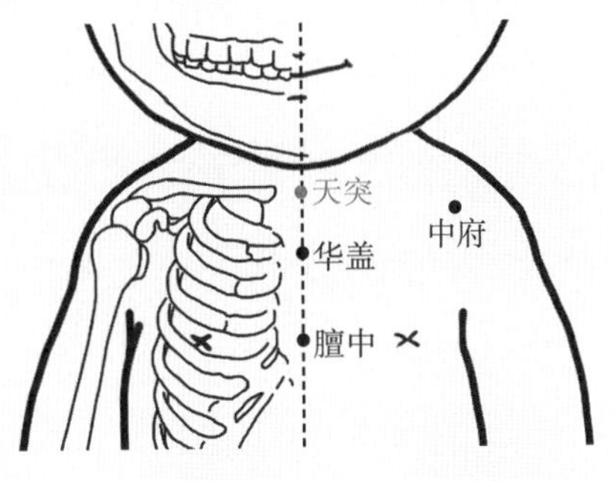

图 6-3-20 天突

（3）疗程：每日1次，每次3~5分钟，3天为1个疗程。

【疗法特点】

刮痧是传统的中医疗法之一，它是以中医皮部理论为基础，利用刮痧器具（牛角、玉石、火罐）等在皮肤相关部位刮拭经络穴位，通过良性刺激，充分发挥营卫之气的作用，使经络穴位处充血，改善局部微循环，祛除邪气，疏通经络，舒筋理气，祛风散寒，清热除湿，活血化瘀，消肿止痛，增强机体自身潜在的抗病能力和免疫机能，从而起到扶正祛邪、防病治病的作用。借助刮痧板使皮肤大面积的受力，皮下毛细血管扩张，促进新陈代谢，排出毒素，加速炎症的吸收，同时反复刺激经络上的腧穴，使这种作用加强。

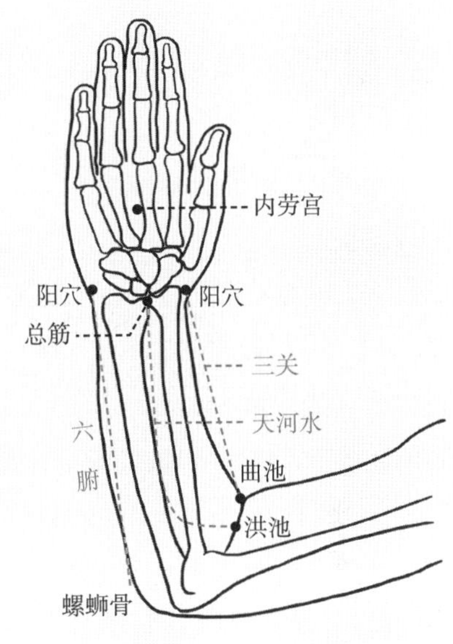

图 6-3-21 三关、六腑、天河水

【注意事项】

（1）刮痧时皮肤刺激较强，故操作前需要和家长充分沟通，取得理解和配合，如小儿抗拒明显，可停止治疗。

（2）刮痧时使用的力度不宜过强，不宜过分强调出痧，在手法、时间、力度上以小儿可耐受、局部皮肤发红、略有出痧为度，一般不超过5分钟。

（3）刮痧后不宜马上洗澡，如出汗多可用干毛巾擦拭即可。

（4）小婴幼儿禁用，有凝血机制障碍者禁用。

（5）局部皮肤有湿疹、破损、感染者禁用。

（七）拔罐疗法

【适应证】

适用于较大儿童，或可以配合治疗的幼儿。肺部啰音较多者效果较好。

【操作方法】

（1）穴位选取：大椎、天突、肺俞、风门、膈俞。（图 6–3–22、图 6–3–23）

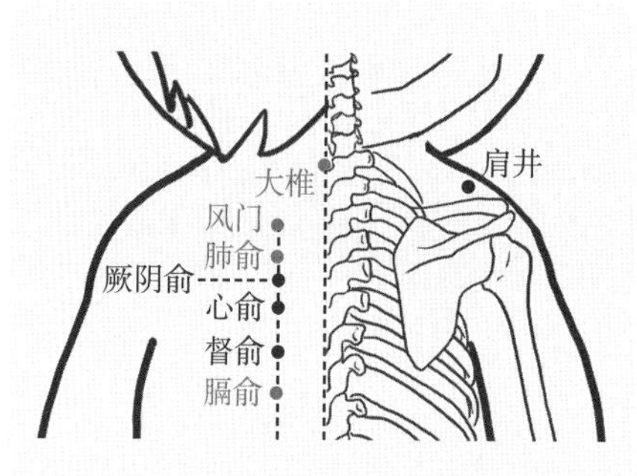

图 6–3–22 大椎、肺俞、风门、膈俞

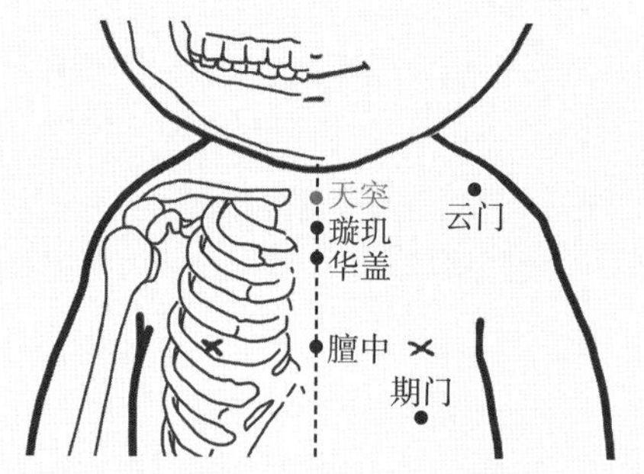

图 6–3–23 天突

（2）具体操作：患儿取卧位，暴露背部；局部消毒后，用止血钳夹住酒精棉球，点燃棉球后迅速插入竹罐或玻璃罐中，使之空气膨胀并消耗其中的氧气，造成负压将罐吸附于穴位上，停留 3~5 分钟后取下；再次消毒拔罐处皮肤。

（3）疗程：留罐时间 2~5 分钟，每日 1 次，3~5 天为 1 个疗程。

【疗法特点】

拔罐疗法古称“角法”，是一种以杯罐作工具，借热力排去其中的空气产生负压，使之吸着于皮肤，造成瘀血现象的一种疗法。古代医家最先在治疗疮疡脓肿时用它来吸血排脓，后来又扩大应用于肺痨、风湿等内科疾病。利用拔罐时罐口捂在患处，可以慢慢吸出病灶处的湿气，同时促进局部血液循环，能行气活血、祛风散寒。

【注意事项】

（1）高热患儿禁用，燥咳者慎用，有血液系统疾病者及拔罐处有皮肤破损者禁用，过于瘦弱的人也不宜用火罐。

（2）拔火罐后洗澡容易着凉，故不能马上洗澡。

（3）拔火罐时间要掌控好，不宜过长。因拔火罐的主要原理在于负压而不在于时间，如果负压很大的情况下拔罐时间过长易拔出水疱，这样不但会伤害到皮肤，还可能会引起皮肤感染。

（八）冬病夏治贴敷

【适应证】

反复咳嗽尤以秋冬季加重者；年龄大于1岁者；伴有过敏性鼻炎、哮喘者。

【操作方法】

（1）穴位选取：定喘、肺俞、脾俞、膏肓、肾俞、膻中、天突等。（图6-3-24、图6-3-25）

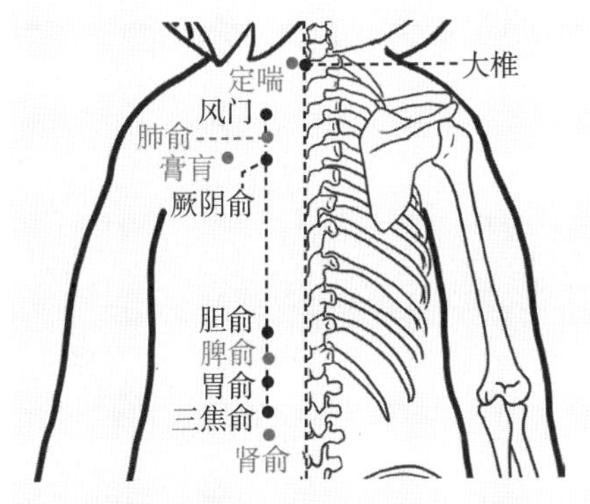

图 6-3-24　定喘、肺俞、脾俞、膏肓、肾俞

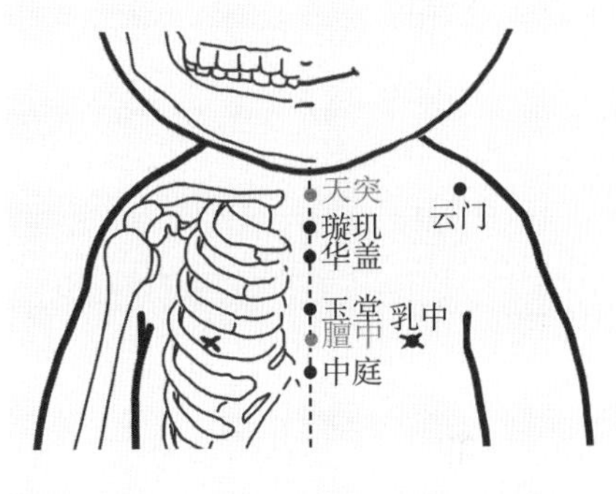

图 6-3-25　天突、膻中

（2）常用方剂：细辛、半夏、延胡索、甘遂、生芥子、肉桂。

（3）具体操作：等份研磨成末待用，每次取上方适量，用生姜汁调和成膏状待用。患儿脱去衣服，暴露所取穴位，注意保暖；用棉签蘸取温开水（必要时用生理盐水或75%酒精）清洁穴位及穴位周围皮肤，将调好的适量药膏涂敷于穴位，以纱布覆盖并用胶布固定。

（4）疗程：每年入伏后选头伏、中伏、末伏第1天进行贴敷，连做3年。每次选1~3穴，贴敷时间3~6小时，每日1次。

近年来部分医院进入夏至即开始贴敷治疗；也有医院进入三伏后每隔2~3天进行穴位贴敷1次，共做12~15次，每次的贴敷时间也不尽相同；有在贴敷前使用红外线仪在相关的穴位照射15分钟后贴敷20分钟，取下贴片；有在贴敷的同时使用离子导入仪、中药理疗仪等辅助贴敷，每次治疗时间20分钟。

【疗法特点】

“冬病”指某些好发于冬季，或在冬季加重的病变。小儿慢性咳嗽，尤其是支气管哮喘，在冬季里发作尤甚。中医认为这是因为这类病患体内原有宿痰，遇冷后引发所致。“冬病夏治”的原理归结起来有两条：一是针对寒邪；二是针对虚寒体质。具有这两点的病患采用冬病夏治效果良好。中医治疗中讲究“天人合一”“春夏养阳，秋冬养阴”，利用夏季阳旺阳升，人体阳气在夏季有随之欲升欲旺的趋势，体内凝寒之气易解的状态，运用补虚助阳药或温里散寒药物，天人合击，最易把冬病之邪消灭在蛰伏状态，这也是中医强调“春夏养阳”的原因。夏季人体阳气充盛，气血流通旺盛，药物最容易吸收，而夏季三伏期间是一年中阳气最旺盛的时候，在三伏天进行贴敷治疗，最易恢复扶助人体的阳气，加强卫外功能，提高机体免疫的效果。

【注意事项】

（1）对年龄过小，或体虚者要慎用。

（2）发热患儿，或处于疾病的急性期或发作期，治疗可顺延。

（3）对贴敷药物或敷料成分过敏者及贴敷部位皮肤有创伤、皮肤溃疡、皮肤感染者，瘢痕体质者，或其他情况属医生认为不宜使用的患儿一定要谨慎施用。

（4）此方法属于中药发泡法，局部可出现潮红、灼热感、异物感、小水疱等反应，一般不进行处理或者予湿润烧伤膏外涂。皮肤过敏严重者可外涂抗过敏药膏。

（5）贴敷治疗后要慎用辛燥之品，以防伤阴。治疗期间应慎食肉桂、花椒、小茴香、大茴香、狗肉、羊肉和新鲜桂圆或荔枝等；忌大量服用寒凉之品，如冷饮、冰激凌等；慎食大量肥甘滋腻之品。

（6）忌过量运动，以免汗出过多导致气阴两虚。

（7）治疗后最好不要去空调房。治疗当晚可以洗澡，但不要搓背，淋浴后用毛巾轻轻吸干穴位上的水即可。

（九）耳穴压豆疗法

【适应证】

适用于各证型咳嗽患儿，尤其适用于燥咳、夜咳的患儿。

【操作方法】

（1）穴位选取：耳部支气管、肺、肾上腺、内分泌等穴。（图 6–3–26）

（2）具体操作：使用王不留行籽或决明子，贴于小块胶布中央，然后对准耳穴贴紧并稍加压力，每天按压数次，每次 1~2 分钟。每次贴压后保持 3~7 天。10 次为 1 个疗程，通常两侧交替。

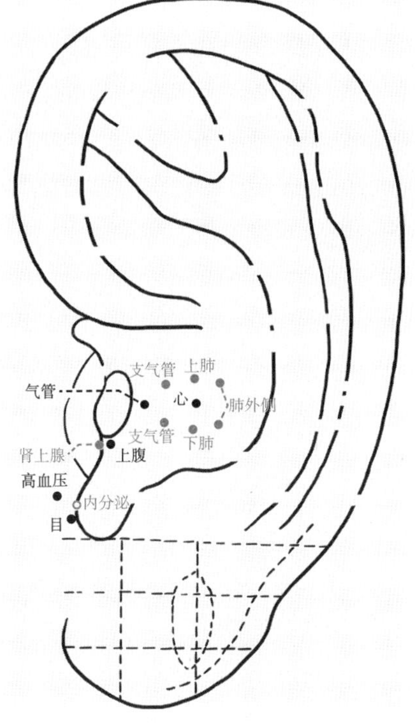

图 6–3–26 支气管、肺、肾上腺、内分泌

【疗法特点】

中医认为人的五脏六腑均可以在耳朵上找到相应的位置。当身体患病时，往往在耳郭上出现压痛点，而这些压痛点，大多是压豆刺激所应选用的穴位。方法：用火柴棍以适当的压力在耳郭上探查，当压迫痛点时，患者会呼痛、皱眉或出现躲闪动作。耳穴压豆疗法，即为刺激这些相应的反应点及穴位，可起到治病的作用。

【注意事项】

（1）对于较小儿童注意不要脱落，防止误吸。

（2）夏天易出汗，贴压耳穴不宜过多，时间不宜过长，以防胶布潮湿或皮肤过敏。

（3）如对胶布过敏者，可以用防过敏胶带或黏合纸代替。

（4）耳郭皮肤有炎症或冻伤者不宜采用本法。

第四节　肺炎喘嗽

肺炎喘嗽病是小儿时期常见疾病，以发热、咳嗽、痰壅、气急、鼻煽为主要临床表现，甚者可见张口抬肩、呼吸困难、面色苍白、口唇青紫等重症。一年四季均可发病，尤以冬春季为多，多见于婴幼儿。本病相当于西医学的肺炎、支气管肺炎、急性毛细支气管炎，病原体包括细菌、病毒、支原体等。

一、临床表现

肺炎喘嗽初起，内因小儿形气未充，肺脏娇嫩，卫外不固，风邪外袭而为病，包括风寒、风热、风温，或由它病如麻疹、丹痧、百日咳等传变而来，内外合邪、卫表郁遏、肺气失宣、闭郁不行而发病。急性期，外邪入里化热，邪热炽盛，灼津炼液成痰，痰热交结，壅阻气道，出现痰热闭肺证、毒热闭肺证，临床以痰热闭肺证最为多见；急性期若感邪较重或正气虚弱，则病情可迅速发展，累及其他脏腑，如肝失条达疏泄、心血瘀阻、血行不畅，可见烦躁不安、面唇爪甲青紫、胁下痞块肿大、舌有瘀斑等气滞血瘀证候；同时心血瘀阻、血行不畅，又会加重肺气郁闭，造成病理上的恶性循环，最终导致心失所养、心气不足、心阳虚衰之咳喘痰壅，出现面白神萎、四肢不温、大汗淋漓、脉微欲绝等危重证候。恢复期因邪气渐退，正气耗伤，出现正虚邪恋的阴虚肺热和肺脾气虚两种证候。

肺炎喘嗽病治疗以开肺化痰、止咳平喘为基本原则。初期治疗应遵循“治表不犯里”，治以疏表开闭、止咳化痰。急性期宜清里开闭，涤痰止咳平喘为主；若有血瘀表现者，佐以活血化瘀；出现心阳虚衰者，当温补心阳，重者应中西医药配合治疗，以提高疗效。恢复期治宜扶正益气为主，阴虚肺热者，治以滋阴清热、润肺止咳；肺脾气虚者，治以补肺健脾、益气化痰。除内治疗法外，中医外治疗法在辅助治疗肺炎喘嗽病方面，因其疗效显著、不良反应小、价格低廉，具有一定的独特优势。如目前临床上常见的贴敷疗法、拔罐疗法、中药保留灌肠疗法、针刺推拿疗法等。

二、外治方法

（一）涂敷法

【适应证】

肺炎喘嗽属风热闭肺证、痰热闭肺证、气阴两伤证者。

【操作方法】

（1）辨证用药

初期：炙麻黄 1g，黄柏 3g，黄连 3g，黄芩 3g。

急性期：炙麻黄 1g，生大黄 5g，芒硝 3g，虎杖 6g，杏仁 3g。

后期：炙麻黄 1g，丹参 5g，茯苓 3g，法半夏 3g，杏仁 3g，沙参 5g。

（2）穴位选取：肺俞及双侧肺底或啰音明显处。（图 6–4–1）

（3）具体操作：选取相应药物等量打成细末 60~80 目混合均匀，装瓶备用；每次 6g，用鲜姜汁 3g，醋 3g 或适量的凡士林、甘油调和成糊状（泥状、饼状），以不渗出液体为佳；患儿取俯卧位，暴露所取穴位（取肺俞及双侧肺底或啰音明显处），注意保暖，用棉签蘸取温开水（必要时用生理盐水或 75% 酒精）清洁穴位及穴位周围皮肤，将调好的适量药糊（药泥、药饼）涂敷于穴位，以纱布覆盖并用胶布固定。

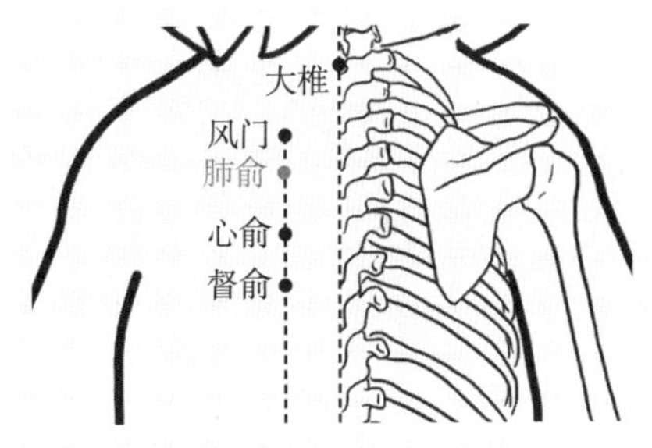

图 6–4–1　肺俞

（4）疗程：每次涂敷保留 2~4 小时，每天换 2 次，3 天为 1 个疗程。

【疗法特点】

小儿肌肤嫩薄，将药物直接贴敷于穴位或病变相对应的体表部位，不仅可以通过经络传导，使药力直达病所，同时药物更容易渗透皮肤，进入血脉运行至全身。

【注意事项】

最好用塑料薄膜或油纸等覆盖，减少其蒸发，并可防止污染衣物。对皮肤敏感者敷药时间不宜过长，用药注意观察局部及小儿反应，以免刺激时间过久导致不良后果。

（二）沐足法

【适应证】

肺炎喘嗽属风热闭肺证、痰热闭肺证、气阴两伤证者。

【操作方法】

（1）辨证用药：中药煎剂主选炙麻黄 3g、杏仁 5g、生石膏 15g、黄芩 10g、虎杖 15g、僵蚕 6g、甘草 5g。

再根据肺炎各期辨证加减，风热初期加蝉蜕 6g、桑叶 10g、菊花 10g、薄荷（后下）10g。

痰热闭肺急性期，加金银花 10g、胆南星 6g、浙贝母 10g、白芥子 6g。

恢复期去石膏、虎杖，加远志 6g、沙参 10g、麦冬 10g、百合 10g。

（2）穴位选取：涌泉、三阴交。（图 6-4-2、图 6-4-3）

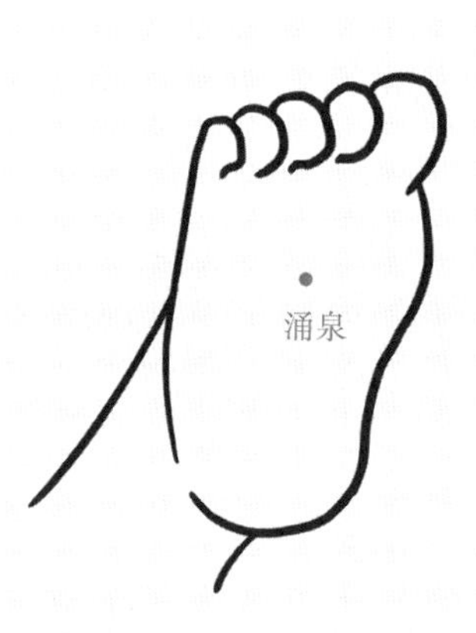

图 6-4-2　涌泉

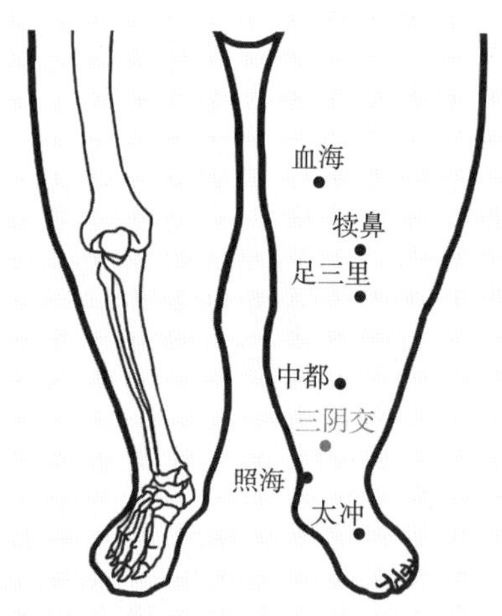

图 6-4-3　三阴交

（3）具体操作：将中药煎熬好后，弃去药渣，待药液温度适宜为 39~40℃，令患儿双足浸泡药液中，使药液没过脚踝，同时轻轻按摩患儿双足涌泉及三阴交穴，以促进药物吸收。

（4）疗程：每天 2 次，5 天为 1 个疗程。

【注意事项】

沐足时间不宜过长，以 15~20 分钟为宜，注意水温不能过烫，以防灼伤皮肤；避免出汗过多而脱水，沐足后应适当饮水。

（三）保留灌肠法

【适应证】

肺炎喘嗽属风热闭肺证、痰热闭肺证、气阴两伤证者。

【操作方法】

（1）辨证用药

风热闭肺证：炙麻黄 3g，法半夏 10g，款冬花 10g，杏仁 6g，连翘 10g，金银花 10g，黄芩 10g，桑白皮 10g，桑叶 10g，甘草 3g。

痰热闭肺证：炙麻黄 3g，杏仁 6g，生石膏 15g，甘草 3g，葶苈子 10g，桑白皮 10g，地龙 6g，炙百部 10g，黄芩 10g，枳壳 6g，浙贝母 6g，虎杖 10g，热重便秘者加大黄 5g，口唇紫绀者加丹参 10g。

气阴两伤证：南北沙参各 10g，麦门冬 10g，元参 10g，连翘 10g，远志 6g，款冬花 6g，炙紫菀 6g，百合 10g，太子参 10g，甘草 3g。

（2）具体操作：选取相应中药清水浸泡 20 分钟，水煎取汁 200ml，共煎 2 次，将两次药液混匀，大火浓缩煎至 100ml，用细纱布过滤，装瓶放冰箱冷藏，用时水加温至 35~37℃，每次取药液 5ml/kg，一般不超过 50ml 保留灌肠。一般在患儿便后，取左侧卧位，去枕屈膝，液体石蜡油润滑后肛周及儿童专用一次性肛管后，插入肛门 7~10cm，用针管抽取药液缓慢注入肛门，拔出肛管，嘱家长捏住肛门避免药液流出，持续 20 分钟即可。

（3）疗程：每天 1 次，3~5 天为 1 个疗程。

【疗法特点】

根据肺与大肠的表里关系，通过保留灌肠法治疗小儿肺炎喘嗽病，不仅体现了表里同治、上病下治的原则，同时应用直肠给药的方法可避过肝脏的首过效应，大大提高了中药的生物利用度，增加疗效。

【注意事项】

（1）灌肠药物温度要适中，过高易损伤肠黏膜，过低则降低药效。

（2）有肛周湿疹、久泄、大便失禁、心脏疾患的患儿不宜做保留灌肠。

（四）刮痧法

【适应证】

肺炎喘嗽属风热闭肺证、风寒闭肺证、痰热闭肺证、毒热闭肺证、阴虚肺热证者。

【操作方法】

（1）穴位选取：天突、膻中、肺俞、脾俞、心俞、大椎。（图 6–4–4、图 6–4–5）

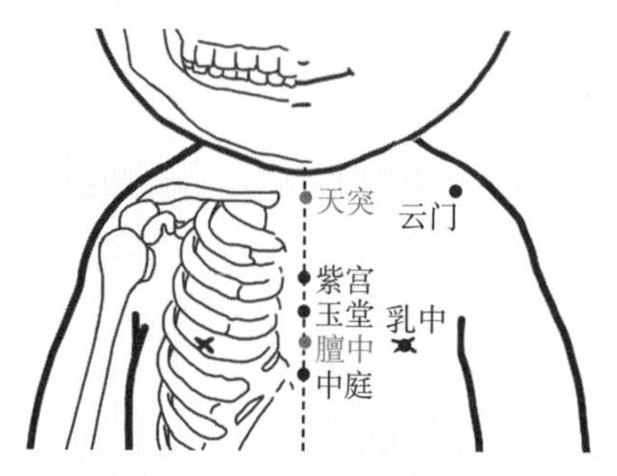

图 6–4–4　天突、膻中

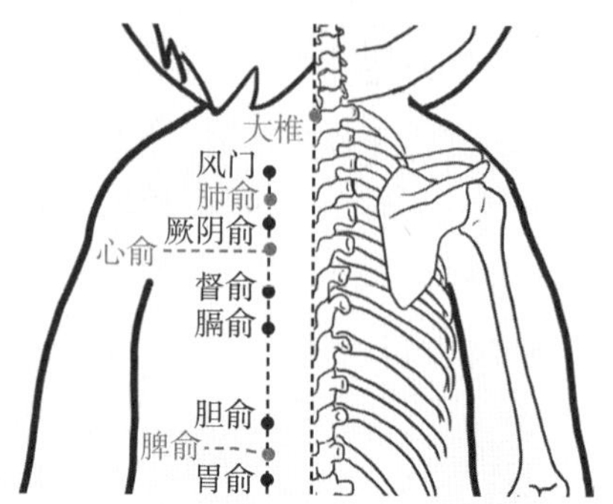

图 6–4–5　肺俞、脾俞、心俞、大椎

（2）具体操作：患儿取卧位，选天突、膻中、肺俞、脾俞、心俞、阿是穴（患儿背部啰音明显处），热甚者加大椎，暴露选择的穴位，并注意保暖；在患儿皮肤上涂以凡士林等介质后，术者持刮痧板在患儿体表皮肤由上而下、由内而外、单方向地刮拭 1~2 道，以皮肤刮出带状痧点为度。每日 1 次，5 次为 1 个疗程，穴位可交替进行。

【疗法特点】

刮痧具有调血行气、疏通经络、活血祛瘀，把有阻滞经络的病源呈现于体表，使病变器官细胞得到营养和活化的作用，从而恢复人体的抗病能力，达到治病的目的。取任脉天突、膻中，足太阳膀胱经的肺俞、心俞与手臂阴经与足阳明胃经的络穴列缺等这些经脉与穴位刮拭，通过刺激这些外在的经脉与穴位，以点带面，促使邪气散发，使与之相关联的肺脏功能恢复和增强，从而达到治疗小儿支气管肺炎的目的。

【注意事项】

小儿皮肤薄嫩，刮具常用八棱麻、棉纱线等软质工具。使用硬质刮具时，施力要适当，以见到痧点为度；如刮时患儿呼痛难忍，年幼而不能配合者，或有出血倾向者，均不用此法。动作宜轻柔，治疗次数不宜过多，一般 1~2 次刮痧即可。

（五）拔罐法

【适应证】

一般适用于年龄大于 4 个月的肺炎喘嗽患儿，肺部啰音明显或啰音吸收不良者。

【操作方法】

（1）穴位选取：大椎，双侧大杼、肺俞、脾俞、阿是穴（肺部啰音明显处）。（图 6–4–6）

（2）具体操作：患儿取俯卧位，选取直径 3~5cm 玻璃罐或竹罐，用闪罐法，置于穴上，左右齐拔，反复至皮肤潮红。

（3）疗程：每天 1 次，3~5 天为 1 个疗程。

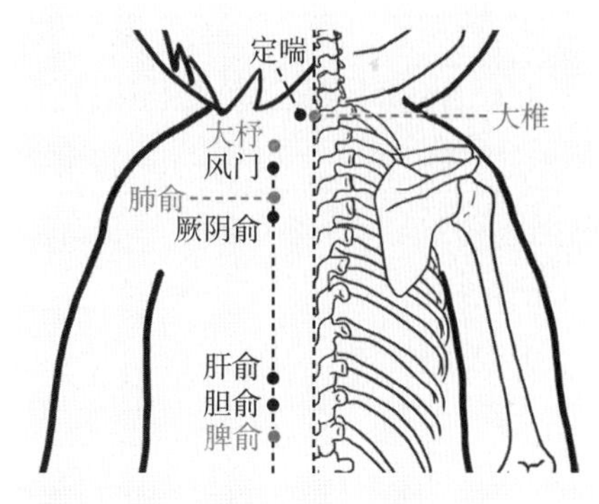

图 6–4–6　大椎、大杼、肺俞、脾俞

【疗法特点】

腧穴拔罐疗法是以罐子为医疗用具，利用罐内燃烧排除罐内空气，使之造成负压，将罐吸附于腧穴，局部产生瘀血，使瘀滞凝结之气血负而吸达、动拥通畅，改善局部及全身脏腑经络之营养，调整机体阴阳，疏通气血，从而达到治疗疾病的目的。大抒、肺俞，能祛风散寒、宣肺化痰止咳；脾俞，可健脾化痰；肺底部阿是穴，可宣散局部郁结之肺气；大椎具有通阳解表、退热祛邪和振奋人身阳气的作用。小儿闪罐法对局部皮肤及皮下组织发生温热刺激作用，促进血液和淋巴液的循环，帮助炎症的吸收，能提高机体抵抗能力，促进肺部啰音。

【注意事项】

拔罐动作宜轻柔快速，皮肤有感染、溃疡、皮疹或有出血倾向及高度水肿等禁用。

（六）耳穴压豆法

【适应证】

肺炎喘嗽属风热闭肺证、风寒闭肺证、痰热闭肺证、毒热闭肺证者。

【操作方法】

（1）穴位选取：主穴选取肺、气管；配穴选取咽喉、神门、肾上腺、

内分泌、脑干。（图 6-4-7）

（2）具体操作：每次选 4~5 穴，耳郭皮肤常规消毒后，将王不留行籽或白芥子黏附在 0.6cm × 0.6cm 大小胶布中央，用镊子夹住或用手捏住，贴敷在选用的耳穴上，用手指轻轻揉压，以耳郭略红而小儿不哭闹为度。

（3）疗程：每日家长给患儿按压 3~4 次，每次每穴按压 30~60 秒，3 日更换 1 次，双耳交替，2~3 次为 1 个疗程。

【疗法特点】

耳穴压豆疗法目的是刺激耳郭上穴位或反应点，通过经络传导，调整脏腑气血功能，解除或缓解临床症状，而发挥治疗作用。

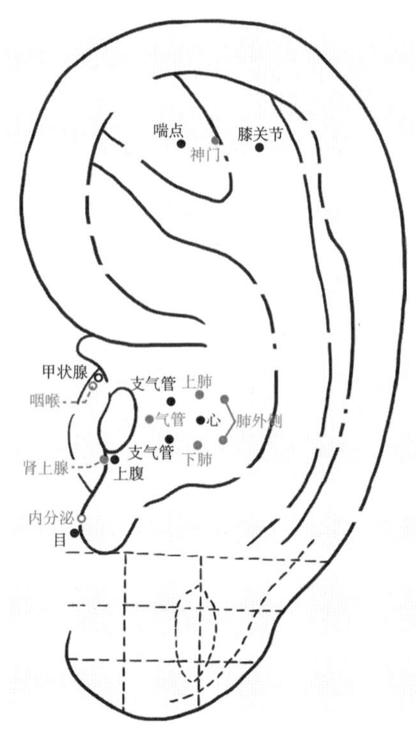

图 6-4-7　肺、气管、咽喉、神门、肾上腺、内分泌、脑干

【注意事项】

贴压耳穴应注意防水，以免脱落；夏天易出汗，贴压穴位不宜过多、时间不宜过长，以防胶布潮湿或皮肤感染；如对胶布过敏者，可改用黏合纸代之；左右耳交替进行，耳郭冻疮或炎症时禁用。

（七）推拿疗法

【适应证】

肺炎喘嗽属风热闭肺证、风寒闭肺证、痰热闭肺证、毒热闭肺证者。

【操作方法】

（1）手法选取：一般采用推法、揉法、摩法、掐法、按法。

穴位选取：小天心、一窝风、肾经、板门、手阴阳、肺经、内八卦、小横纹、脾经、天河水、肝经、六腑、四横纹、二马、三关、外劳宫、足三里、肾顶、肾纹。（图 6-4-8~ 图 6-4-11）

（2）辨证推拿

风寒闭肺证：揉小天心 3 分钟、揉一窝风 3 分钟、补肾 3 分钟、清板门 3 分钟、分手阴阳 2 分钟、清肺 3 分钟、逆运内八卦 2 分钟、揉小横纹 2

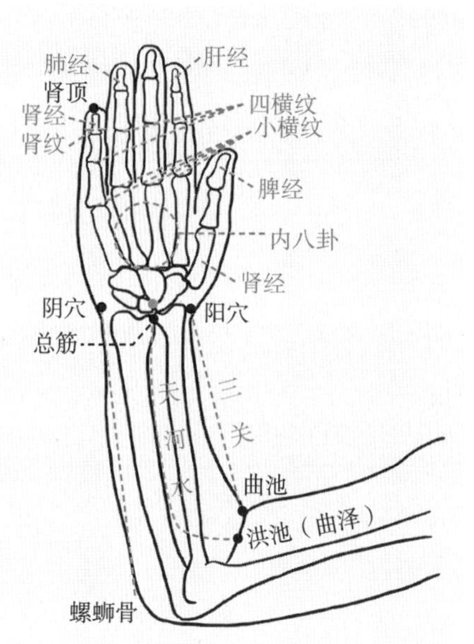

图 6-4-8 小天心、肾经、板门、肺经、内八卦、小横纹、脾经、天河水、肝经、六腑、四横纹、三关、肾顶、肾纹

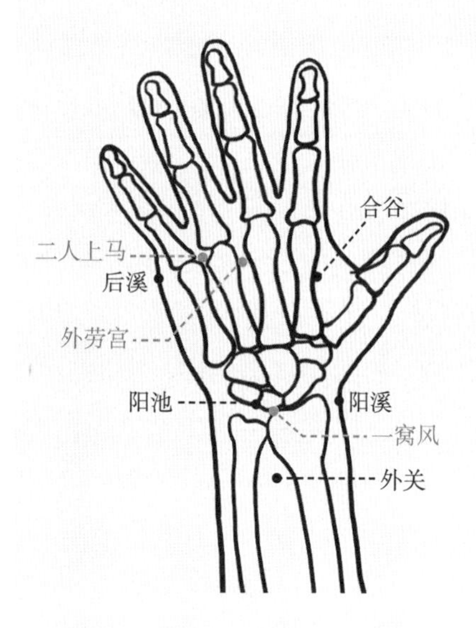

图 6-4-9 一窝风、二马、外劳宫

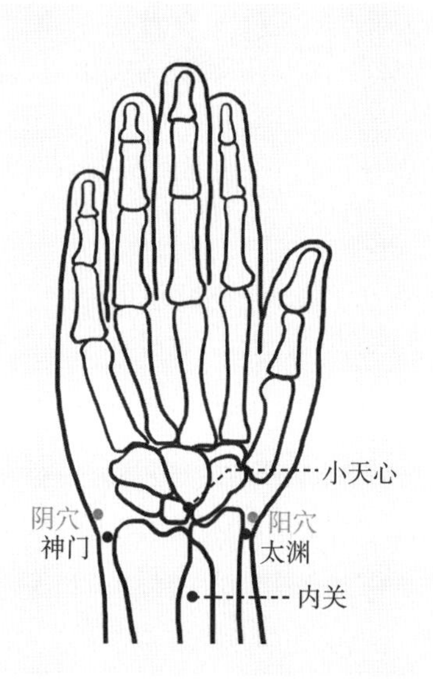

图 6-4-10 手阴阳

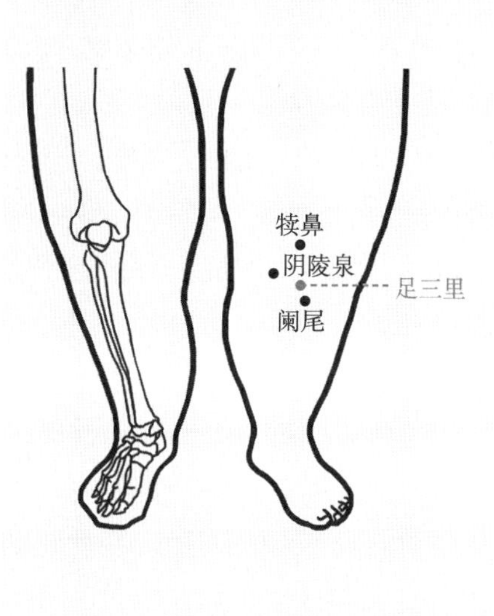

图 6-4-11 足三里

分钟、清补脾 2 分钟、清天河水 1 分钟。

风热闭肺证：分手阴阳 2 分钟、清天河水 2 分钟、揉小天心 3 分钟、揉一窝风 3 分钟、逆运内八卦 3 分钟、平肝肺 3 分钟、退六腑 3 分钟，配以揉小横纹 3 分钟、清四横纹 2 分钟、揉肾经 2 分钟、清补脾经 3 分钟。

阴虚肺热证：补肾经 3 分钟、揉二马 3 分钟、补脾 3 分钟、推上三关 2 分钟、清板门 2 分钟、补肺 3 分钟、揉小横纹 2 分钟、揉外劳宫 2 分钟、掐揉足三里 8 次、揉肾顶 2 分钟、揉肾纹 2 分钟、逆运内八卦 2 分钟、清四横纹 2 分钟、清天河水 1 分钟。

肺脾气虚证：补脾 3 分钟、补肺 2 分钟、揉外劳宫 2 分钟、揉小天心 2 分钟、揉小横纹 2 分钟、逆运内八卦 3 分钟、清板门 3 分钟、清四横纹 2 分钟、清天河水 2 分钟、推上三关 2 分钟。

（3）捏脊：适用于各证型肺炎喘嗽病。具体方法为患儿俯卧，术者双手两指同时提捏患儿龟尾穴处皮肤及皮下组织，拇指端前按，双手交替，用力，自下而上，一紧一松缓慢挤压向前至大椎穴处，如此反复 3~5 次。注意重提两侧肺俞、脾俞。（图 6-4-12）

（4）疗程：每日 1 次，较重时可每日 2 次，5~7 天为 1 个疗程。

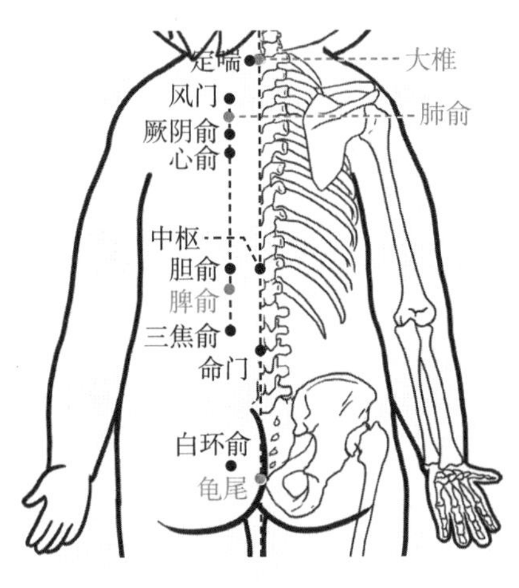

图 6-4-12　龟尾、大椎、肺俞、脾俞

【疗法特点】

推拿治疗小儿肺炎喘嗽，通过对体表穴位的刺激，可调节小儿的各脏腑功能。不同的证候可采用不同的手法和穴位，可获得不同的作用。如清肺经、清肝经、清大肠、退六腑，具有清肺泻热、止咳化痰的作用；运内八卦、清脾经、分推膻中、揉天突等，具有理气化痰、清热利湿、平衡阴阳的作用。推拿中，强而快的手法可使神经肌肉兴奋性加强；轻而慢的手法可使大脑皮质兴奋性提高，毛细血管开放，血循环加快，血清补体效价在推拿后 1 小时增加，尿中儿茶酸胺及多巴胺等物质升高者可恢复正常，达到扶正祛邪的目的。

【注意事项】

操作时手法要轻快柔和、平稳着实而不飘浮，手法的轻重快慢，应根据病儿的体质强弱、病情的寒热虚实辨证论治，切忌操之过急。局部皮肤有破损的患儿禁忌推拿。

（八）针法

【适应证】

肺炎喘嗽属风热闭肺证、风寒闭肺证、痰热闭肺证、毒热闭肺证者。

【操作方法】

（1）穴位选取：主穴为尺泽、孔最、合谷、肺俞、足三里。配穴为少商、丰隆、曲池、中脘，用于痰热闭肺证；气海、关元、百会，用于心阳虚衰证。（图 6-4-13~ 图 6-4-18）

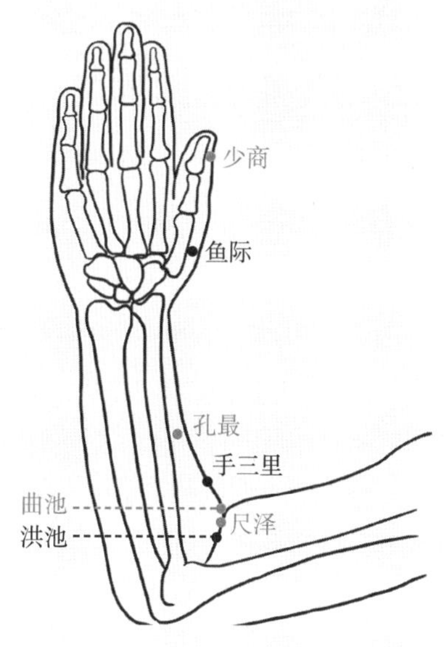

图 6-4-13 尺泽、孔最、少商、曲池

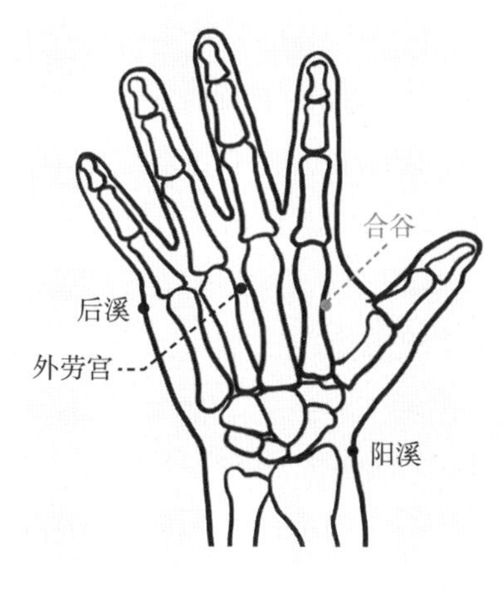

图 6-4-14 合谷

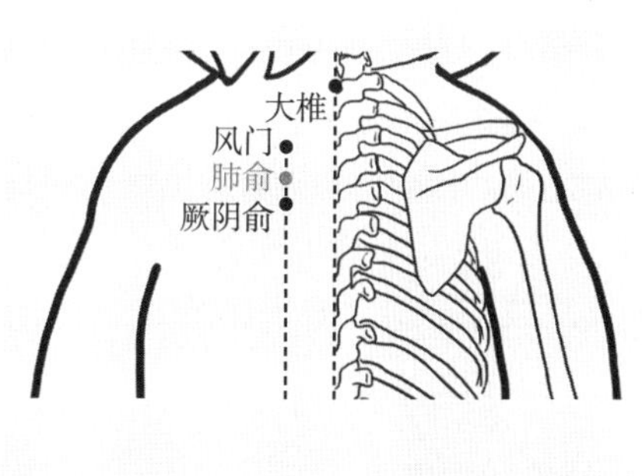

图 6-4-15 肺俞

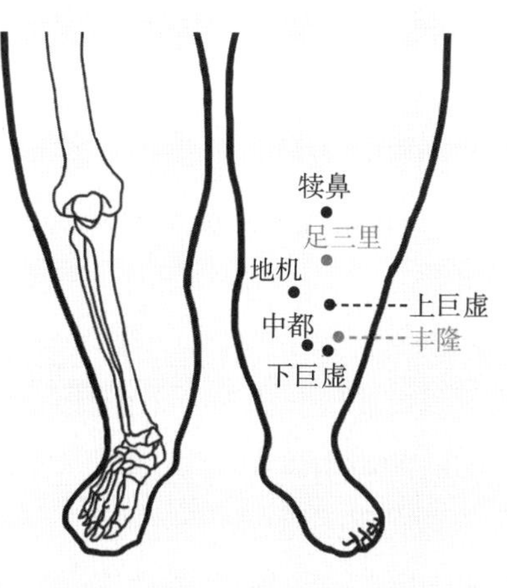

图 6-4-16 足三里、丰隆

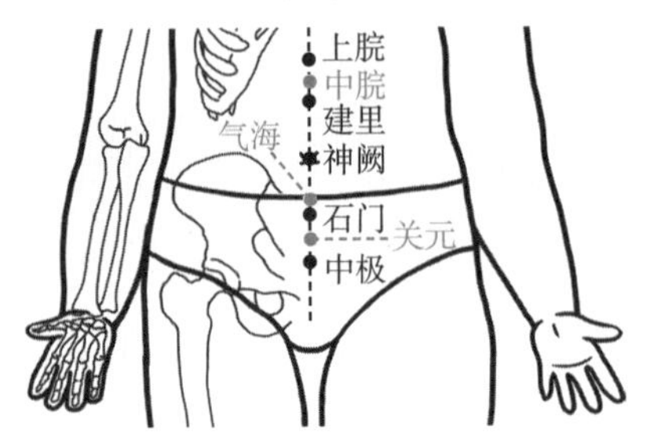

图 6-4-17　中脘、气海、关元

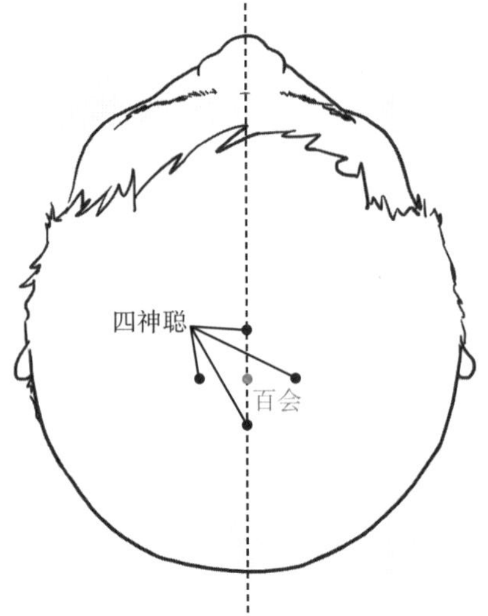

图 6-4-18　百会

（2）具体操作：选择 1 寸毫针，进针约 0.5 寸，快进，得气取针。

（3）疗程：每日 1 次，病情轻者可隔日 1 次，5~7 天为 1 个疗程。

【疗法特点】针刺治疗通过刺激穴位，刺激迷走神经和兴奋机体机能，达到清热化痰、扶正祛邪的目的。

【注意事项】小儿宜手法轻柔，浅刺快进，得气取针，不宜留针。

（九）穴位注射法

【适应证】

肺炎喘嗽病各证型。

【操作方法】

（1）穴位选取：双侧丰隆。（图 6-4-19）

（2）常用药物：当归注射液。

（3）具体操作：常规消毒局部穴位，每个穴位注射 0.5~1.0ml 当归注射液。

（4）疗程：每日 1 次，病情轻者可隔日 1 次，5 天为 1 个疗程。

【疗法特点】

穴位注射又称“水针”，以中医经络理论为指导，以中西医药理为基础，经穴位给药，直达病所，吸收起

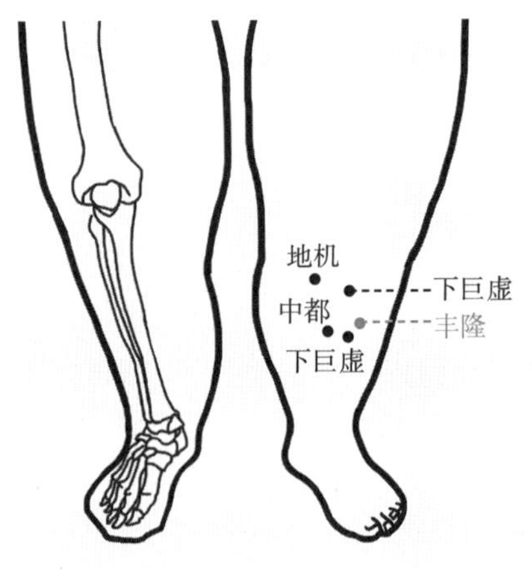

图 6-4-19　丰隆

效快；且穴位注射用药量小，药物的不良反应小，安全性较高；临床穴位注射后，药物留滞穴位的时间较长，药物起效和穴位刺激时间延长，但不影响患儿活动，故较针刺的留针，更易为患儿家长接受。

【注意事项】

（1）穴位选取宜少而精，一般穴位选取2~5穴，注射时不宜过快、过猛。

（2）局部有破溃、损伤者、凝血功能障碍者或对注射药物过敏者禁用。

（3）严格按照无菌操作技术进行，防止感染。

（4）注射后可出现酸胀感的轻度不适，但一般不超过24小时，如出现局部红肿、疼痛加剧、发热等不适，应及时就诊。

（5）注意所选药物的性能、药理作用、剂量、配伍禁忌、不良反应、过敏反应等情况，尽量避免使用易过敏药物，如出现过敏现象，轻者出现药疹，停药后可自行消退；出现严重过敏者，应立即停药并及时对症处理。

第五节　哮喘

哮喘是小儿时期临床常见的一种以发作性的痰鸣气促、呼气延长为特征的肺系疾病。哮指声响，喘指气息，哮必兼喘，俗称“齁喘”。常在季节交替的夜间、清晨或气候骤变时发生。本病相当于西医学的支气管哮喘、喘息性支气管炎，大多数为多基因遗传性疾病，约20%哮喘患儿有家族史，发病诱因包括接触或吸入过敏原、呼吸道感染、强烈情绪波动、运动和过度通气、冷空气及药物等，主要发病机制为慢性气道炎症、气流受限、气道高反应性。

一、临床表现

中医学认为小儿哮喘的发生，分为内因和外因两大类。内因主要责之于“伏痰”，与肺、脾、肾三脏功能不足有关。外因主要有：①外感非时之邪。②饮食不节，嗜食生冷咸寒、肥甘之品或鱼腥发物等。③居处环境骤变，接触异物，如吸入粉尘、异味等。此外，活动过度、情绪激动等也是引起哮喘的诱因。病变部位在肺、脾、肾，病机关键为痰饮内伏，遇外邪触发，反复不已，迁延难愈，最终形成寒热、虚实夹杂的复杂证候。

哮喘治疗应遵照《内经》中“急则治其标”“缓则治其本”的原则，发作期治以攻邪气。寒性哮喘者，治宜温肺散寒、化痰定喘；热性哮喘者，治宜清热涤痰、降逆平喘。若发时寒温并存，外寒内热者，治宜解表清里、定喘止咳；虚实夹杂，上实下虚者，治以泻肺涤痰、补肾纳气，标本兼顾。临床应注意攻邪勿用之太过，以免伤正；如遇哮喘重症如喘脱者（哮喘持续状态），需结合西医学积极抢救治疗，或发作期经治疗 12 小时仍未有效控制者，易导致缺氧、酸碱失衡及电解质紊乱，出现呼吸、循环衰竭，应采取中西医结合、内外治综合等治疗措施。缓解期以扶正为主，根据肺、脾、肾三脏，分辨气、阴、阳之虚，分别予以补肺益气固表、健脾温肾纳气、养阴清热。久病者佐以活血，以调肺脾肾三脏功能，去除伏痰之根。

贴敷、推拿等中医特色外治法使用方便，尤其对哮喘缓解期有较好效果，对重症发作期患儿则应与内服药同用。难治性哮喘及重危患儿，还应中西医配合治疗，以提高疗效。

二、外治方法

（一）涂敷法

【适应证】

哮喘发作期、缓解期。

【操作方法】

（1）辨证用药

发作期：麻黄、杏仁、甘草等量，葱白 3 根。

缓解期：白芥子、延胡索、甘遂、细辛（2∶2∶1∶1）。

（2）穴位选取：神阙、定喘、肺俞、脾俞、肾俞、心俞、膈俞、膻中。（图 6–5–1、图 6–5–2）

（3）具体操作：选取相应药物打成细末 60~80 目混合均匀，装瓶备用；每次取上方 6g，用鲜姜汁 3g、醋 3g 或适量的凡士林、甘油调和成糊状（泥状、饼状），以不渗出液体为佳，敷药中或可加入氮酮等介质，有助于提高经皮吸收的效果。患儿取

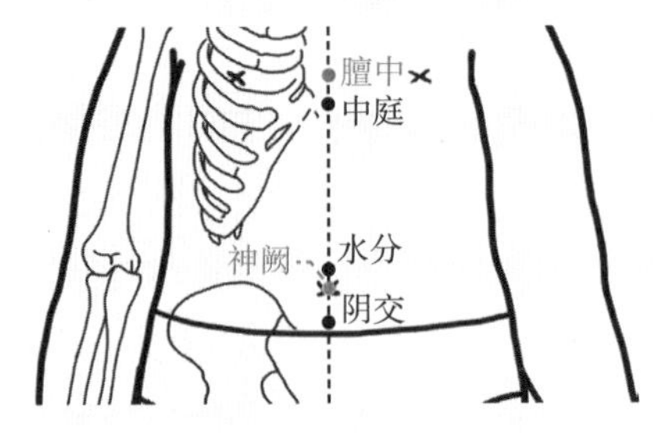

图 6–5–1　神阙、膻中

平卧位，暴露所取穴位（发作期单取神阙穴，缓解期取定喘、肺俞、脾俞、肾俞、心俞、膈俞、膻中穴），注意保暖，用棉签蘸取温开水（必要时用生理盐水或75%酒精）清洁穴位及穴位周围皮肤，将调好的适量药糊或药泥涂敷于穴位，以纱布覆盖并用胶布固定。

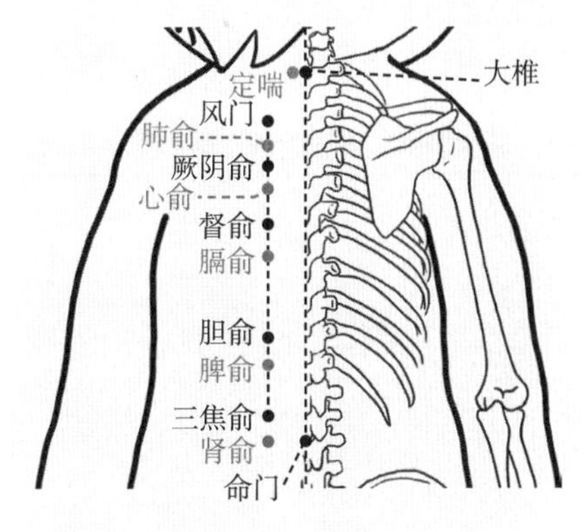

图 6-5-2　定喘、肺俞、脾俞、肾俞、心俞、膈俞

（4）疗程：每次涂敷保留2~4小时，发作期每天换1次，3天为1个疗程；缓解期敷药时间为每年的头伏、中伏、末伏的第一天，连用3年。

【疗法特点】

中药涂敷疗法将中药理论与中医脏腑经络理论相结合，通过药物外用直接刺激穴位，同时药物经皮渗透，不经肝肠循环，避开首过效应，不仅可以较长时间作用于人体，而且操作简便，方便患者自己掌握，可随时撤药，避免不适，药物不良反应小。

【注意事项】

因小儿皮肤娇嫩，贴敷时间不宜过长，每次以2~4小时为宜，个别小儿皮肤非常敏感，时间也可适当缩短。有严重湿疹者要慎用此法，贴敷部位皮肤有皮疹、破损、溃疡等，忌用此法。如出现皮肤过敏现象，轻则停止涂敷，重则在医生指导下外用药物处理。

（二）穴位贴敷法

【适应证】

哮喘发作期、缓解期均可。

【操作方法】

（1）辨证用药

发作期：寒哮证，取茯苓、法半夏、全瓜蒌、麻黄、细辛、甘草（3∶3∶3∶2∶1∶2）；热哮证，取虎杖、桑白皮、法半夏、茯苓、麻黄、甘草（4∶4∶3∶3∶2∶1）。

缓解期：取白芥子、延胡索、甘遂、细辛（2∶2∶1∶1）。药物可选用中药打粉，制作同上；也可运用中药颗粒剂，加适量醋和甘油直接调成糊状。

（2）穴位选取：发作期，取定喘、天突、肺俞、膏肓、背部双侧肺底部；缓解期，取定喘、肺俞、脾俞、肾俞、心俞、膈俞、膻中穴。（图 6–5–3、图 6–5–4）

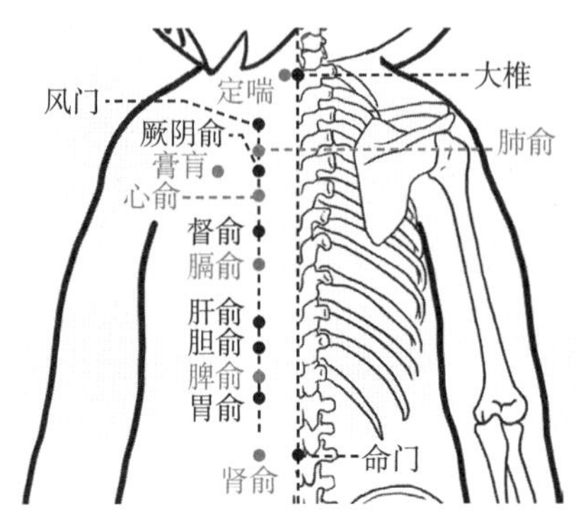

图 6–5–3　定喘、肺俞、膏肓、脾俞、肾俞、心俞、膈俞

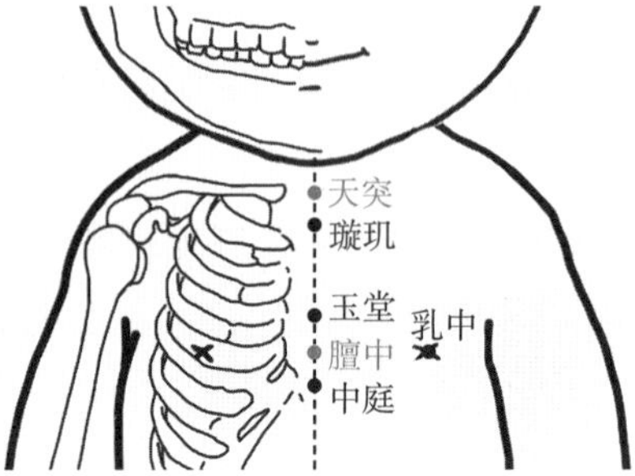

图 6–5–4　天突、膻中

（3）具体操作：每次取 3~4 穴，根据证型选取相应中药熬制成浓缩液，浸湿于中药贴片上，敷贴于所选穴位，贴片上接中频电离子治疗仪的电极，根据患儿年龄及耐受度调节电压大小。

（4）疗程：发作期，每次 20 分钟，每日 1~2 次，3~5 天为 1 个疗程；缓解期，每次 20 分钟，敷药时间为每年的头伏第一天开始至夏伏末，2~3 日 1 次，连用 3 年，又称为“冬病夏治”。

【疗法特点】

中医学认为本病属于哮、喘证、痰饮范畴。《证治汇补》中提到“因内有壅塞之气、外有非时之感，膈有胶固之痰，三者相合，闭拒气道，搏击有声，发为哮病”。“冬病夏治”法能起到祛除伏邪、消退痰饮作用。如《普济方》中说：“背为胸中之府，诸阳受气于胸中而转行于背。”反复哮喘，必伤阳气，阳气不足，无力温散痰瘀，瘀不消必重伤阳气的恶性循环。三伏贴敷，能调和营卫、疏通经脉、改善微循环、调畅气机、振奋诸阳、清肃胸中伏邪。

【注意事项】

贴敷部位的皮肤有创伤、溃疡、感染者，对敷贴药物或敷料成分过敏者不宜用此方法。

（三）沐足法

【适应证】

寒哮证、热哮证。

【操作方法】

（1）辨证用药：中药煎剂主选麻黄 3g、桑白皮 10g、葶苈子 10g、紫苑 6g、僵蚕 6g、远志 6g、苏子 6g、甘草 5g，再根据辨证加减。

寒哮者，加细辛 3g、桂枝 5g、干姜 6g、白芷 10g 等。

热哮者，加黄芩 10g、生石膏 20g、薄荷 10g、虎杖 15g 等。

（2）穴位选取：涌泉穴。（图 6–5–5）

（3）具体操作：将中药煎熬好后，弃去药渣，待药液温度适宜时令患儿双足浸泡其中，使药液没过脚踝，家长同时轻轻按摩患儿双足涌泉穴，以促进药物吸收。

（4）疗程：每天 1 次，3 天为 1 个疗程。

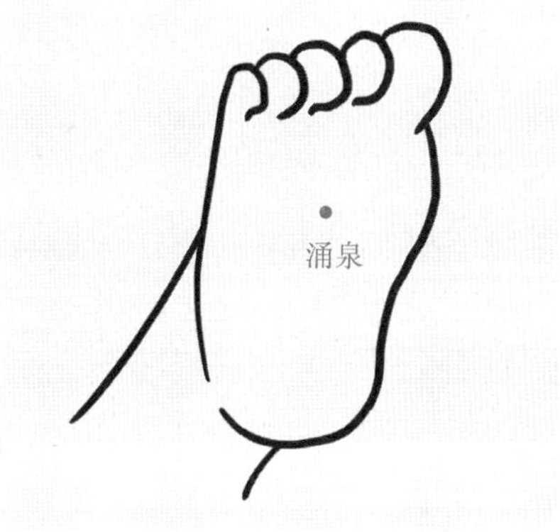

图 6–5–5　涌泉

【疗法特点】

药浴疗法的作用机制，一方面主要根据脏腑经络理论，据此以浴的方式使药物入腠理，由经络达病所，发挥其效；另一方面，浴法所用药物芳香辛散，具有通经走络、开窍透骨、开结行滞之功，可使药效直达病所。通过中药沐足和穴位按摩，使止咳化痰药物可经皮肤表层及穴位吸收、渗透，进入经络，从而起到温经止咳、清热化痰的作用。

【注意事项】

（1）对患儿及家长进行心理调护，详细解释足浴的作用及方法，并告知足浴后可能出现的正常反应，如尿量、汗出、睡眠等的增加，以取得患儿及家长的配合。

（2）病室环境宜安静舒适，室温适中，不要直接吹风；冬天应在膝盖上加盖大毛巾保暖，并备用暖炉。

（3）治疗一般在晨起洗漱完毕，排尽大小便后，或早餐 30 分钟后，或者在晚餐 30 分钟后，或临睡前。

（4）药液的温度：先将药液加热至38~40℃，再放双足，保持温热，以舒适为宜。

（5）局部皮肤有破溃或感染者禁做沐足。若沐足过程出现皮肤红肿等表现，须立即停止。

（6）坚持“一人一桶”原则，每次沐足完毕后应将沐足桶清洗干净，起到有效防止交叉感染发生的作用。

（四）刮痧法

【适应证】

寒哮证、热哮证。

【操作方法】

（1）穴位选取：大椎、肺俞、肾俞、脾俞。（图6–5–6）

（2）具体操作：患儿取俯卧位，暴露穴位，并注意保暖；用热毛巾擦洗皮肤，在患儿皮肤上涂以凡士林等介质后，术者持刮痧板在患儿体表皮肤由上而下、由内而外、单方向地刮拭1~2道，以皮肤刮出带状痧点为度。每日1次，5次为1个疗程，穴位可交替进行。

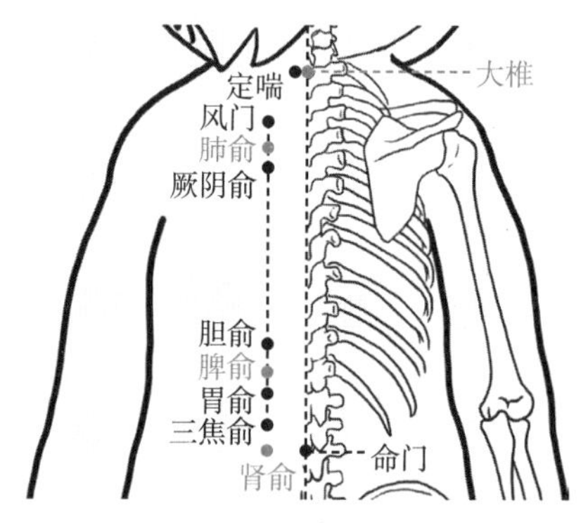

图6–5–6　大椎、肺俞、肾俞、脾俞

【疗法特点】

刮痧是以中医经络理论为指导，借助牛角、玉石等刮痧器具在皮肤相关部位刮拭经络穴位，通过良性刺激，改善局部微循环，从而达到调和营卫之气，增强机体自身潜在的抗病能力和免疫机能的目的，以祛除邪气、防病治病。中医认为，春夏养阳，秋冬养阴。三伏天为至阳，大椎为“三阳之会”，故治宜调理一身之阳气，兼顾调节肺、脾、肾三脏为要，既可泻阳经风热，又可补诸阳之虚，诸穴配伍，补虚泻实、攻补兼施，共奏益气祛痰、润肺止哮平喘之效。膀胱经的肺俞是肺脏精气输注之处，肺主呼吸，主皮毛，司一身之表；肾俞为主治疾患的要穴，以培土固本扶正。刮拭及刺激肺俞、脾俞等穴位，所过经络，均可行气活血、益气健脾、标本同治。

【注意事项】

皮肤有创伤、溃疡、感染者禁忌。

（五）拔罐法

【适应证】

适用于年龄较大哮喘儿童。

【操作方法】

（1）穴位选取：取卧位，选取肺俞、脾俞、肾俞、关元、气海、背部两侧肺部湿啰音明显处。（图 6-5-7、图 6-5-8）

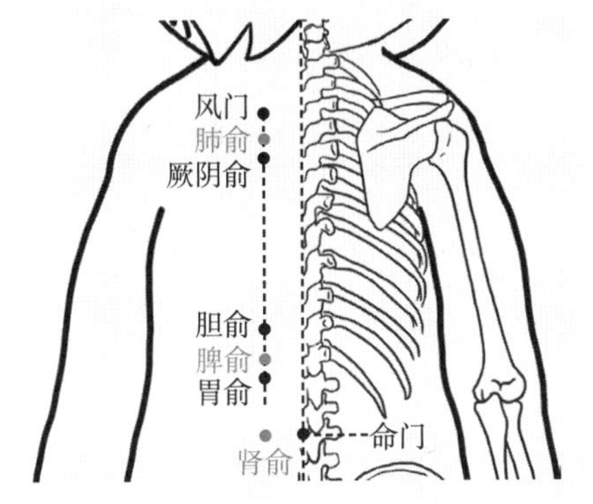

图 6-5-7 肺俞、脾俞、肾俞

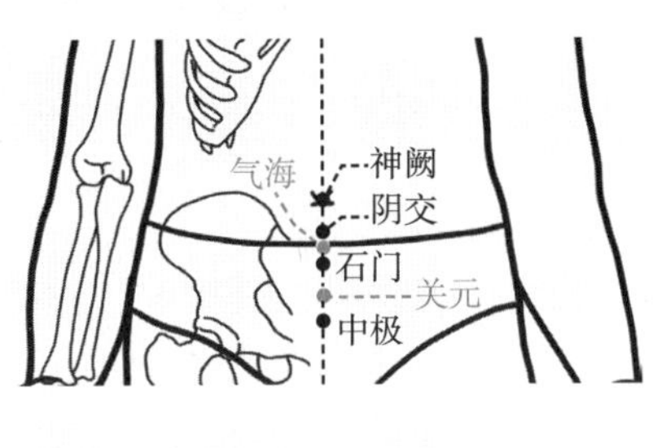

图 6-5-8 关元、气海

（2）具体操作：取直径 3~5cm 玻璃罐或竹罐，用闪罐法，置于穴上，左右齐拔，反复至皮肤潮红。

（3）疗程：每天 1 次，3~5 天为 1 个疗程。

【疗法特点】

拔罐是以罐为工具，利用物理作用，造成局部瘀血，以起到温经散寒、通经活络、行气活血的作用。

【注意事项】

本方法适用于年龄较大儿童，或可以配合治疗的幼儿。以闪罐法为主，动作宜轻宜快，不宜破损皮肤。

（六）耳穴压豆法

【适应证】

哮喘发作期。

【操作方法】

（1）穴位选取：主穴取平喘、喘点；配穴取肺、气管、神门、肾上腺。（图 6-5-9）

（2）具体方法：每次选2~3穴，耳郭皮肤常规消毒后，将王不留行或白芥子黏附在0.6cm×0.6cm大小胶布中央，用镊子夹住或用手捏住，贴敷在选用的耳穴上，用手指轻轻揉压，以耳郭略红而小儿不哭闹为度。

（3）疗程：每日家长给患儿按压3~4次，每次每穴按压30~60秒（哮喘发作严重者可延长至10分钟），3日更换1次，双耳交替，2~3次为1个疗程。

【疗法特点】

耳穴压豆疗法，即为刺激疾病相应的反应点及穴位，疏通经络达病所，发挥扶正祛病的治病作用。

【注意事项】

对于较小儿童注意不要脱落，防止误吸；耳郭皮肤有炎症、冻伤者或过敏者不宜采用本法。

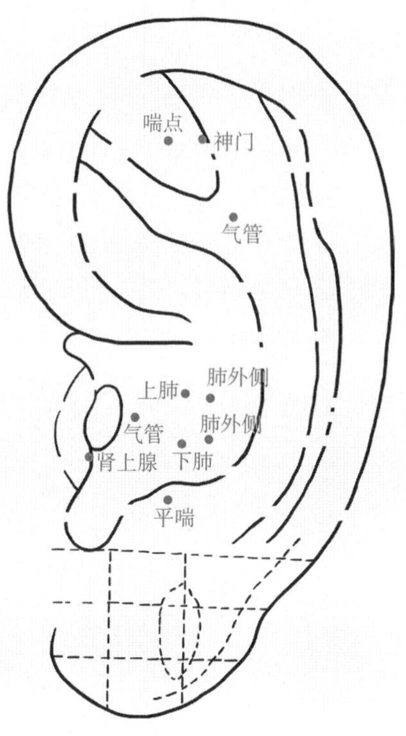

图6-5-9 平喘、喘点、肺、气管、神门、肾上腺

（七）推拿疗法

【适应证】

哮喘发作期（寒性哮喘证、热性哮喘证），缓解期（肺气虚弱证、脾虚气弱证、肾不纳气证）。

【操作方法】

（1）治疗原则：清肺化痰定喘。

（2）手法选取：一般采用推法、揉法、摩法、掐法、按法。

穴位选取：脾经、肝经、肺经、板门、六腑、肾经、小天心、内八卦、小横纹、大肠经、璇玑、天枢、天河水、一窝风、阴阳、二马、四横纹、外劳宫、三关、肾顶、足三里、列缺。（图6-5-10~图6-5-14）

（3）辨证推拿

热性哮喘证：主穴清脾6分钟、平推肝肺3分钟、清板门5分钟、退六腑3分钟、补肾5分钟、揉小天心3分钟、逆运内八卦3分钟、揉小横纹2分钟、泻大肠5分钟、开璇玑2分钟、按弦走搓摩（以两掌从腋下搓摩至天枢处）2分钟、清天河水1分钟；配穴，揉一窝风3分钟、利小肠2分钟。寒性哮喘证，揉小天心3分钟、揉一窝风3分钟、补肾5分钟、清板门5分钟、分推阴阳2分钟、平推肝肺2分钟、补脾4分钟、揉小横纹3

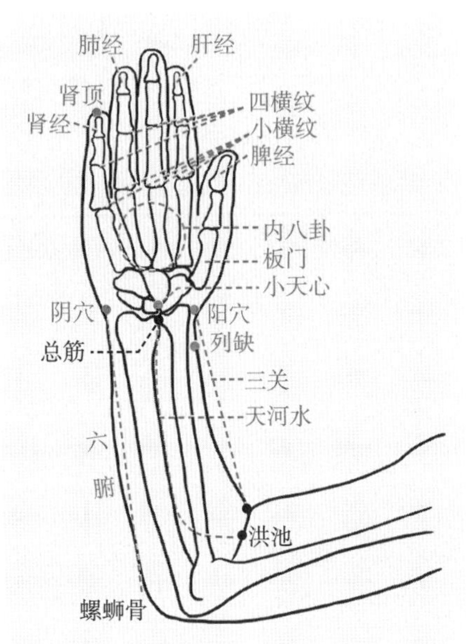

图 6-5-10 脾经、肝经、肺经、板门、六腑、肾经、小天心、内八卦、小横纹、大肠经、天河水、阴阳、四横纹、三关、肾顶、列缺

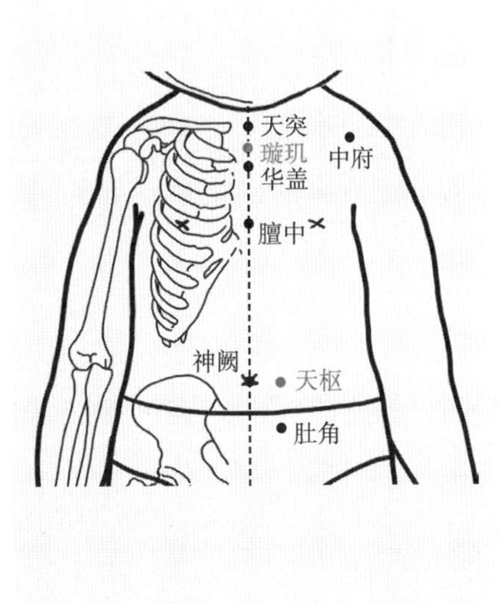

图 6-5-11 璇玑、天枢

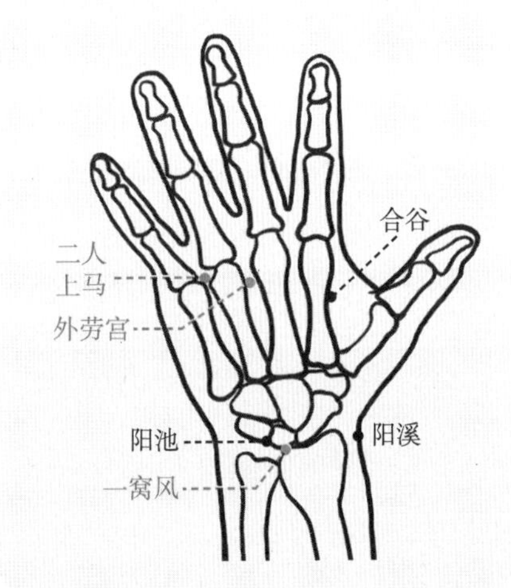

图 6-5-12 一窝风、二马、外劳宫

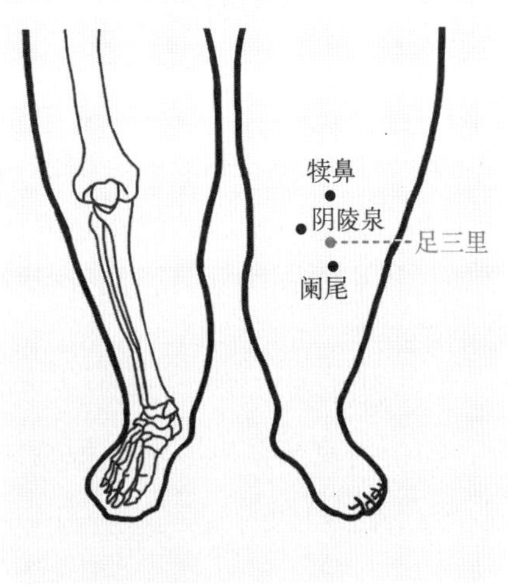

图 6-5-13 足三里

分钟、揉二马 2 分钟、逆运内八卦 3 分钟、清四横纹 2 分钟、开璇玑 2 分钟、清天河水 1 分钟。

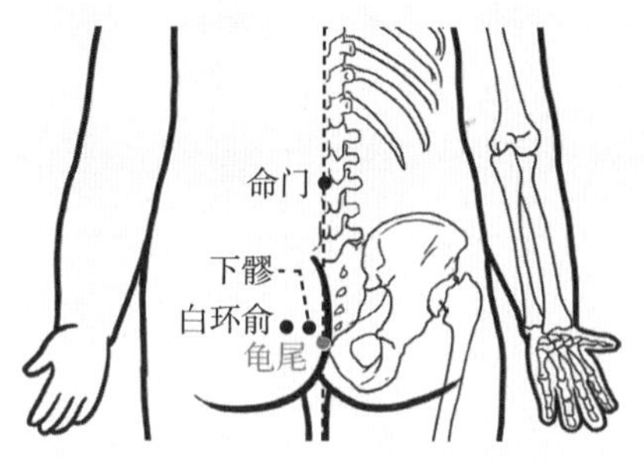

图 6-5-14　龟尾

肺气虚弱证：主穴，补脾 5 分钟、补肺 3 分钟、揉外劳宫 3 分钟、推上三关 2 分钟、补肾 5 分钟、揉二马 2 分钟、逆运内八卦 3 分钟、清四横纹 2 分钟、揉小横纹 3 分钟、清肺 2 分钟、清天河水 1 分钟；配穴，揉肾顶 2 分钟。

脾虚气弱证：补脾 5 分钟、补肺 3 分钟、揉外劳宫 3 分钟、掐揉足三里 3~7 次、推上三关 2 分钟、补肾 5 分钟、揉二马 3 分钟、清肺 3 分钟、逆运内八卦 3 分钟、清四横纹 2 分钟、揉小横纹 2 分钟、清天河水 1 分钟。

肾不纳气证：补肾 8 分钟、揉二马 3 分钟、补脾 5 分钟、推上三关 2 分钟、逆运内八卦 3 分钟、清四横纹 2 分钟、揉外劳宫 3 分钟、拿列缺 3~5 次、清天河水 2 分钟。

（4）捏脊：适用于各证型哮喘。具体方法为患儿俯卧，术者双手两指同时提捏患儿龟尾穴处皮肤及皮下组织，拇指端前按，双手交替，用力，自下而上，一紧一松缓慢挤压向前至大椎穴处，如此反复 3~5 次。本法自下而上挤捏推进为补法，自上而下挤捏推进为泻法。发作期宜补泻并施，缓解期宜补法为主。（图 6-5-14）

（5）具体操作：每日 1 次，较重时可每日 2 次，3~5 天为 1 个疗程；虚证患儿可连续 2~3 个疗程。

【疗法特点】

循经推拿是在小儿体表的特定腧穴、经络触摸产生能量，改善患儿机体的内能和环境，调节各脏腑器官的生理功能，达到提高免疫力、增强抗病能力、保健身体、防治疾病的目的。推拿疗法没有药物的不良反应，不损伤机体组织，可提高患儿治疗舒适感。根据症状采取辨证取穴治疗，起到清肺涤痰、止咳平喘、补肾纳气的作用。

【注意事项】

（1）推拿手法宜轻柔，推拿前要与家长充分沟通，取得同意并配合。如果小儿抗拒明显，勿勉强操作。

（2）推拿时要使用润滑剂保护皮肤；推后要注意避风，以免复感。

（八）针法

1. 体针

【适应证】

哮喘发作期、缓解期。

【操作方法】

（1）穴位选取：定喘、天突、内关、膻中、丰隆、大椎、肺俞、足三里、肾俞、关元、脾俞。（图 6–5–15~ 图 6–5–18）

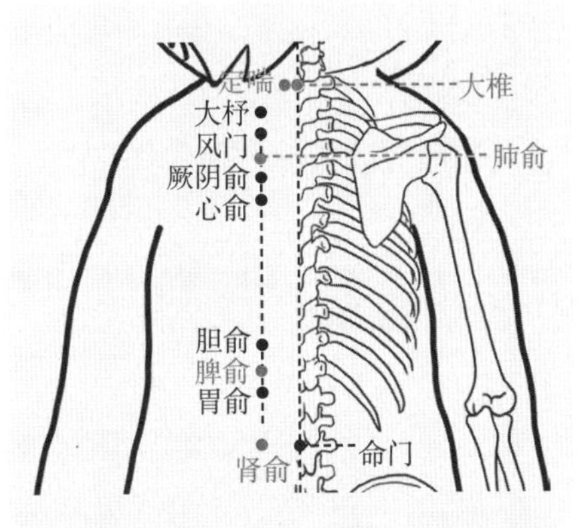

图 6–5–15 定喘、大椎、肺俞、肾俞、脾俞

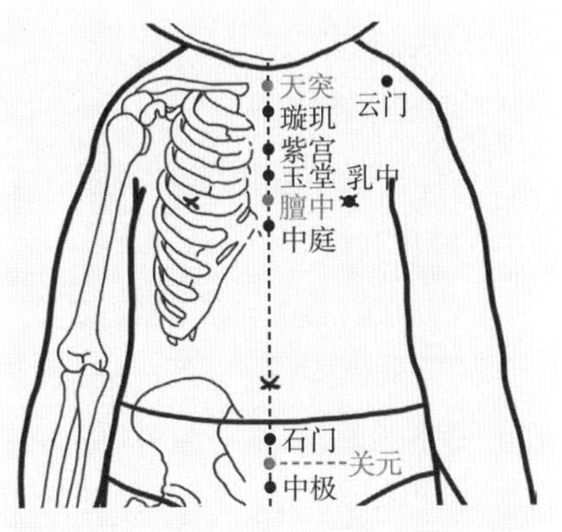

图 6–5–16 天突、膻中、关元

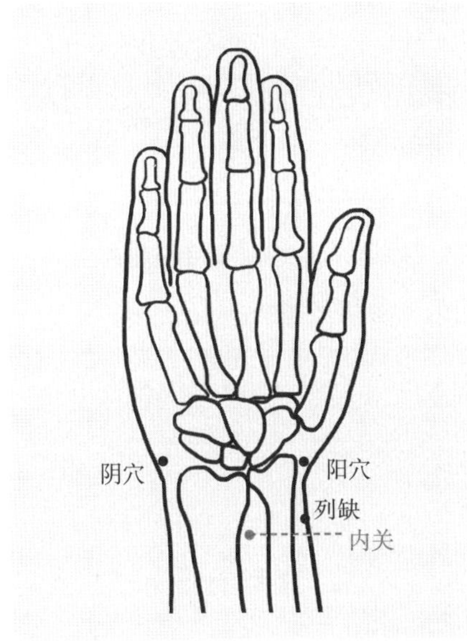

图 6–5–17 内关

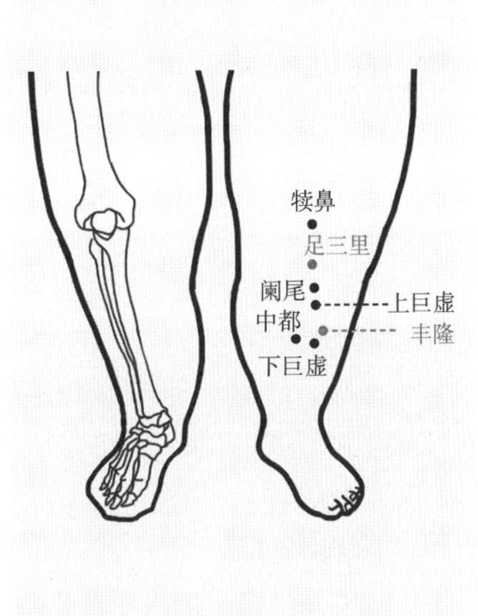

图 6–5–18 丰隆、足三里

（2）具体操作：发作期，取定喘、天突、内关；咳嗽痰多者，加膻中、丰隆。缓解期，取大椎、肺俞、足三里、肾俞、关元、脾俞。选择 1.0 寸毫针，进针约 0.5 寸，急性期，以泻法为主；缓解期，以补法为主，可配合灸法。病情急者每日 1~2 次，病情缓者隔日 1 次；7 天为 1 个疗程，虚证患儿可连续 2~3 个疗程。

【注意事项】

（1）患儿不宜在空腹状态进行针刺治疗，以防晕针。

（2）因患儿年幼，易躁动，尽量以手法进行补泻操作，减少留针时间。

（3）注意和家长及患儿沟通，尽力争取配合。

2. 头针

【适应证】

适用于哮喘发作期各证型。

【操作方法】

（1）穴位选取：眉冲穴。（图 6–5–19）

（2）具体操作：取额旁一线，定位于额中线外两旁，直对目内眦角，发际上下各 0.5 寸，自眉冲穴向沿经下针 1 寸；不留针，急刺捻转 10~15 秒。病情急者每日 1 次，病情缓者隔日 1 次；7 天为 1 个疗程，虚证患儿可连续 2~3 个疗程。

【注意事项】同体针法。

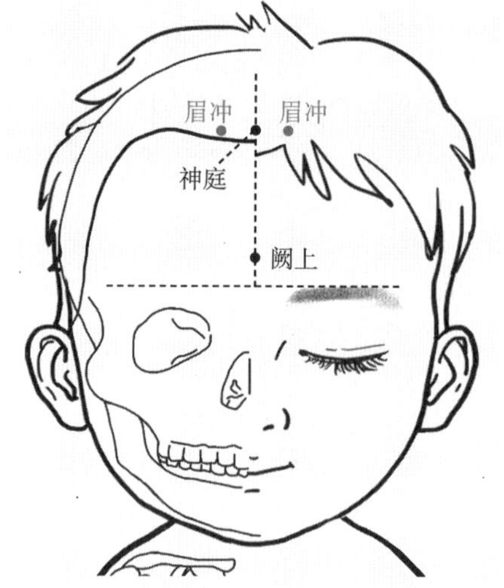

图 6–5–19　眉冲

3. 梅花针法

【适应证】

适用于哮喘发作期。

【操作方法】

取鱼际、前臂手太阴经循行部两侧胸锁乳突肌部，以梅花针叩击，以皮肤微红为度。一般隔日 1 次。3 次无效则停用此法。

【注意事项】

（1）对急性传染病、皮肤破溃、凝血功能障碍者禁用。

（2）局部要常规消毒，注意无菌操作，防止感染。

（3）针尖起落要呈垂直方向，注意用量均匀，防止针尖斜着刺入和向后拖拉着起针，增加患儿的疼痛。

【疗效特点】

梅花针又称皮肤针，是通过腕部弹力使梅花针叩刺人体一定部位或穴位来治疗疾病的一种疗法。以中医理论“有诸内者必形诸外”为指导，即脏腑有病，可通过经络反映至体表，本疗法即通过梅花针叩刺机体体表某一部位，疏通经络气血，调整气机，从而达到治疗效果。

（九）灸法

【适应证】

适用于寒哮证和哮喘缓解期。

【操作方法】

（1）穴位选取：发作期，选璇玑、定喘、肺俞；缓解期，选肺俞、膻中、膏肓。配穴，气海、期门、足三里。（图 6-5-20~ 图 6-5-23）

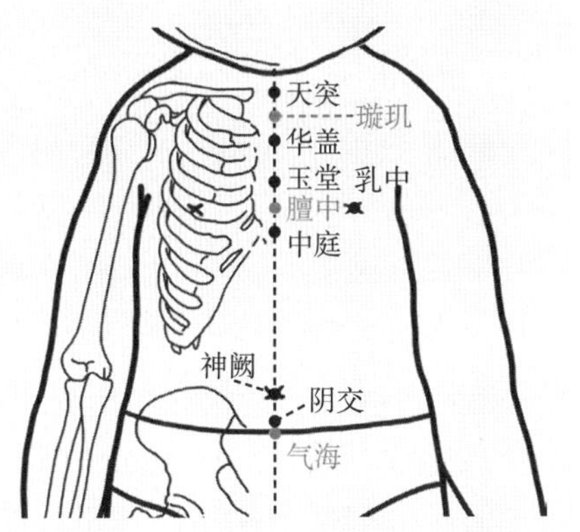

图 6-5-20 璇玑、膻中、气海

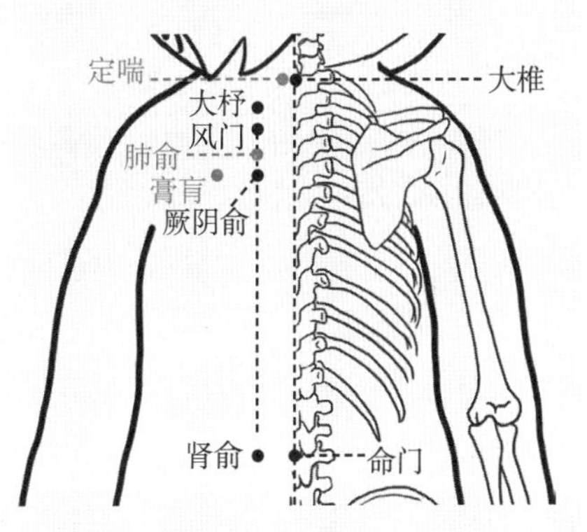

图 6-5-21 定喘、肺俞、膏肓

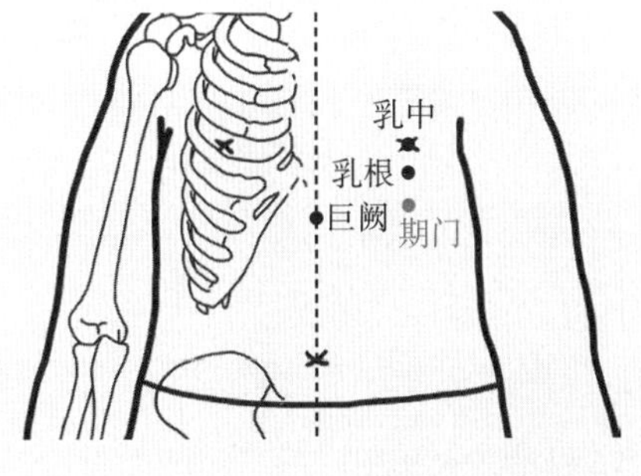

图 6-5-22 期门

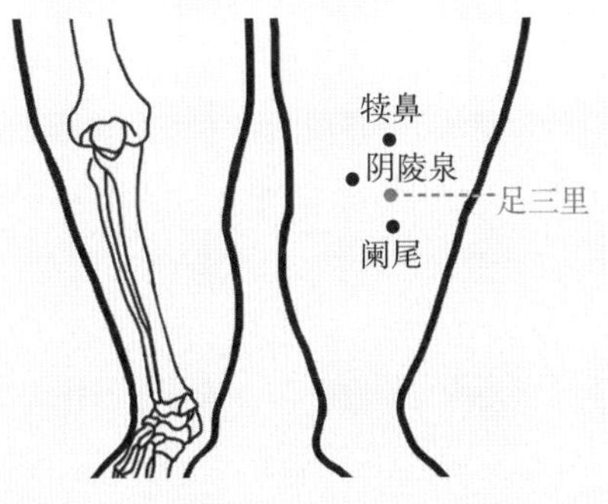

图 6-5-23 足三里

（2）具体操作：将艾条点燃靠近穴位 2~3cm 处灸，直至皮肤发红，时间 5~8 分钟，以皮肤微微发红为度。

（3）疗程：每日 2 次，3~5 天为 1 个疗程，可连续 2~3 个疗程。

【注意事项】

防止烫伤小儿皮肤。

（十）保留灌肠法

【适应证】哮喘发作期。

【操作方法】

（1）辨证用药：麻黄 3g，白果 3g，黄芪 12g，半夏 9g，杏仁 9g，款冬花 12g，桑白皮 12g，苏子 12g，甘草 6g。热性哮喘，酌加黄芩、葶苈子等；寒性哮喘，酌加桂枝、芍药等。

（2）具体操作：根据证型选取相应中药清水浸泡 20 分钟，水煎取汁 200ml，共煎 2 次，将两次药液混匀，大火浓缩煎至 100ml，用细纱布过滤，装瓶放冰箱冷藏，用时加水温至 35~37℃，取药液 30~50ml 保留灌肠。一般在患儿便后，取侧卧位或俯卧位，将儿童专用一次性肛管插入肛门 7~10cm，用针管抽取药液缓慢注入肛门，拔出肛管，嘱家长捏住肛门避免药液流出，持续 20 分钟即可。

（3）疗程：每天 1 次，3~5 天为 1 个疗程。

【疗法特点】

保留灌肠法治疗小儿哮喘以中医“肺与大肠相表里”理论为指导，体现了表里同治、上病下治的原则；同时应用直肠给药的方法可避过肝脏的首过效应，避免了胃肠道酸、碱、消化酶等对药物的影响和破坏作用，加大生物利用度，有效提高疗效。

【注意事项】

插入肛门的肛管要煮沸消毒；插入肛管时动作宜轻缓，以免损伤黏膜；灌肠的药液药温适宜，避免烫伤肠道黏膜。

第七章 脾系疾病

第一节 口疮

口疮是指小儿口颊黏膜、唇、齿龈等处出现红肿、溃疡面，或舌出现少量淡黄色或白色大小不等的小疮或溃疡面的口腔疾患，溃疡可单发或多发，甚者可连成片状，可伴见发热、流涎等临床表现，多发于1~4岁小儿。本病西医学称口炎，包括疱疹性口炎、溃疡性口炎、卡他性口炎、龈口炎、口角炎等口腔疾病，多由细菌、病毒、螺旋体等感染所致。

一、临床表现

小儿口疮的发生，内因多由禀赋不足，或热病、久病耗伤阴液，水不制火，虚火上浮；外因由于感受风热之邪，可夹毒夹湿，或恣食肥甘厚味，致邪热内蕴脾胃，或口腔不洁，秽毒内侵等原因，致内外合邪，火热蕴积心脾，循经上炎，熏灼口舌则生口疮。病变脏腑主要在心、脾、肾。临诊需辨明火热之虚实，一般起病急、平素体质好者多为实热证，疮面红赤、满口溃烂，多见于风热乘脾证、脾胃积热证、心火上炎证；口腔溃疡反复发作，或迁延难愈者，多为虚证，疮缘淡红、溃烂不重者，多见于虚火上浮证。

口疮治疗以清热降火为原则。根据中医“热者寒之、实则泻之”原则，实火口疮宜清热解毒泻火为主，根据不同证型分别治以疏风清热解毒、通腑泻火解毒、清心凉血解毒；虚证治以滋阴降火，引火归元。

目前临床研究显示中药外用涂敷、推拿等外治法使用方便，对小儿口疮病有良好效果。本病治疗得当，一般预后良好。若感染严重，出现败血症、中毒性脑病等严重合并症者，应中西医药配合治疗，以提高临床疗效。

二、外治方法

（一）涂口法

【适应证】

口疮属风热乘脾证、脾胃积热证、心火上炎证、虚火上浮证者。

【操作方法】

选取相应药物，水牛角15g，青黛9g，西瓜霜9g，丹皮15g，梅片15g，寒水石15g，川连6g。打成细末60~80目混合均匀，装瓶收藏备用；每次用时取以下药末1g，用少许蜂蜜调，涂于患处，具有清热解毒、祛腐生肌之效。1日3~4次，外涂口腔患处，3天为1个疗程。实热者，可选用中成药如冰硼散、青黛散、西瓜霜、珠黄散适量外涂；虚火上浮者，可选用锡类散或养阴生肌散。

【疗法特点】

因婴幼儿口服汤药困难，涂口法不仅可以将中药散剂直接外涂于口腔疮疡表面，杀灭或抑制致病菌繁殖，促进疮面愈合，而且具有易被患儿及家长接受等优点，临床应用广泛。

【注意事项】

药物外涂前予淡盐水漱口以清洁口腔。

（二）贴敷法

【适应证】

口疮属风热乘脾证、脾胃积热证、心火上炎证、虚火上浮证者。

【操作方法】

1. 敷脐法

（1）辨证加减：实热证，加黄柏等量；虚热证，加黄连、桂心等量。

（2）穴位选取：神阙穴。（图7–1–1）

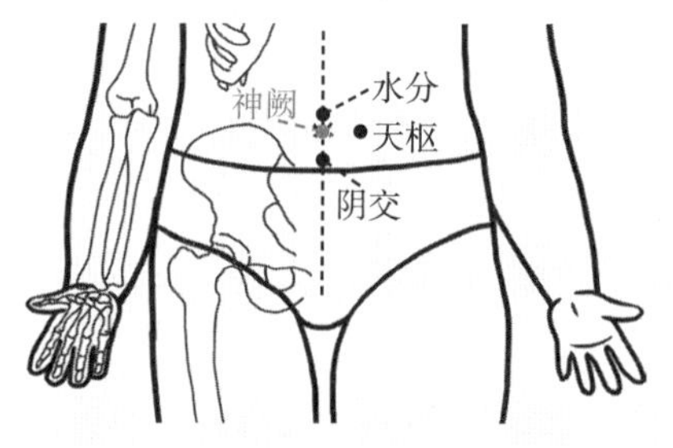

图 7–1–1　神阙

（3）具体操作：选取细辛适量打成细末60~80目混合均匀，装瓶备用；每次取1.5g，用冷开水或适量的凡士林、甘油调和成糊状（泥状、饼状），以不渗出液体为佳，敷药中或可加入氮酮等介质，有助于提高经皮吸收的效果。患儿取平卧位，暴露神阙穴，注意保暖，用棉签蘸取温开水（必要时用生理盐水或75%酒精）清洁穴位及穴位周围皮肤，将调好的适量药糊（药泥、药饼）敷于脐部，以纱布覆盖并用胶布固定。

（4）疗程：每次涂敷保留6~8小时，每天换1次，3~4天为1个疗程。

2. 敷涌泉法

（1）穴位选取：取双侧涌泉穴。具体操作方法同上敷脐法。（图7–1–2）

（2）辨证用药

实热证：选用黄柏、生地、生大黄等量。

虚热证：吴茱萸适量。

（3）疗程：每次涂敷保留12~24小时，每天1次，3~4天为1个疗程。

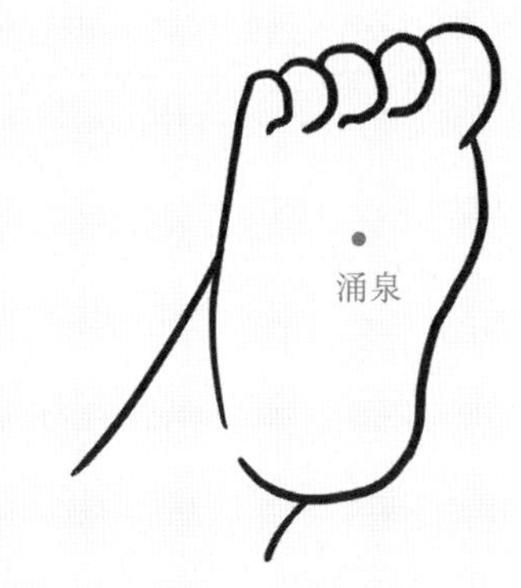

图7–1–2　涌泉

【疗法特点】

口疮患儿多有口腔疼痛，口服药不易接受，而外用中药贴敷取穴少，药物精炼，便于操作，且易于被患儿及家长接受。细辛味辛，性温归肺、肾经，其挥发油对动物和人体黏膜浸润及传导均有局部麻醉和消炎镇痛的作用，借醋调敷神阙穴通过皮肤吸收、经络传导循经直达病所而发挥作用。

【注意事项】

口疮小儿贴敷选方用药1~4味即可，不必过于繁杂，一般应随制随用，不宜久置，以免变质。

（三）含漱法

【适应证】

口疮属风热乘脾证、脾胃积热证、心火上炎证等实热证患儿。

【操作方法】

（1）常用药物：黄连、黄柏、乌梅各10g，玄明粉5g。

（2）具体操作：选取相应药物加水煎煮2次，去渣收取2次药汁，装瓶备含漱用。

（3）疗程：每日10余次，3天为1个疗程。

【疗法特点】

药液直接作用于疮面，能够改善患者的局部血液循环，消除炎症，较快缓解疼痛，加快溃疡面愈合。

【注意事项】

（1）将玄明粉放入2次药液中溶化即可。

（2）中药汤剂含漱时间可适当延长，以3~5分钟为宜，由于需患儿自身配合，故临床常用于3岁以上患儿。

（四）沐足法

【适应证】

口疮属风热乘脾证、脾胃积热证、心火上炎证等实热证者。

【操作方法】

（1）辨证用药：中药煎剂主选黄芩10g，北柴胡6g，连翘6g，青黛6g，山栀10g，薄荷10g，生芦根10g，生石膏15g，甘草5g，再根据辨证加减。风热乘脾证加金银花10g，牛蒡子10g，荆芥6g；脾胃积热证，可加用大黄3g，藿香6g，蒲公英15g，枳实6g；心火上炎证，去柴胡、石膏，加用黄连3g、生地黄10g、滑石10g、灯芯草6g；虚火上浮者，去石膏，加生地黄10g、吴茱萸6g、知母6g、丹皮6g等。

（2）具体操作：根据辨证选择处方，将药物煎熬好后，弃去药渣，待药液温度适宜时令患儿双足浸泡其中，使药液没过脚踝，家长同时轻轻按摩患儿双足，以促进药物吸收。

（3）疗程：每天1次，3天为1个疗程。

【疗法特点】

沐足法是中药熏洗法的一种，运用该法治疗小儿口疮病，除经药液蒸汽直接熏蒸皮肤，增加经皮肤渗透吸收的有效成分，还可借助热力作用，促进发汗，有助临床退热，并配合按摩足踝部三阴交、涌泉等穴位，疏通经络，可促进机体恢复、提高疗效。

【注意事项】

沐足时间不宜过长，以10~15分钟为宜；脚踝以下有皮疹、破溃者不适宜泡脚。

（五）保留灌肠法

【适应证】

口疮属风热乘脾证、脾胃积热证、心火上炎证、虚火上浮证者。

【操作方法】

（1）辨证用药

风热乘脾证：银翘散加减：金银花 6g，连翘 10g，薄荷 6g（后下），生石膏 15g（先煎），北柴胡 6g，黄芩 6g，玄参 6g，葛根 10g 等。

脾胃积热证：凉膈散加减：黄芩 6g，黄连 2g，薄荷 6g（后下），生石膏 20g（先煎），生栀子 6g，淡竹叶 10g，滑石 10g（包煎），大黄 5g，枳实 6g，生甘草 3g 等。

心火上炎证：泻心导赤散加减：黄连 3g，淡竹叶 10g，黄芩 6g，生栀子 10g，生地黄 10g，芦根 10g，滑石 10g（包煎），天花粉 10g，生甘草 3g 等。

虚火上浮证：熟地黄 10g，白术 10g，茯苓 10g，山药 10g，炙甘草 3g，丹皮 10g，肉桂 3g，泽泻 6g 等。

（2）根据辨证论治原则，选取相应中药，水煎至 100ml，加温至 35℃，取灌肠液 30~50ml 保留灌肠。

（3）疗程：每天 1 次，3~5 天为 1 个疗程。

【疗法特点】

中药保留灌肠法治疗小儿口疮病，不仅体现了中医“通腑泄热”“上病下取”的治疗理念，同时，西医学研究认为，保留灌肠可经直肠直接吸收，避免了药物的肝脏首过效应，可通过人体循环直接发挥其药效，还可避免患儿口服中药汤剂的痛苦，易于被患儿及家长接受。

【注意事项】

（1）一般取俯卧位，以防药液流出；动作宜轻柔，操作要准确，防止直肠局部黏膜损伤。

（2）肛门或结肠、直肠术后，或疑有肠坏死、肠穿孔及有心肝肾严重并发症等禁用。

（六）放血疗法

【适应证】

口疮属风热乘脾证、脾胃积热证、心火上炎证等实热证者。

【操作方法】

（1）穴位选取：足跟后横纹正中点。（图 7–1–3）

（2）具体操作：患儿取俯卧位，局部常规消毒后，用三棱针点刺放血，以挤出 1~2 滴为宜。

（3）疗程：3 天后不愈者，再次取上穴点刺放血，如此反复，一般 1~3 次即可治愈。

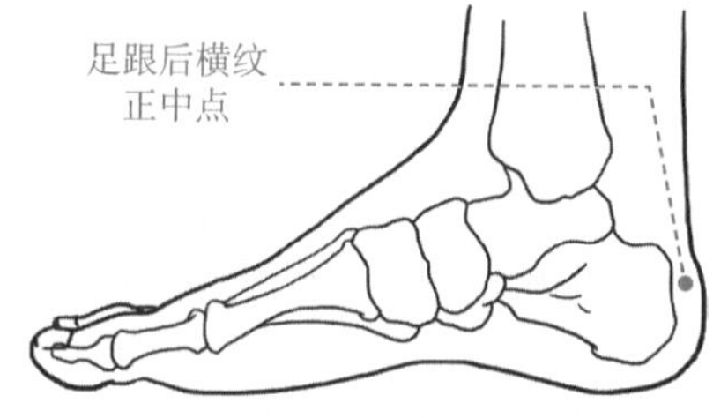

图 7–1–3　足跟后横纹正中点

【疗法特点】放血疗法是运用针刺工具刺破患者的络脉或穴位，放出少量的血液，以起到防治疾病作用的一种疗法。本病实热证者，通过点刺放血，可以泻热。

【注意事项】

（1）动作宜轻快，定位需准确，严格消毒，防止局部感染。

（2）身体虚弱、凝血功能障碍者禁用。

（七）刮痧法

【适应证】

口疮属风热乘脾证、脾胃积热证、心火上炎证等实热证者。

【操作方法】

（1）穴位选取：大椎、肺俞、脾俞、大肠俞、小肠俞。（图 7–1–4）

（2）具体操作：患儿取俯卧位，暴露选择的穴位，并注意保暖；用热毛巾擦洗皮肤，在患儿皮肤上涂以凡士林等介质后，术者持刮痧板在患儿体表皮肤由上而下、由内而外、单方向地刮拭 1~2 道，以皮肤刮出带状痧点为度。每日 1 次，5 次为 1 个疗程，穴位可交替进行。

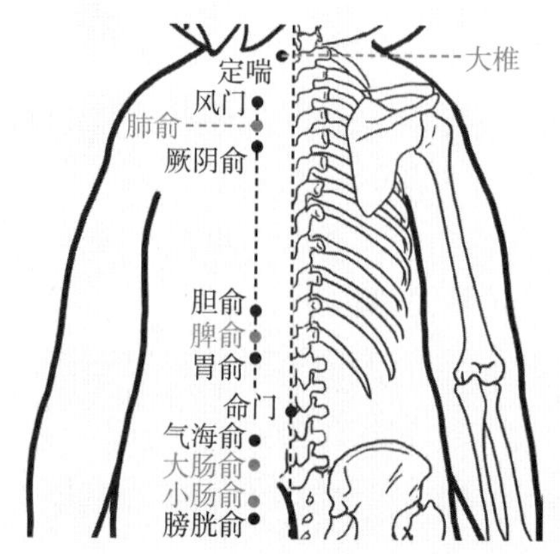

图 7–1–4　大椎、肺俞、脾俞、大肠俞、小肠俞

【疗法特点】

借助刮痧板使皮肤大面积受力，通过刺激经络腧穴，皮下毛细血管扩张，改善局部微循环，祛除邪气，疏通经络，舒筋理气，祛风散寒，清热

除湿，消肿止痛，增强机体自身潜在的抗病能力和免疫功能，从而起到扶正祛邪、防病治病的作用。

【注意事项】

（1）操作前需要和家长充分沟通，取得其理解和配合，如小儿抗拒明显，可停止治疗。

（2）刮痧时手法、时间、力度上以小儿可耐受、局部皮肤发红、略有出痧为度，一般不超过 5 分钟。

（3）刮痧后不宜马上洗澡，如出汗多用干毛巾擦拭即可。

（4）小婴幼儿禁用，有凝血机制障碍者禁用。

（5）局部皮肤有湿疹、破损、感染者禁用。

（八）推拿疗法

【适应证】

口疮属风热乘脾证、脾胃积热证、心火上炎证、虚火上浮证者。

【操作方法】

（1）穴位选取：脾俞、胃俞、心俞、肾俞。（图 7–1–5）

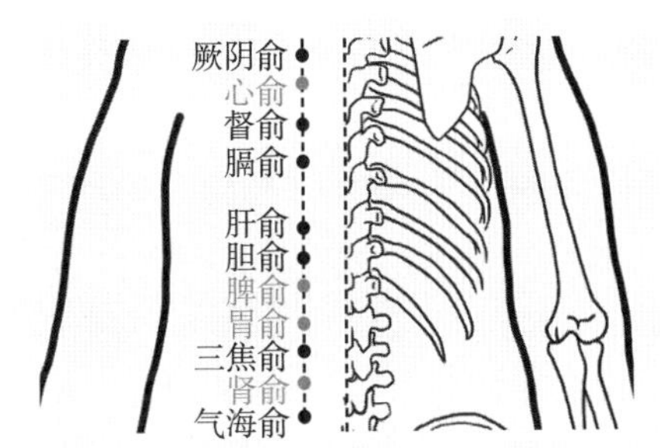

图 7–1–5　脾俞、胃俞、心俞、肾俞

（2）具体操作：从捏拿患儿脊背第五节开始，重提督脉两侧膀胱经的脏腑腧穴，尤其注意重提脾俞、胃俞、心俞、肾俞。

（3）辨证推拿：风热乘脾证，加分阴阳 30~50 次、揉板门 300 次、清肺经 100~200 次、清心经 100 次；脾胃积热证，加分阴阳 30~50 次、揉板门 300 次、清大肠 100 次、清心经 100 次、运内八卦 100 次、清天河水 50 次；虚火上浮证，加补脾经 100 次、清心经 100 次、清肝经 100 次、运内八卦 100 次、揉小天心 30~50 次。

（4）疗程：每日 1 次，较重时可每日 2 次，3~5 天为 1 个疗程。

【疗法特点】

小儿为稚阴稚阳之体，本病病机主要由脾胃郁热，蕴久化火，循经上行，熏蒸口舌，或口腔不洁，邪毒入侵，复因内蕴积热熏灼口舌，致溃疡作痛。故本病多为实证，治宜清热解毒、消肿止痛。处方以揉板门，清胃凉膈、补肾壮水制火；清肺经、清心经，泻邪热清口疮；清天河水，除脾胃积热；清大肠，泻热通便。推拿治疗小儿口疮，一方面可清解心脾积热、滋补肾阴、退虚热，另一方面可扶助正气、祛除病邪，从而达到治疗效果。

【注意事项】

操作时手法的轻重快慢，应根据病儿的体质强弱、病情的寒热虚实辨证论治，切忌操之过急。局部皮肤有破损的患儿禁忌推拿。

第二节　鹅口疮

鹅口疮又称“雪口”，是因小儿口腔及舌面上满布白屑，状如鹅口而得名。一年四季均可发病，多见于新生儿、久病体弱及长期使用抗生素或激素的婴幼儿。西医学也称本病为“鹅口疮”，病原菌为白色念珠菌，多在产时感染，或喂奶器具、乳品污染，或长期大量使用广谱抗生素或激素导致机体菌群失调所致。

一、临床表现

本病内因主要责之先天胎热内蕴，或早产先天禀赋不足，或久病体弱，或过用药物攻伐，导致患儿正气亏虚；外因多由于孕母产道不洁，胎儿经产道受染秽毒，或口腔不洁，感受秽毒之邪所致。病机不外虚实两类，实者，秽毒积热蕴于心脾；虚者，阴虚水不制火，循经上炎，熏灼口舌出现口舌白屑。临证治疗当分虚实，实火证，应清泄心脾积热；虚火证，宜滋阴降火。本病一般全身症状较轻，治疗及时预后良好；若邪盛正虚，白屑可迅速蔓延至鼻腔、咽喉及气道、胃肠，出现呼吸道、消化道症状，严重者可危及生命。因此，重症患儿应中西医结合、内外合治提高疗效。

二、外治方法

（一）涂口法

【适应证】

鹅口疮属心脾积热证、虚火上浮证者。

【操作方法】

（1）常用中药及操作：生石膏 2.5g，青黛 1g，硼砂 2.5g，黄连 1g，乳香 1g，冰片 0.3g，没药 1g。实热者，亦可选用成药，如冰硼散、青黛散、西瓜霜、珠黄散适量外涂；虚火上浮者，可选用锡类散或养阴生肌散。选取相应中药打成细末 60~80 目混合均匀，装瓶收藏备用；每次用时取上方药末适量，涂于患处。

（2）常用西药及操作：用 2% 碳酸氢钠溶液于每次喂奶前后清洗口腔，病变广泛者取制霉菌素溶液（10 万 ~20 万 U/ml）涂于患处。

（3）疗程：1 日 3~4 次，外涂口腔患处，3 天为 1 个疗程。

【疗法特点】

因婴幼儿口服汤药困难，涂口法可以将药物直接外涂作用于口腔疮面，具有清热解毒、生肌定痛之效。临床操作简单，依从性高，便于临床推广应用。

【注意事项】

中药外涂前予 2% 碳酸氢钠溶液涂口以清洁口腔，提高疗效。

（二）贴敷法

【适应证】

贴敷法适用于鹅口疮属心脾积热证、虚火上浮证者；涌泉贴敷法适用于鹅口疮属虚火上浮证者。

【操作方法】

1. 敷脐法

（1）辨证处方：心脾积热证用细辛、大黄等量，虚火上浮证者单用细辛。

（2）穴位选取：神阙。（图 7–2–1）

（3）具体操作：选取相应药物打成细末 60~80 目混合均匀，装瓶收藏备用；每次适量，用米醋或适量的凡士林、甘油调成糊状；患儿取平卧位，暴露神阙穴，注意保暖，用棉签蘸取淡盐水或 75% 酒精，清洁穴位及穴位周围皮肤，将调好的适量药糊（药泥、药饼）涂敷于穴位，以纱布覆盖并固定。

（4）疗程：每日 1 次，3~5 天为 1 个疗程。

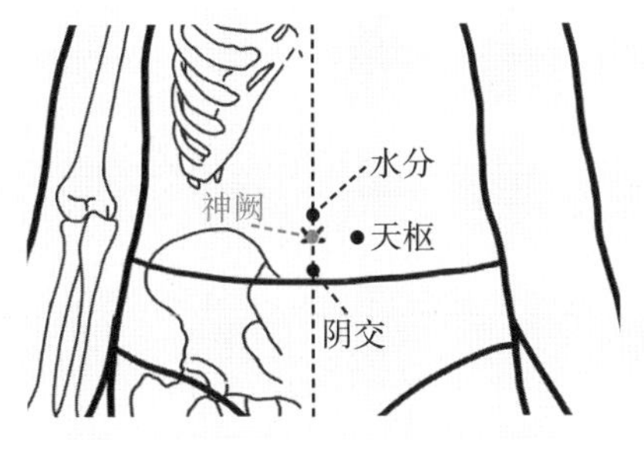

图 7–2–1 神阙

2. 涌泉贴敷法

（1）常用中药：吴茱萸、附子等量。

（2）穴位选取：双侧涌泉穴。（图 7–2–2）

（3）具体操作：选取相应药物打成细末 60~80 目混合均匀，装瓶收藏备用；每次用时取 6g，用米醋 3g 或适量的凡士林、甘油调成糊状；患儿取平卧位，暴露双侧涌泉穴，用棉签蘸取温开水清洁穴位及穴位周围皮肤，将调好的适量药糊（药泥、药饼）涂敷于穴位，以纱布覆盖并固定。

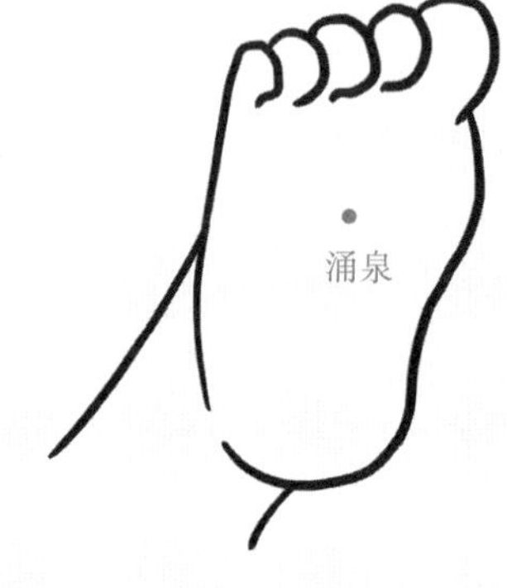

图 7–2–2　涌泉

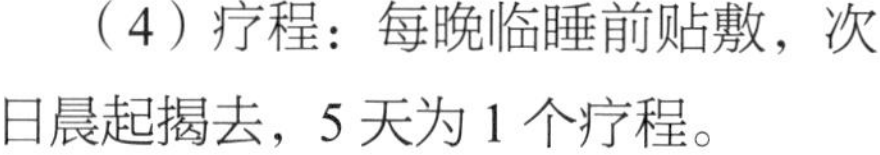

（4）疗程：每晚临睡前贴敷，次日晨起揭去，5 天为 1 个疗程。

【疗法特点】

神阙又名脐中、命蒂、气舍、前命门等，中医学认为脐通百脉，为人体先天之本源，具有“上至泥丸，下到涌泉”之功。中药脐疗、外敷涌泉穴，临床取穴单一，用药简单，便于操作，无痛苦，易于被患儿及家长接受。

【注意事项】

贴敷部位的皮肤有创伤、溃疡、感染者禁用；对敷贴药物或敷料成分过敏者慎用。

（三）推拿疗法

【适应证】

鹅口疮属心脾积热证、虚火上浮证者。

【操作方法】

（1）穴位选取：小天心、天河水、总筋、小肠、四横纹、心经、脾经、板门、肺、腹、肾、二马、小横纹、内八卦。（图 7–2–3~ 图 7–2–5）

（2）具体手法：一般采用推法、揉法。

（3）辨证推拿处方：心脾积热证，揉小天心 2 分钟、清天河水 2 分钟、揉总筋 2 分钟、利小肠 2 分钟、清四横纹 2 分钟、清心经 3 分钟、清脾经 3

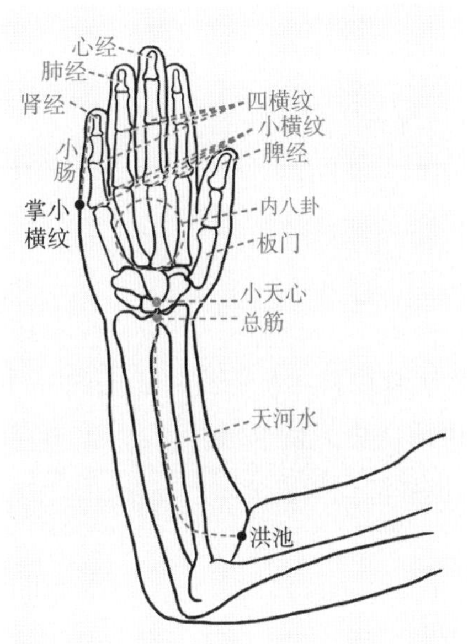

图 7-2-3 小天心、天河水、总筋、小肠、四横纹、心经、脾经、板门、肺、肾、小横纹、内八卦

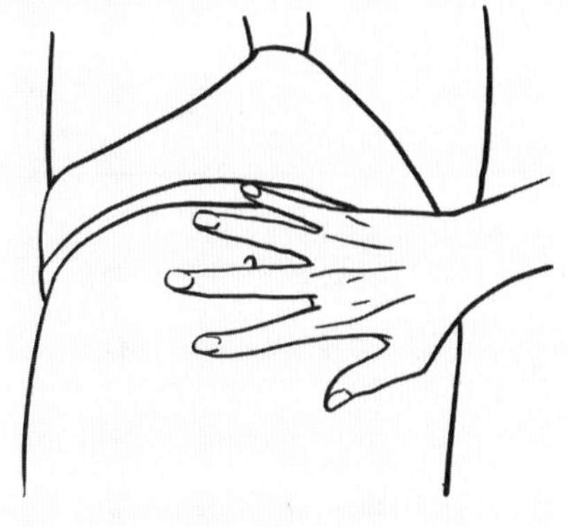

图 7-2-4 腹

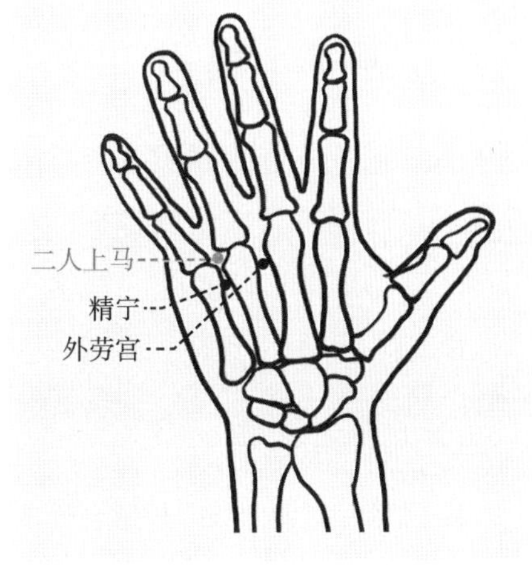

图 7-2-5 二马

分钟、清板门 2 分钟、清肺 2 分钟、摩腹 2 分钟。虚火上浮证，补肾 3 分钟、揉二马 2 分钟、揉小天心 2 分钟、清板门 2 分钟、揉小横纹 2 分钟、逆运内八卦 2 分钟、清四横纹 2 分钟、揉总筋 1 分钟、清天河水 2 分钟。

（4）疗程：每日 1 次，较重时可每日 2 次，3~5 天为 1 个疗程。

【疗法特点】

小儿口腔黏膜嫩薄，不耐邪热熏灼，若火热上熏，易生此病。病机多为心脾积热，循经上炎，熏灼口舌而发，或兼阴液亏耗，水不制火，虚火上浮而成。西医学认为，此系口腔黏膜白色念珠菌感染引起。推拿疗法治疗鹅口疮取穴中，清心经、清脾经、清天河水可清解心脾积热；摩腹可调节胃肠蠕动，顺时针为泻，泻大便可让邪热有出路；揉二马、补肾、揉小天心以滋补肾阴、退虚热，引火归元；捏脊能直接刺激神经根，使交感和副交感神经功能协调，改善机体生理功能，提高机体免疫功能。推拿治疗婴幼儿鹅口疮，一方面可清解心脾积热，滋补肾阴、退虚热；另一方面可扶助正气、祛除病邪，从而达到治疗效果。

【注意事项】

应先准备好推拿介质，一般用滑石粉、爽身粉或润肤油。

第三节　呕吐

呕吐是因胃失和降、气逆于上，以致乳食由胃中上逆经口而出的一种病症。古人谓有声有物谓之呕，有物无声谓之吐，有声无物谓之哕。由于呕与吐常同时发生，故合称为呕吐。本病以婴幼儿及夏季易于发生。

一、临床表现

小儿呕吐发生的原因，有外因和内因之分，外因责之于喂养不当或寒暖失宜，内因多责之于乳食积滞、脾胃虚寒或肝气犯胃。基本病机为胃失和降，胃气上逆。其主要病位在胃，和肝脾密切相关。本病辨证应根据病史、病程、呕吐特点及伴随症状，以分清寒、热、虚、实、气郁、食积、外感、内伤等，具体可分为外邪犯胃证、乳食积滞证、胃热气逆证、肝气犯胃证、脾胃虚寒证。

和胃降逆止吐为本病的治标主法。同时，应辨明病因，审因论治以治本。食积呕吐者，宜消食导滞；胃热呕吐者，宜清热和胃；胃寒呕吐者，宜温中散寒；肝气犯胃者，宜疏肝降气，各证均须治以和胃降逆，标本兼顾。同时注意饮食调护，伴有阴竭阳脱之变证者，应及时给予液体疗法救治。若因误食毒物、药物引起呕吐者，切忌盲目止吐，应立即采用洗胃等方法帮助患儿将有毒之物尽快排出。

本病可采用内治法与外治法结合治疗，有助于快速止呕，贴敷、热熨、推拿等外治法使用方便，对各型呕吐患儿均有较好疗效。呕吐严重者，应中西医药配合治疗。

二、外治方法

（一）贴敷法

【适应证】

呕吐属外邪犯胃证、胃热气逆证、乳食积滞证、脾胃虚寒证、肝气犯胃证者。

【操作方法】

（1）辨证用药

外邪犯胃、脾胃虚寒：生姜 10g，白酒 20ml，醋 30ml，面粉 30g。

胃热气逆：吴茱萸 6g，绿豆 9g。

乳食积滞：吴茱萸 5g，生大黄 3g，胆南星 2g，醋适量。

肝气犯胃：大蒜 5 片、吴茱萸 10g。各类呕吐选明矾 30g，面粉、醋少许。

（2）穴位选取：中脘、神阙。（图 7–3–1）

（3）具体操作：选取相应药物打成细末 120 目混合均匀，装瓶备用，敷药中可加入氮酮等，有助于提高经皮吸收的效果。患儿取平卧位，暴露中脘、神阙穴，注意保暖，用棉签蘸取 75% 酒精清洁穴位及穴位周围皮肤，将调好的适量药糊（药泥、药饼）涂敷于中脘、神阙穴，以纸贴固定。

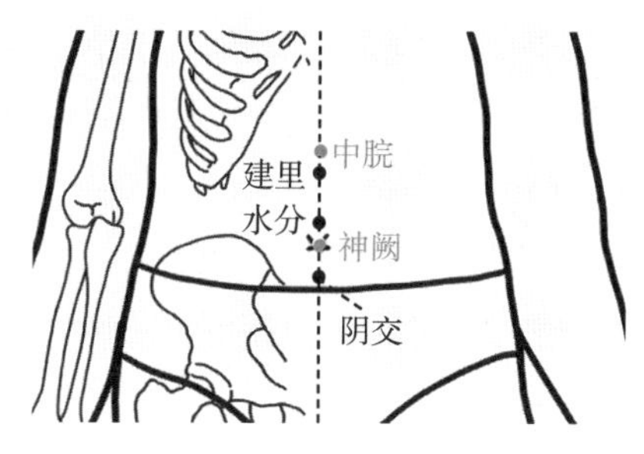

图 7–3–1 中脘、神阙

（4）疗程：每次涂敷保留 2~4 小时，每天 1 次，2~3 天为 1 个疗程。

【疗法特点】

中脘穴归任脉，有调理脾胃的作用，主治胃痛、腹胀、纳呆、呕吐、吞酸、呃逆、小儿疳积等脾胃病症。神阙穴为任脉之要穴，通过任脉联系周身经脉，沟通表里上下，故有“脐通百脉”之说。脐部之下为肠腑所在，位临中焦，故以药物敷于脐上，可最先作用于脾胃，调整中焦脏腑功能，故中焦脾胃之病以脐疗治之，其效甚佳。脾胃为后天之本，若先天禀赋不足，体质虚弱，可以通过健壮脾胃之气补充精气。故穴位贴敷中脘穴、神阙穴可调理脾胃、温通经络、调和气血，从而治疗呕吐，增强机体功能，起到治病功效。

【注意事项】

患儿频繁呕吐时，应暂时禁食、禁水。由于小儿皮肤娇嫩，外敷药物保留时间不宜过长，以减少对皮肤的刺激、减少皮肤破溃的发生，从而增加家长和患儿的依从性。

（二）热熨法

【适应证】

呕吐属脾胃虚寒证或外邪犯胃证者。

【操作方法】

（1）辨证用药：方一，生姜 50g，半夏 50g；方二，吴茱萸 60g，精盐 60g。

（2）具体操作：取相应药物切碎或捣碎，混合炒热，布包后熨胃脘、脐中及脐下等处，冷则再次加热或加用热水袋助熨，通过热力与药力双重作用于肌表，内传脏腑经络。（图 7–3–2）

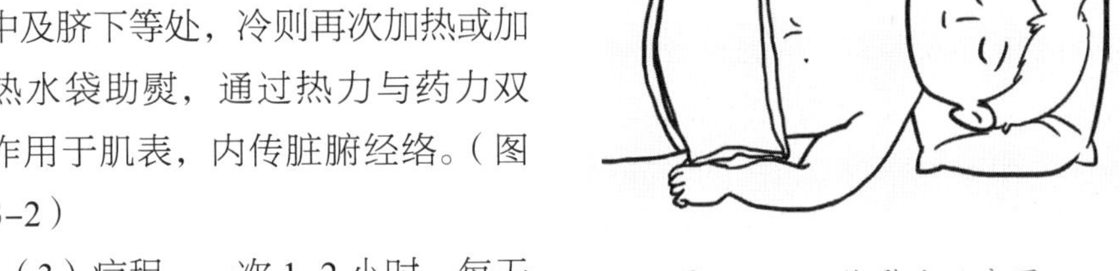

图 7–3–2　热熨法示意图

（3）疗程：一次 1~2 小时，每天 1~2 次，2~3 天为 1 个疗程。

【疗法特点】

热熨法通过将药物加热后置于体表特定位置，通过热力与药力双重作用于肌表，内传脏腑经络，达到驱邪扶正、疏调气机、调理脏腑之目的。

【注意事项】

使用热熨法要特别注意防止烫伤。

（三）沐足法

【适应证】

单纯小儿胃肠功能紊乱所引起呕吐。

【操作方法】

将鬼针草洗净，加水煎煮浓汁，连渣放在盆内，趁热熏洗两足。1~5 岁熏洗足心，6~15 岁熏洗到脚面，严重者熏洗部位可适当上升至小腿。

【疗法特点】

沐足法是熏洗法的一种，简便易行，利用水液药气使皮肤最外的角质层软化，毛孔、汗腺等扩张，有利于药物有效成分透皮吸收，并借助水的浮力作用，结合手法推、擦、按摩涌泉穴，疏通经络，显著提高疗效。

【注意事项】

熏洗时间不宜过长，水温37℃左右，洗后不要立即用清水冲洗，让药效发挥较长时间作用，浴后还要避免风寒。

（四）保留灌肠法

【适应证】

呕吐属外邪犯胃证、乳食积滞证、胃热气逆证、脾胃虚寒证、肝气犯胃证者。

【操作方法】

（1）辨证用药：外邪犯胃，可选用藿香正气液；胃热气逆，柴胡24g、黄芩9g、半夏9g、党参6g、生姜4g、甘草5g、大枣4枚；脾胃虚寒，茯苓9g、猪苓9g、泽泻15g、桂枝6g、白术9g。

（2）具体操作：根据证型选取相应中药水煎至100ml，加温至35~37℃，取灌肠液30~50ml保留灌肠或选用成药。

（3）疗程：每天1次，2~3天为1个疗程。

【疗法特点】

保留灌肠直肠给药，可克服小儿因呕吐不能服药的困难，药物直达直结肠。直结肠周围有丰富的动脉、静脉、淋巴丛，因而直结肠黏膜具有很强的吸收功能；直肠给药不经过胃和小肠，减轻药物对胃肠道的刺激，有效成分被最大限度地保留，使药物吸收更加完善。

【注意事项】

插入肛门的肛管要煮沸消毒；插入肛管时动作宜轻缓，以免损伤黏膜；灌肠的药液药温适宜，避免烫伤黏膜。

（五）按压“火丁”法

【适应证】

主要用于婴儿吐乳症。

【操作方法】

（1）具体操作：医师用消毒后的食指蘸以少量冰硼散，快速的按压舌根部的“火丁”上，立即退出。

（2）疗程：5天1次，3次为1个疗程，大多患儿1个疗程即可止吐；吐未止者，可再加1个疗程。

【疗法特点】

“火丁”之部位正是足太阴脾经、足阳明胃经在体内循行所过之处，按压“火丁”可促使脾胃气机调畅，通降复常而奏平逆、降浊、止呕之效。

【注意事项】

（1）医者手指消毒，手法要准确，视患儿月龄大小掌握适度指力。

（2）患儿进食2小时后施用本法，指压1小时后方可进食。

（3）注意患儿是否有兼证，如有发热、口腔溃疡等可暂停治疗。

（4）治疗过程中可能会出现口腔黏膜损伤，而冰硼散有清热消肿、凉血解毒、止痛、敛疮生肌作用，可防止黏膜损伤。

（六）推拿疗法

【适应证】

伤食呕吐、胃热呕吐、胃寒呕吐、惊恐呕吐。

【操作方法】

（1）取穴辨证加减

伤食呕吐：运板门、清补脾土、运内八卦、揉中脘、揉小天心、分腹阴阳、揉足三里、横纹推向板门、顺时针方向摩腹。

胃热呕吐：清胃、清大肠、退六腑、清天河水、运内八卦、揉小天心、推天柱骨、推下七节骨。

胃寒呕吐：补脾经、揉外劳宫、揉一窝风、推三关、揉中脘、横纹推向板门、运内八卦、推天柱骨。

惊恐呕吐：揉小天心、清肝经、掐揉五指节、分手阴阳、补脾经、运内八卦、横纹推向板门。（图7-3-3~图7-3-10）

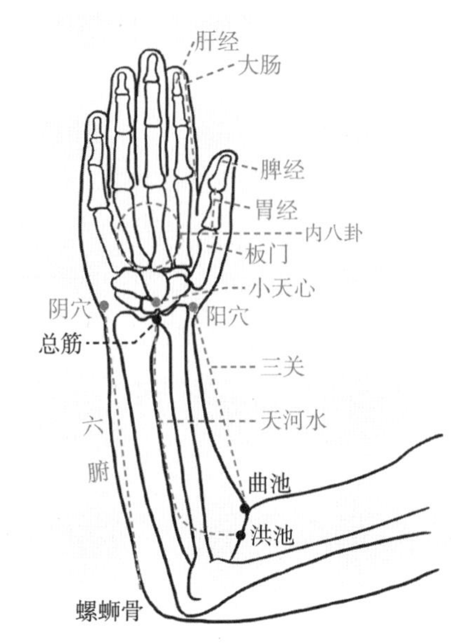

图7-3-3　板门、脾、内八卦、小天心、胃、大肠、六腑、天河水、三关、肝经、阴阳

（2）手法：一般采用推法、揉

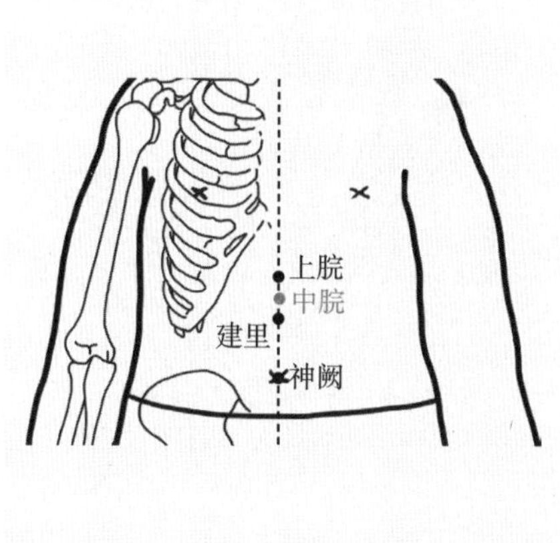

图 7-3-4 中脘

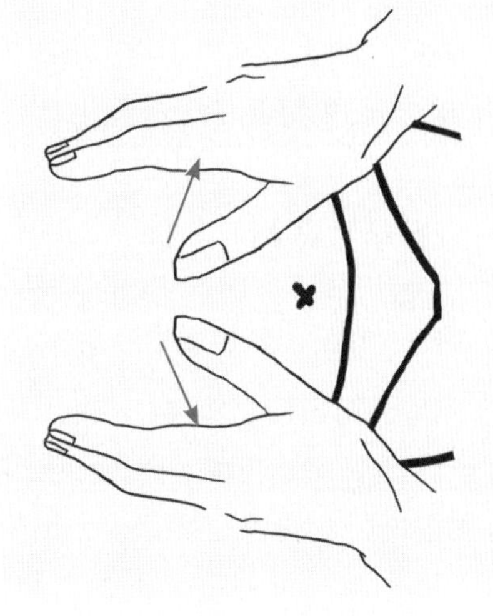

图 7-3-5 分推腹阴阳

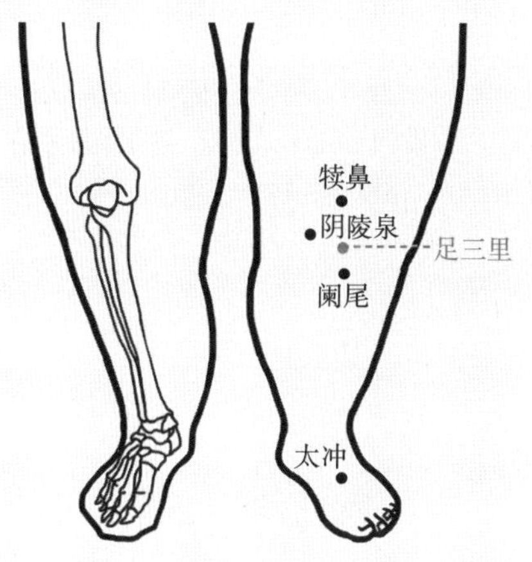

图 7-3-6 足三里

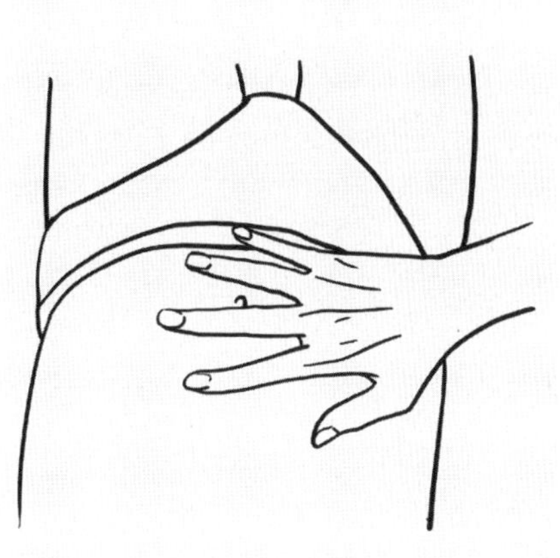

图 7-3-7 腹

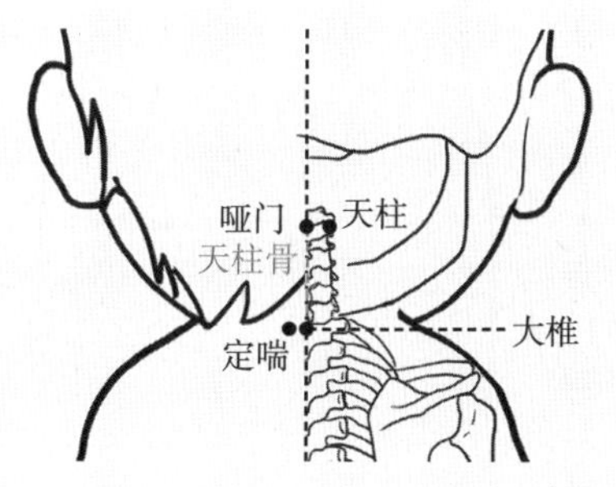

图 7-3-8 天柱骨

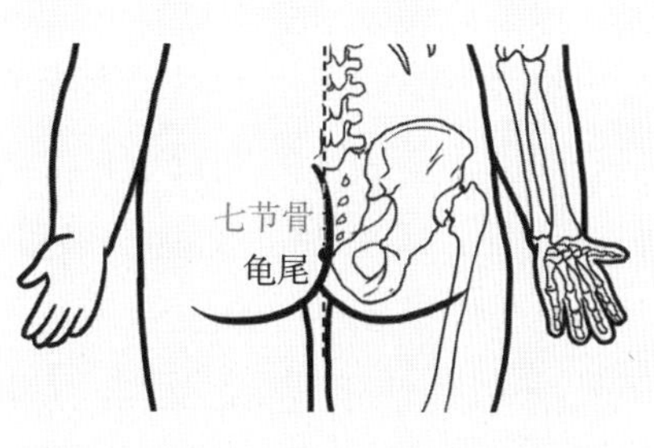

图 7-3-9 七节骨

法、摩法、按法。

（3）疗程：每日1次，3次为1个疗程，大多患儿1个疗程即可；吐未止者，可再加1个疗程。

【疗法特点】

《幼幼集成》曰："小儿呕吐，有寒有热，有伤食，然寒吐、热吐，未有不因于伤食者，其病总属于胃。"对于此类病，治疗宜消积降逆止呕，取穴推板门、清胃、补脾土、运内八卦，揉中脘、足三里、天枢，摩腹、掐揉五指节、推下七节骨等穴，共奏健脾和胃、调中理气、消食导滞止吐之功，使脾气升、胃气降、运化和、传导得宜，呕吐则自消。

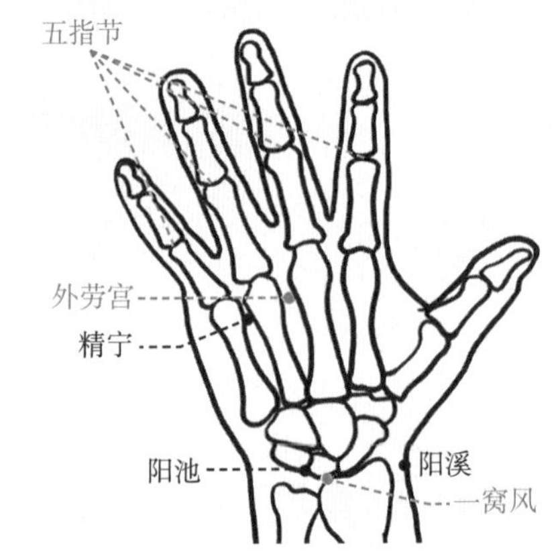

图 7-3-10　外劳宫、一窝风、五指节

【注意事项】

应根据患儿病情选用手法，轻病、身体好、新病患儿手法宜快，根据补中有泻的原则每分钟250~280次，每次总时间15~20分钟；重病者手法要轻，速度要慢，每分钟180~200次，每次30~40分钟。

（七）捏脊疗法

【适应证】

伤食呕吐、肝逆犯胃呕吐、胃寒呕吐。

【操作方法】

（1）穴位选取：龟尾、大椎、胃俞、脾俞、肝俞。（图7-3-11）

（2）具体操作：选用二指捏法，双手腕关节略向尺侧偏斜，食指中节桡侧横抵于皮肤，拇指置于食指前方的皮肤处，以拇指、食指捏拿皮肤，两手交替向前捻动，从上至下，龟尾至大椎穴为1遍，如此反复。从第5遍开始，重提胃俞、脾俞、肝俞。

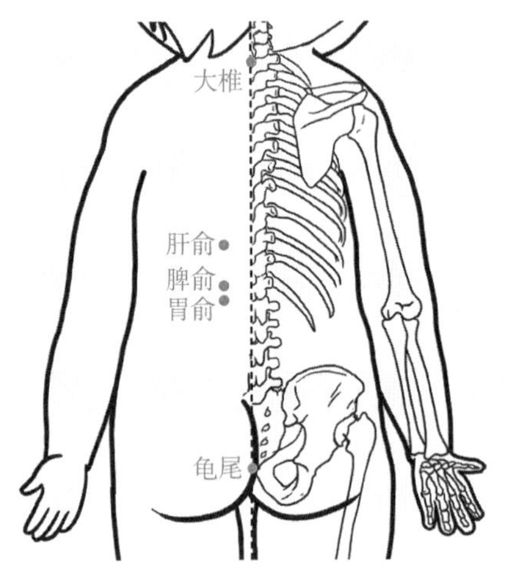

图 7-3-11　龟尾、大椎、胃俞、脾俞、肝俞

同时可根据证型配合推拿，如伤

食呕吐，揉板门 300 次、补脾经 100 次、运内八卦 100 次、清大肠 100 次。

肝逆犯胃呕吐，清肝经 100 次、补脾经 100 次、运内八卦 100 次、揉中脘 100 次、摩腹 200 次。

胃寒呕吐，补脾经 100 次、运内八卦 100 次、揉板门 300 次、推四横纹 50~100 次、摩腹 200 次。

（3）疗程：每日 1 次，3 次为 1 个疗程，大多患儿 1 个疗程即可；吐未止者，可再加 1 个疗程。

【疗法特点】

捏脊疗法，可刺激背部膀胱经及脊柱两侧夹脊穴，其中对脾俞、肝俞、胃俞、大肠俞的刺激可健脾和胃、疏肝理气、缓急止痛；脾胃健，气机运转，升清降浊则腹胀得减，脾运胃健，布散水谷精微，则呕吐止。

【注意事项】

宜在早晨空腹时捏脊，早晨是人体阳气生发的时机，此时捏脊治疗可以促进小儿的脾胃消化功能。捏脊期间忌食芸豆、醋和螃蟹；忌食黏腻、冷饮、煎炸、寒凉食物。

（八）针法

【适应证】

呕吐属外邪犯胃证、胃热气逆证、乳食积滞证、脾胃虚寒证、肝气犯胃证者。

【操作方法】

（1）穴位选取：选主穴，内关、中脘、足三里。选配穴，热盛，加合谷；食积，加下脘；寒盛，加上脘、大椎；肝郁，加阳陵泉、太冲。（图 7–3–12~ 图 7–3–18）

（2）具体操作：选择 1 寸毫针，进针约 0.5 寸，不留针，实证用泻法，虚证用补法。

（3）疗程：病情急者每日 1 次，病情缓者隔日 1 次，3~5 天为 1 个疗程，虚证患儿可连续 2~3 个疗程。

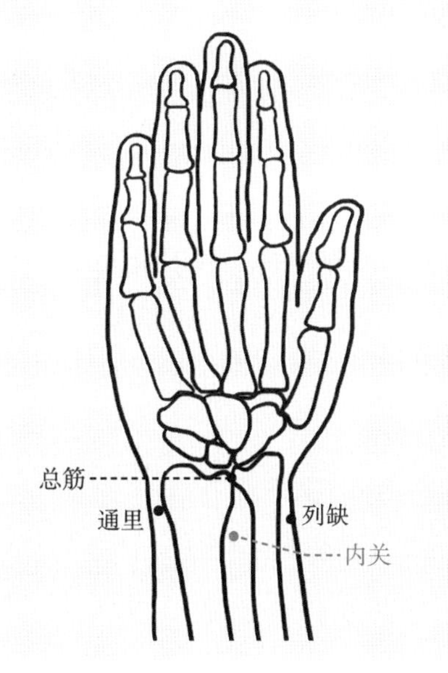

图 7–3–12 内关

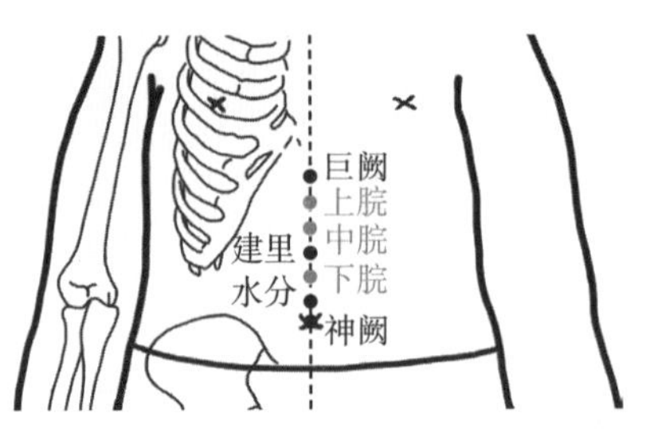

图 7-3-13　上、中、下脘

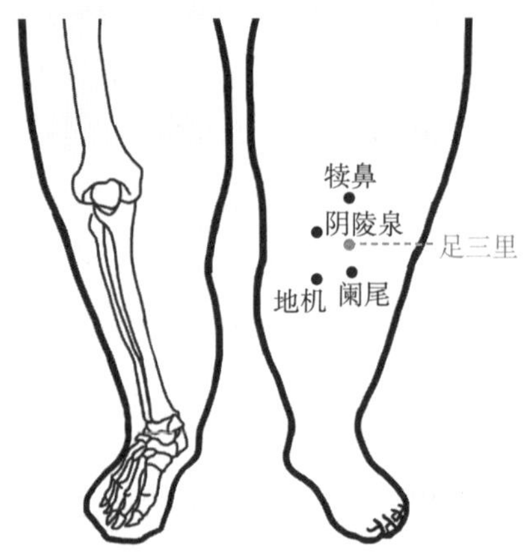

图 7-3-14　足三里

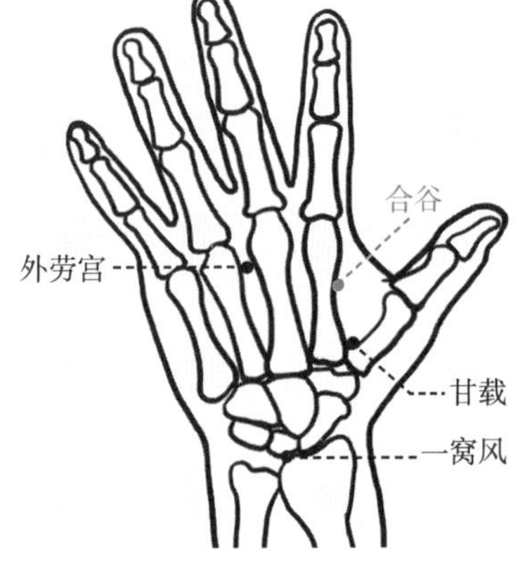

图 7-3-15　合谷

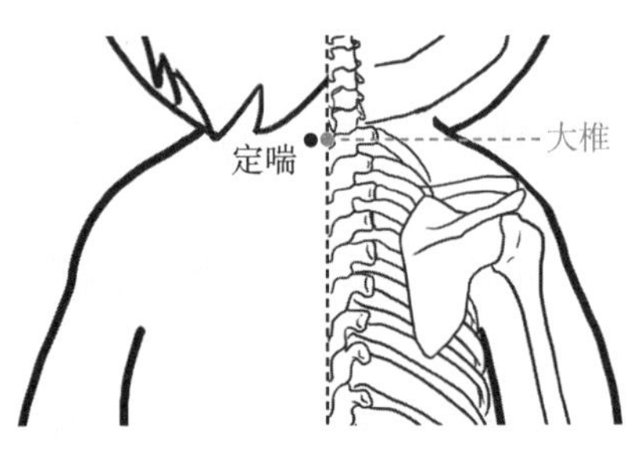

图 7-3-16　大椎

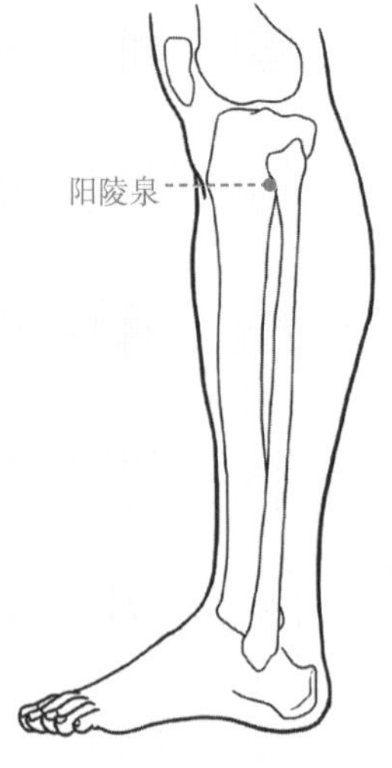

图 7-3-17　阳陵泉

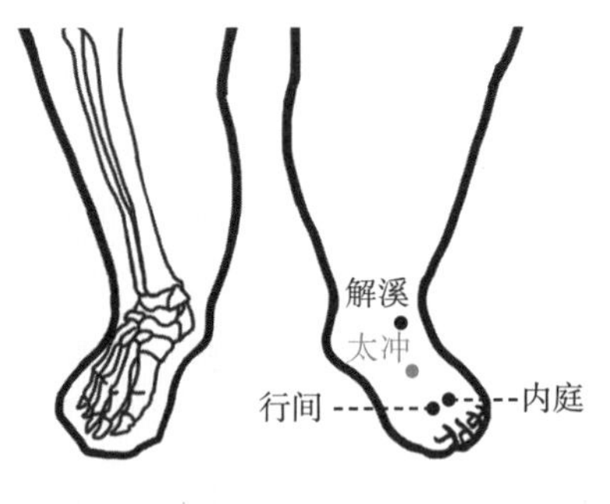

图 7-3-18　太冲

【疗法特点】

中医认为呕吐是由于邪气犯胃，胃气上逆而致。针刺拟和胃降逆、理气止呕、安神定志、通便之法，其中内关、足三里、中脘乃止呕要穴。内关穴属手厥阴心包经，可主治胃痛、恶心、呕吐等。针刺内关穴具有理气健脾、和胃降逆止呕之功，能提高机体免疫功能，激活机体的免疫监视系统，可直接抑制延脑呕吐中枢控制恶心、呕吐，且没有药物不良反应，患者易于接受。足三里为足阳明胃经合穴，针刺足三里具有健脾和中、止呕降逆的功能。中脘穴为六腑之会，胃之募穴，主治胃痛、呕吐、腹胀等消化系统疾病。三穴相配可达降逆止呕的疗效。

【注意事项】

针刺时宜轻柔，快速不留针。对于胃寒呕吐，针法常可配合拔罐（闪罐法）同行。

（九）隔物灸法

【适应证】

呕吐属脾胃虚寒证、肝气犯胃证。

【操作方法】

（1）穴位选取：足三里、中脘。（图 7-3-19、图 7-3-20）

（2）具体操作：患儿取仰卧位，将生姜片放置于患儿的足三里、中脘，点燃灸条，在距离穴位约 5cm 的高度施以温和灸，时间 5~10 分钟，以皮肤微微发红为度，亦可用灸盒辅助操作。

（3）疗程：每日 1 次，2~5 天为 1 个疗程；虚证患儿可连续 2~3 个疗程。

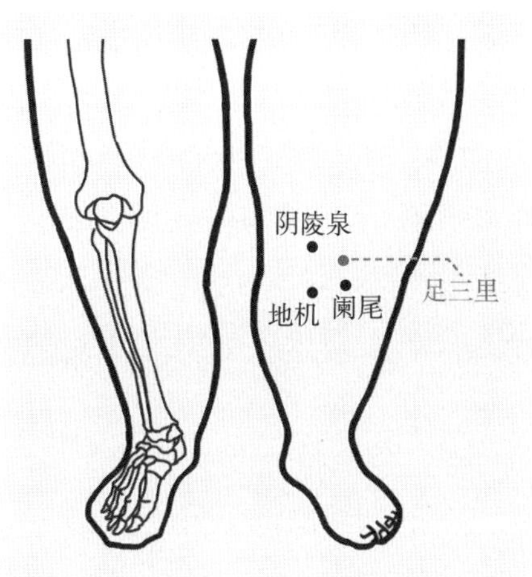

图 7-3-19　足三里

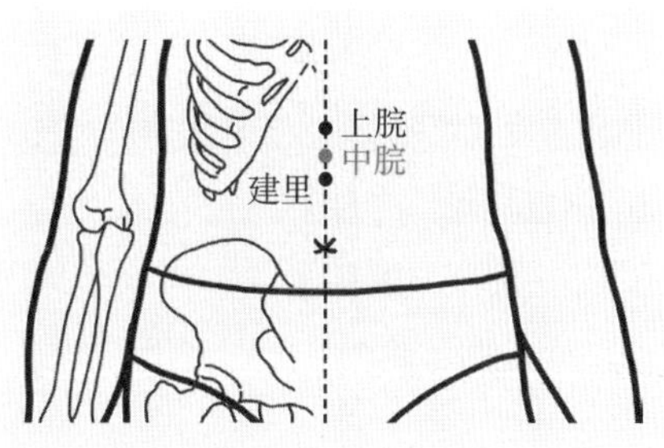

图 7-3-20　中脘

【疗法特点】

因婴幼儿皮肤娇嫩，直接灸容易灼伤，而隔姜艾灸综合了艾叶及生姜的功效，二者发挥协同作用。生姜具有调和营卫、通经活络、温胃止呕之功效。隔物灸足三里（双侧）、中脘穴可以延长温热刺激时间，增强疗效。

【注意事项】

小儿皮肤娇嫩，施灸时局部皮肤出现微红即可。如因施灸过量，局部出现小水疱，只要不擦破，可任其吸收；若水疱较大，可用消毒毫针刺破水疱，放出水液，再涂以消炎药膏，并以消毒纱布保护。

第四节　腹痛

腹痛是小儿时期常见的一种病症，临床以胃脘以下、脐周及耻骨以上部位疼痛为主要特征。疼痛部位在胃脘以下、脐部以上者为大腹痛，疼痛部位在脐周者为脐腹痛，疼痛部位在小腹两侧或一侧者为少腹痛，疼痛在脐下腹部正中者为小腹痛。腹痛致病原因复杂，可在多种内、外科疾病中出现。本节讨论的内容是指小儿急腹症除外的各类腹痛。

一、临床表现

小儿腹痛发生的原因，以感受寒邪、乳食积滞、热结肠胃、气滞血瘀为多见，尤以腹部中寒腹痛为多。基本病机为脏腑气机不通，经脉涩滞不畅。其主要病位在六腑、经脉，也可累及肝、脾二脏。本病应首辨寒、热、虚、实，再辨气、血、虫、食，具体可分为腹部中寒证、乳食积滞证、胃肠结热证、脾胃虚寒证、气滞血瘀证。

腹痛治疗以调理气机、疏通经脉为基本原则，使气机疏达，经脉流畅，则腹痛可除。临证可根据病因不同，分别治以温散寒邪、消食导滞、温中补虚、活血化瘀、通腑泄热等法。除内服药物外，针灸、贴敷、推拿等外治法也适用、方便。

二、外治方法

（一）贴敷法

【适应证】

腹痛属腹部中寒证、乳食积滞证、脾胃虚寒证、气滞血瘀证。

【操作方法】

（1）穴位选取：神阙、天枢、中脘。（图 7-4-1）

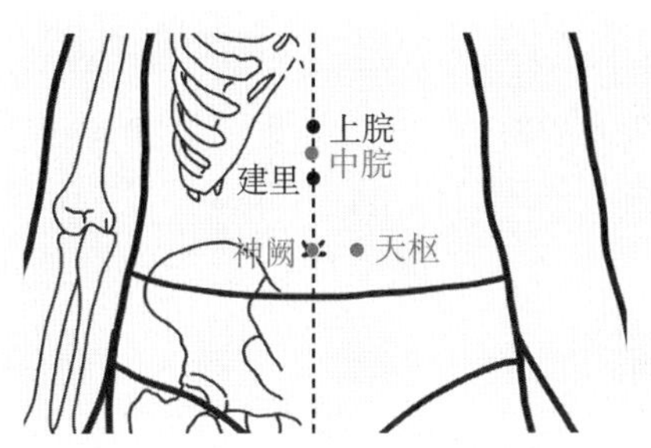

图 7-4-1 神阙、天枢、中脘

（2）辨证用药

腹部中寒、脾胃虚寒证：公丁香 3g，白豆蔻 3g，肉桂 2g，白胡椒 4g，填敷脐中，再外贴万应膏。

乳食积滞证：焦三仙（焦山楂、焦神曲、焦麦芽）各 30g，槟榔 10g，生大黄 10g，芒硝 20g，敷于中脘、神阙穴。

气滞血瘀证：木香 12g，丁香 12g，沉香 12g，香附 12g，小茴香 12g，陈皮 12g，芍药 12g，生姜 6g，敷于神阙、天枢、中脘等穴。敷脐也可以选用已制成的药贴，如腹舒贴、丁桂儿脐贴等用于寒性腹痛。

（3）具体操作：选取相应药物打成细末过 120 目筛混合均匀，装瓶备用，每次取上方 2~3g，用鲜姜汁、醋或适量的凡士林、甘油做介质调和成糊状（泥状、饼状），以不渗出液体为佳，敷药中或可加入氮酮，有助于提高经皮吸收的效果；患儿取平卧位，暴露所取穴位（多为神阙穴或中脘穴），注意保暖，用棉签蘸取温开水（必要时用生理盐水或 75% 酒精）清洁穴位及穴位周围皮肤，将调好的适量药糊（药泥、药饼）涂敷于穴位，以纱布覆盖并用胶布固定。每次 4~6 小时，2 岁以下患儿酌情缩短时间。每日换药 1 次，3 次为 1 个疗程。

【疗法特点】

神阙为五脏六腑之本，刺激本穴对人体全身尤其是胃肠道起着调节作用，且取穴方便；贴敷疗法使药物气味通过神阙穴入于孙脉、络脉，进而入经脉，随气血运行，内达于脏腑，散布于全身，从而发挥药物的治疗作用，同时可激发经气作用以调和阴阳、扶正祛邪，达到治疗疾病的目的。

【注意事项】

贴敷疗法治疗小儿腹痛起效较慢，如改善不明显，或腹痛症状加重，需进一步检查治疗，排除急腹症，及时予对症处理，以免延误病情。

（二）保留灌肠法

【适应证】

腹痛属腹部中寒证、乳食积滞证、脾胃虚寒证者。

【操作方法】

（1）辨证用药：匀气散加减：陈皮 8g，炮姜 4g，桔梗 8g，炙甘草 6g，砂仁 5g，木香 8g。若苔白厚者加苍术 9g，川朴 10g；贪食生冷者加白蔻仁 9g，细辛 3g，元胡 8g；脾虚失运者加白术 9g，茯苓 12g。

（2）具体操作：上药水煎至 100ml，加温至 35~37℃，取灌肠液保留灌肠。

（3）疗程：每天 1 次，1 周为 1 个疗程。

【疗法特点】

保留灌肠法治疗小儿腹痛体现了“通因通用”的中医诊疗思想，临床随症加减，运用灵活。

【注意事项】

注意灌肠液的温度，防止烫伤肠道黏膜。

（三）热熨法

【适应证】

腹痛属腹部中寒证、脾胃虚寒证者。

【操作方法】

淡豆豉、食盐适量，生姜数片，葱白数茎，捣烂，同炒至热，以布包之，温熨脐腹部，同时轻按揉，冷后炒热再用，直至痛止。

【疗法特点】

热熨法通过将药物加热后置于体表特定位置，通过热力与药力双重作用于肌表，内传脏腑经络，达到驱邪扶正、疏调气机、调理脏腑之目的。

【注意事项】

使用热熨法要特别注意防止烫伤。

（四）推拿疗法

【适应证】

腹痛属腹部中寒证、胃肠结热证、乳食积滞证、脾胃虚寒证、虫扰证者。

【操作方法】

（1）穴位选取：揉中脘 3 分钟、摩腹 5 分钟、揉足三里 10 次、拿合谷 10 次。（图 7–4–2~ 图 7–4–5）

（2）辨证加减：寒病者，加拿肚角 5 次、揉神阙 3 分钟、推三关 300 次、揉外劳宫 30 次、揉一窝风 20 次。

脾胃虚寒者，加摩中脘 10 分钟、推脾土 400 次。

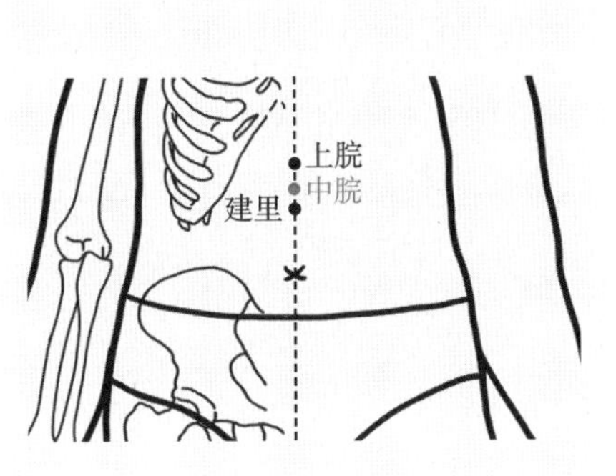

图 7–4–2　中脘

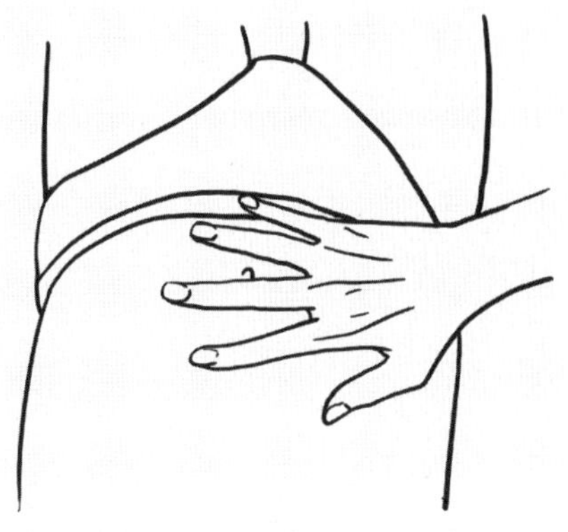

图 7–4–3　腹

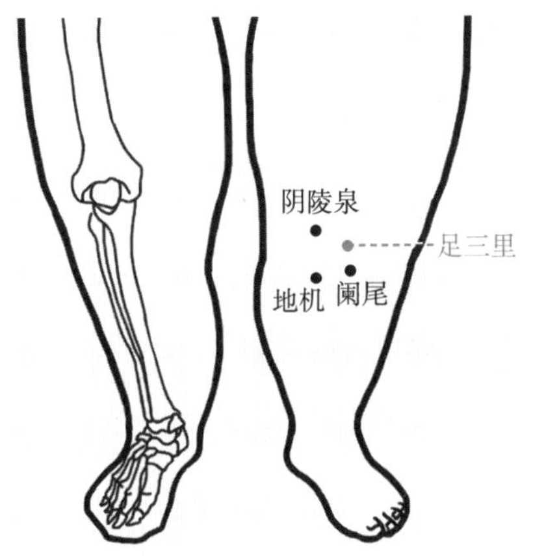

图 7–4–4　足三里

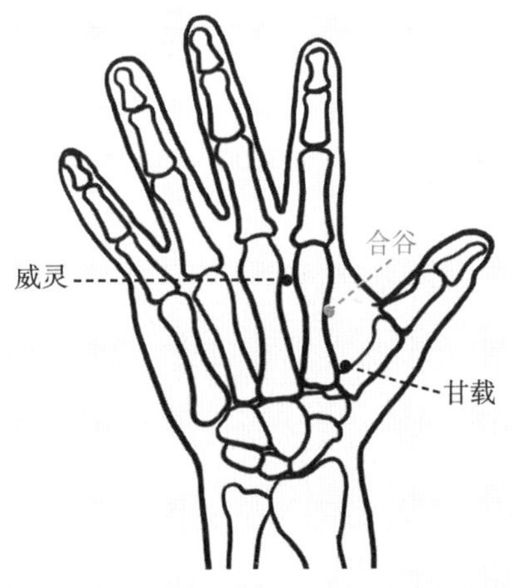

图 7–4–5　合谷

虫扰腹痛者，加揉脐 20 次、拿肚角 30 次、按天枢 10 次。

食积者，加揉板门 50 次、清补脾土各 200 次、清大肠 200 次。

胃肠积热者，清胃经 200 次、清大肠 200 次、清板门 200 次、退六腑 100 次、推四横纹 100 次。（图 7–4–6~ 图 7–4–8）

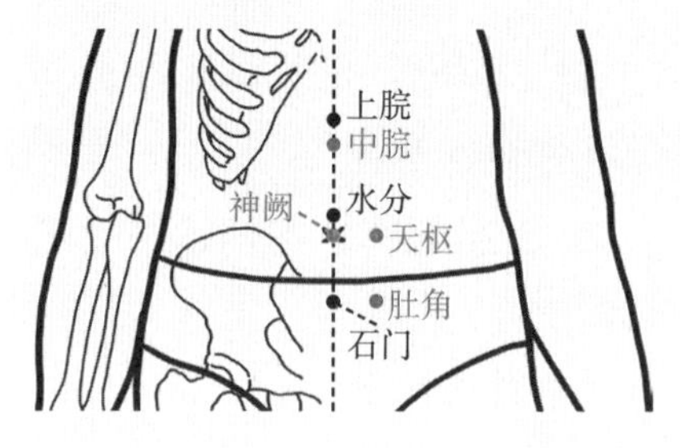

图 7–4–6　肚角、神阙、中脘、天枢、

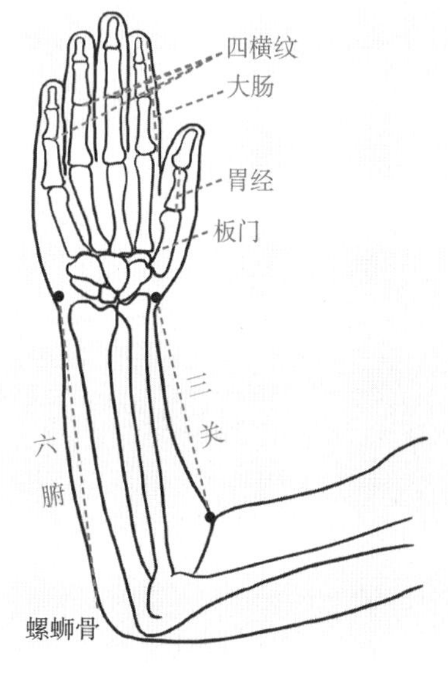

图 7–4–7　三关、板门、大肠、胃经、六腑、四横纹

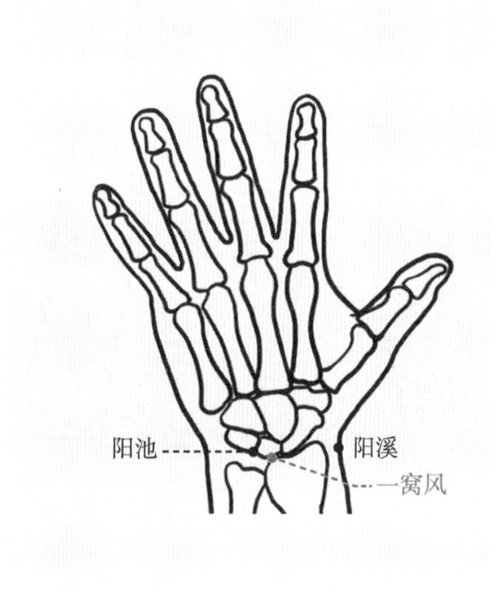

图 7–4–8　一窝风

（3）疗程：每日 1 次，较重时可每日 2 次，5 天为 1 个疗程；虚证患儿可连续 2~3 个疗程。

【疗法特点】

小儿腹痛症的发生一般多由于乳食不节，过食油腻厚味，或饱食强食，临卧多食，或误食馊腐不洁之物等，影响脏腑经脉的正常功能，导致脏腑经脉气机郁滞未通，气血运行受阻或气血不足失于温养。推拿则能调整脏腑，改善经脉、气血的功能，其中补脾经、揉脾俞、揉中脘、揉板门有调理脾胃、消积导滞、理气止痛之功；揉一窝风、分腹阴阳、清胃经、运内八卦善理气机，诸穴合用能消积、理气、止腹痛。

【注意事项】

熟练掌握小儿推拿的穴位，对穴位位置、配伍、功效牢记于心，穴位选取组方时才可得心应手，应用自如。采用推拿治疗疾病，穴位选取就如同用药，必须正确合理，才能达到预期治疗的效果。

（五）针法

【适应证】

腹痛属腹部中寒证、乳食积滞证、胃肠结热证、脾胃虚寒证、气滞血瘀证者。

【操作方法】

（1）穴位选取：足三里、内关、中脘、合谷。寒证，加灸神阙；热结，加上巨虚；食积，加内庭；虚寒证，加脾俞、胃俞；呕吐，加内关。（图7-4-9~图7-4-14）

（2）具体操作：一般取患侧，亦可取双侧，选择1寸毫针，进针约0.5寸，快速进针。实热、积滞证用泻法，寒证可用温针灸，虚证用补法，捻转或提插。年龄较大儿童可留针15分钟，留至腹痛消失。

（3）疗程：病情急者每日1次，病情缓者隔日1次，3~5天为1个疗程；虚证患儿可连续2~3个疗程。

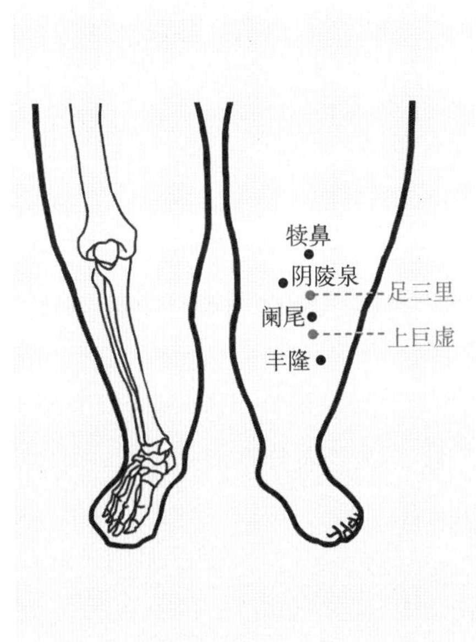

图 7-4-9　足三里、上巨虚

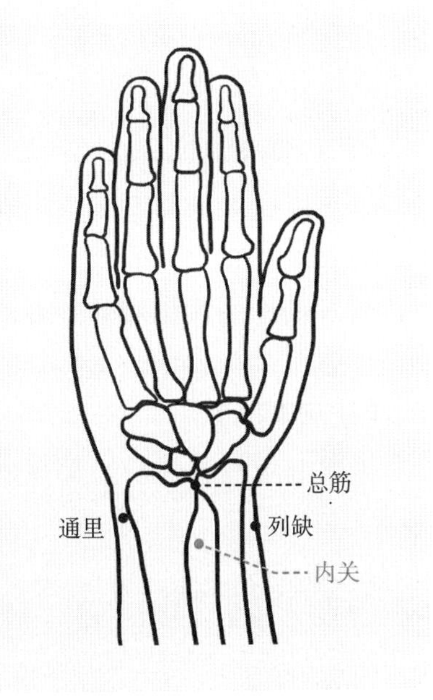

图 7-4-10　内关

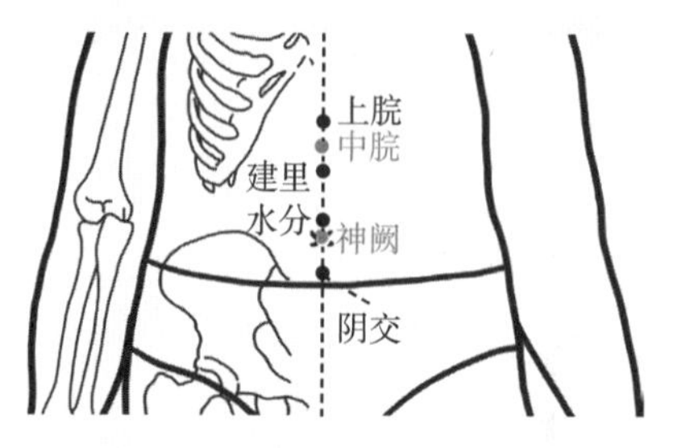

图 7-4-11　中脘、神阙

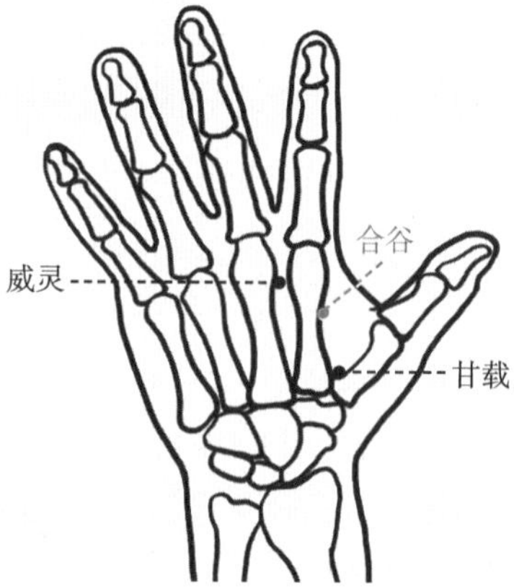

图 7-4-12　合谷

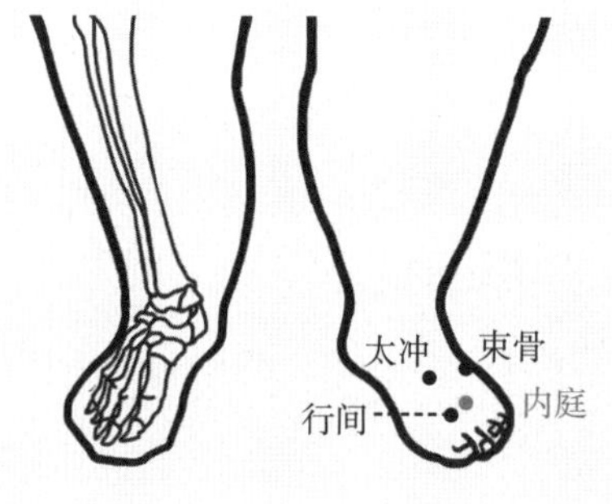

图 7-4-13　内庭

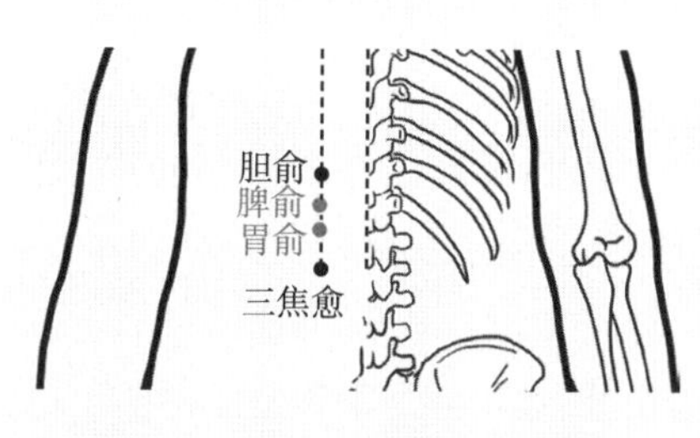

图 7-4-14　脾俞、胃俞

【疗法特点】

针刺可以提高与增强大脑皮质和内脏机制自主神经系统的调节，通过针刺，使神经中痛觉纤维的传导发生阻滞，还与中枢神经递质的改变及机体内啡肽的作用使镇痛阈提高，从而可以产生显著的镇痛效应。针刺治疗功能性腹痛，临床疗效确切。

【注意事项】

施术前应与患儿及家长充分沟通，一般在腹痛发作时针刺可迅速缓解疼痛。

（六）灸法

【适应证】

寒性腹痛。

【操作方法】

（1）穴位选取：神阙、中脘。（图 7–4–15）

（2）具体操作：患儿取仰卧位，选取神阙穴或中脘穴，将适量艾绒放入艾灸盒并点燃，再将艾灸盒放于穴位处固定，时间 5~10 分钟，以皮肤微微发红为度。同时可采用隔姜灸或隔盐灸法，点燃艾柱后，待烧至刚有温热感，用汤匙压灭其火，注意不宜燃烧过度或按压过猛，以防烫伤。（图 7–4–16）

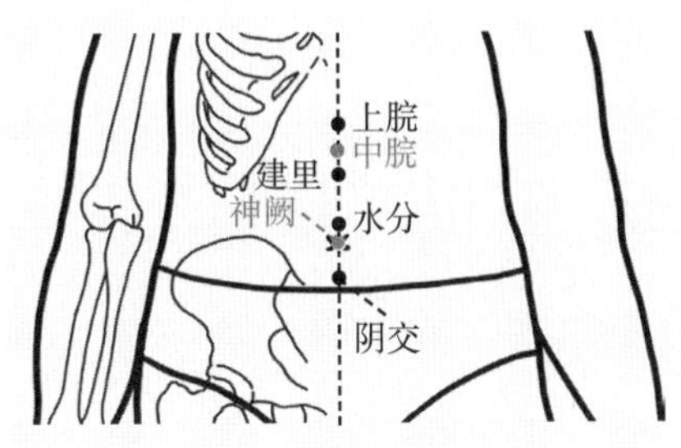

图 7–4–15 中脘、神阙

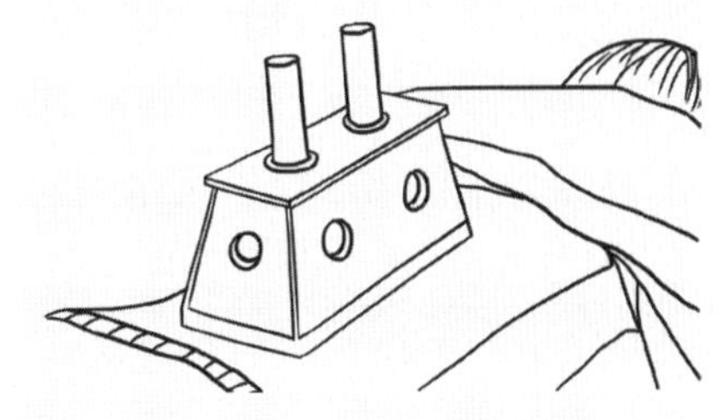

图 7–4–16 艾灸盒灸示意图

（3）疗程：每日 1~2 次，3~5 天为 1 个疗程；虚证患儿可连续 2~3 个疗程。

【疗法特点】

灸法有温中散寒、理气和胃等功效，对小儿腹痛疗效肯定，且操作方便，无不良反应。

【注意事项】

注意放置艾灸盒时的平衡性和稳定性，叮嘱孩子不要乱动，并加强看护，防止因放置不稳，艾灸盒倾斜而造成烫伤。

（七）膏摩疗法

【适应证】

腹痛属腹部中寒证、胃肠结热证、乳食积滞证、脾胃虚寒证、气滞血瘀证者。

【操作方法】

（1）辨证用药：伤食、气滞、腹部中寒之急性腹痛，大茴香、小茴香、香白芷、乌药、香附、当归各 12g，木香 6g，上药加入香油 720ml，煎汁去渣，再熬沸入黄丹 300g 搅匀成膏。另兑乳香、沉香、没药、母丁香、肉桂各 3g，麝香 0.45g，共为细末。

湿热积滞，肉果 3g，木通 12g，泽泻、猪苓、良姜、苍术、川朴、肉桂各6g，上药以香油250ml煎煮去渣，熬搅成膏。

（2）具体操作：将药膏敷于脐上，再施以按摩手法。

（3）疗程：每天1次，3~5天为1个疗程。

【疗法特点】

小儿皮肤比较细腻娇嫩，很容易在按摩过程中被擦伤，而以药膏为介质则可避免损伤，对孩子的皮肤起到保护作用；且在按摩治疗的同时，药膏中的有效成分会随着手法的作用，逐渐地渗透进皮下组织，最大化地发挥药物的治疗作用，提高疗效。

【注意事项】

皮肤易过敏者慎用，或膏敷时间短一些。

（八）拔罐疗法

【适应证】

寒性腹痛。

【操作方法】

（1）穴位选取：神阙。（图7-4-17）

（2）用直径4cm的玻璃火罐，罐内加温后即扣于神阙穴上，留罐5分钟。每天1次，3天为1个疗程。

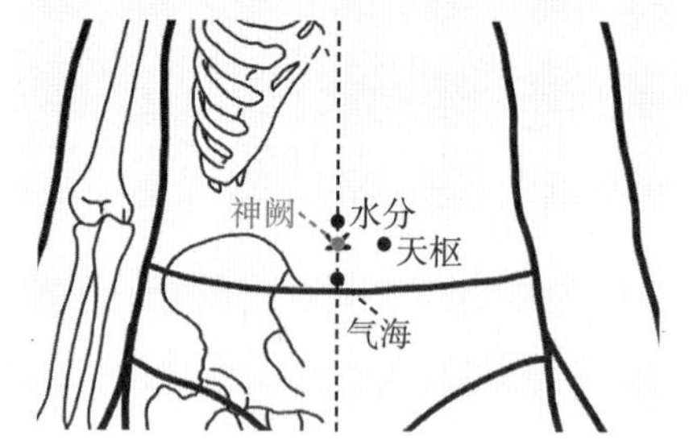

图7-4-17　神阙

【疗法特点】

拔罐属于机械刺激，可使局部皮肤血管扩张，同时还刺激脐部神经末梢，从而调节内脏神经，促进肠道平滑肌蠕动，使痉挛解除，迅速起到止痛效果。

【注意事项】

留罐时间不宜过长，避免烫伤皮肤。

第五节　泄泻

泄泻是以大便次数增多、粪质稀薄或如水样为特征的一种小儿常见病。西医学称本病为小儿腹泻，分为感染性腹泻和非感染性腹泻两类。感染性腹泻多由病毒（如轮状病毒、埃可病毒、柯萨奇病毒等）、细菌（如致腹泻大肠埃希菌、耶尔森菌、空肠弯曲菌等）引起；非感染性腹泻常由饮食不当，肠道功能紊乱引起。根据大便的次数及病程，腹泻可分为轻型、重型、急性、慢性。

一、临床表现

小儿泄泻发生的原因，有外因和内因之分。外因责之于感受湿邪，常兼风、寒、暑、热等邪而为病，其中以湿热为多见；内因责之伤于乳食或脾胃虚弱。基本病机为脾虚湿盛，其主要病位在脾胃。本病以八纲辨证为纲，具体可分为湿热泻、伤食泻、风寒泻、脾虚泻、脾肾阳虚泻。

泄泻治疗以运脾化湿为基本原则。实证以祛邪为主，根据不同的证型分别治以清肠化湿、祛风散寒、消食导滞；虚证以扶正为主，分别治以健脾益气、温补脾肾；泄泻迁延，虚实夹杂者，则应扶正与祛邪并用，以期邪祛正复、脾健湿除、泄泻痊愈。贴敷、推拿等外治法使用方便，对轻症，以及病毒或小儿消化不良引起的泄泻，有较好效果；对重症患儿则应与内服药同用；难治及重危患儿，还应中西医配合治疗，以提高疗效。

二、外治方法

（一）贴敷法

【适应证】

伤食泻、风寒泻、湿热泻、脾虚泻、脾肾阳虚泻。

【操作方法】

（1）辨证用药

伤食泻：厚朴 6g、焦神曲 9g、焦山楂 9g、莱菔子 9g 等。

湿热泻：苦参 9g、黄连 3g、苍术 6g、黄柏 6g 等。

风寒泻：藿香 9g、茯苓 9g、艾叶 15g、炮姜 6g 等。

脾虚泻：党参 9g、茯苓 9g、白术 9g、砂仁 3g 等。

脾肾阳虚泻：肉桂 3g、丁香 3g、吴茱萸 9g、五倍子 6g、茴香 6g 等。

（2）穴位选取：神阙、涌泉、命门穴。（图 7-5-1~ 图 7-5-3）

（3）具体操作：选取相应药物打成细末 120 目混合均匀，装瓶备用；

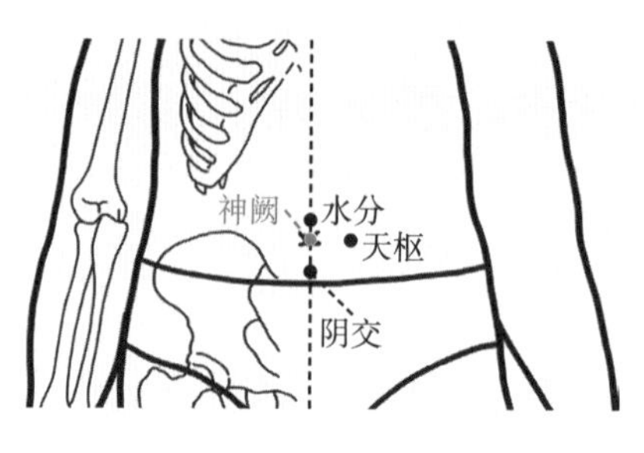

图 7-5-1　神阙

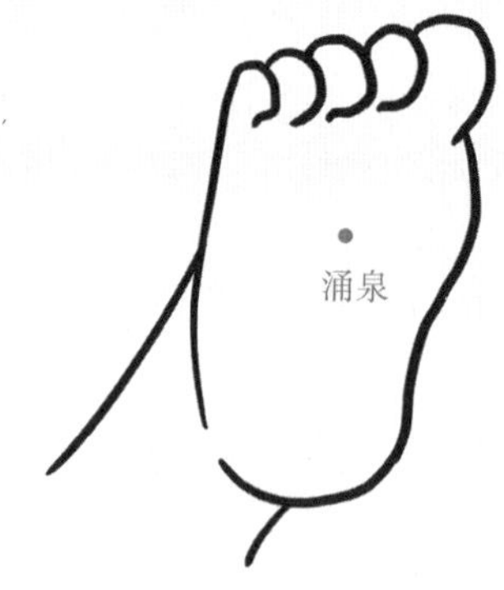

图 7-5-2　涌泉

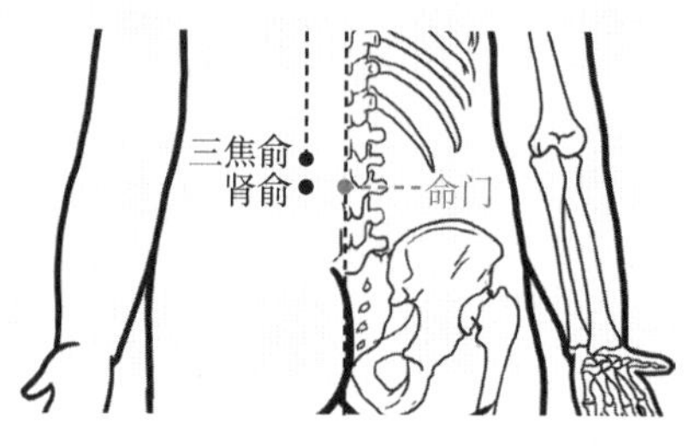

图 7-5-3　命门

每次取上方 6g，用鲜姜汁 3g、醋 3g 或适量的凡士林、甘油调和成糊状（泥状、饼状），以不渗出液体为佳，敷药中或可加入氮酮介质，有助于提高经皮吸收的效果；患儿取平卧位，暴露所取穴位（神阙穴、涌泉穴或命门穴），注意保暖，用棉签蘸取温开水（必要时用生理盐水或 75% 酒精）清洁穴位及穴位周围皮肤，将调好的适量药糊（药泥、药饼）涂敷于穴位，以纱布覆盖并用胶布固定。

敷脐也可以选用已制成的药贴，如丁桂儿脐贴、小儿腹泻贴用于风寒泻；也可用丸药化开，如保和丸用于伤食泻等。

（4）疗程：每次涂敷保留 2~4 小时，每天 1 次，3~5 天为 1 个疗程，一般 1~2 个疗程。

【疗法特点】

神阙不仅是脾胃之要穴，又为胃肠体表分野所在，故局部外敷，可使药直达病所，收效更捷，将健脾渗湿止泻药物的性味功能与神阙的经络作用有机地结合起来，缓解脾胃功能的障碍，从而可以达到治疗泄泻的目的。

【注意事项】

（1）中药穴位贴敷前向家属讲述治疗目的、方法及注意事项，观察脐部皮肤有无破损，有破损不能贴敷。

（2）中药贴敷期间禁食生冷、油腻及辛辣等刺激性食物。

（3）中药贴敷期间患儿如有哭闹，需分析原因，注意观察是否与中药贴敷处皮肤刺激有关。

（4）更换中药敷贴时，要用温水拭净贴敷部位，观察皮肤有无破损、皮疹、水疱，如出现点状或片状红疹、患儿痒痛明显则停止使用，停药后症状可自行缓解。

（二）沐足法

【适应证】

伤食泻、风寒泻、湿热泻、脾虚泻、脾肾阳虚泻。

【操作方法】

（1）常用药：苍术 6g，厚朴 10g，陈皮 6g，藿香 10g，甘草 5g，砂仁 10g。

（2）辨证加减：风寒泻去厚朴、砂仁，加苏叶 10g、连翘 10g、白芷 10g 等；伤食泻去藿香、砂仁，加焦三仙各 10g、木香 6g、连翘 10g、槟榔 10g 等；湿热泻去陈皮、甘草，加黄连 3g、黄芩 10g、葛根 10g、枳实 10g、焦神曲 10g、枳壳 6g 等。

（3）具体操作：根据辨证选择处方，将药物煎熬好后，弃去药渣，待药液温度适宜时令患儿双足浸泡其中，使药液没过脚踝，家长同时轻轻按摩患儿双足，以促进药物吸收。

（4）疗程：每天 1 次，3~5 天为 1 个疗程。

【疗法特点】

沐足法是熏洗法的一种，上述中药煎剂主方中的苍术、藿香、厚朴及砂仁含有较多脂溶性挥发油，运用该法治疗小儿泄泻，除直接接触足部皮肤外，还可经药液蒸汽熏蒸皮肤，增加经皮肤渗透吸收的有效成分，配合按摩涌泉穴，疏通经络，从而显著提高疗效。

【注意事项】熏洗时间不宜过长，以 10~15 分钟为宜。

（三）药袋肚兜法

【适应证】

风寒泻、脾虚泻、脾肾阳虚泻。

【操作方法】

取艾绒 30g，肉桂、小茴香各 5g，公丁香、桂丁香、广木香各 3g，草果、炒苍术各 6g，炒白术 15g，共研末，纳入肚兜口袋内，围于小儿腹部。每天换药 1 次。5 天为 1 个疗程，虚证患儿可连续 2~3 个疗程。（图 7-5-4）

【疗法特点】

药袋肚兜使用方便，便于保存，无刺激性，肚兜将药袋取出后还可以洗涤。现代研究表明，药物肚兜通过皮肤吸收，有调节胃肠蠕动、促进肠道吸收等作用。本方集辛香散寒、温补脾肾之品于一方，功能散寒止痛、理气止泻，直接作用于腹部任脉、胃、脾、肾诸经穴位，坚持围戴，对脾虚泻、风寒泻、脾肾阳虚泻疗效肯定。

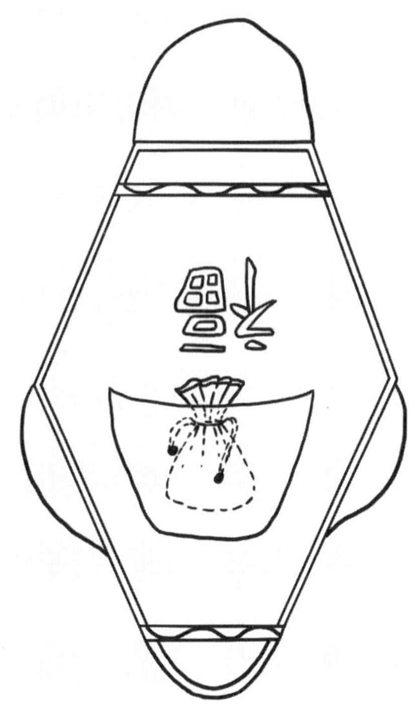

图 7-5-4　药袋肚兜法示意图

【注意事项】

（1）药物要经过防霉、防蛀处理，应定期更换，需保持干燥，但不宜暴晒。

（2）缝制所用布料以丝绸或薄棉布为宜，不宜使用尼龙化纤布制作，以免影响疗效。

（3）药袋肚兜法起效较慢，仅适用于泄泻症状轻浅者或后期调理，急性期仅作辅助治疗。

（四）保留灌肠法

【适应证】

伤食泻、风寒泻、脾虚泻、湿热泻、脾肾阳虚泻。

【操作方法】

（1）辨证用药

伤食泻：丁香 6g、焦神曲 10g、焦山楂 10g、鸡内金 10g、陈皮 6g、厚朴 10g 等。

湿热泻：葛根 12g、黄连 12g、黄芩 12g、藿香 8g、滑石 8g、苍术 8g、防风 8g、甘草 5g、神曲 10g、山楂 10g、炒麦芽 10g、茯苓 10g 等，或单用干品马齿苋 50~60g。

风寒泻：藿香 6g、紫苏 6g、茯苓 10g、半夏 6g、白术 10g、陈皮 6g、扁豆 10g、山药 10g、泽泻 10g 等。

脾虚泻：党参 10g、白术 10g、茯苓 10g、吴茱萸 6g、扁豆 10g、炙甘草 5g、芡实 10g 等。

脾肾阳虚泻：肉桂 10g、丁香 6g、白术 10g、五倍子 6g、吴茱萸 6g、诃子 6g 等。

（2）具体操作：根据证型选取相应中药，水煎至 100ml，加温至 35~37℃，取灌肠液 30~50ml 保留灌肠。也可选用锡类散、白及粉等中成药加温水 50ml 保留灌肠法。

（3）疗程：每天 1 次，3~5 天为 1 个疗程。

【疗法特点】

保留灌肠法治疗小儿泄泻体现了“通因通用”的中医诊疗思想，适用于各种泄泻证型，对于泄泻伴见恶心呕吐等临床表现的患儿疗效肯定。

【注意事项】

肛管要注意消毒；插入肛管时动作宜轻缓，以免损伤黏膜；灌肠的药液温度不宜过高，避免烫伤。

（五）刮痧法

【适应证】

伤食泻、脾虚泻、风寒泻、脾肾阳虚泻。

【操作方法】

（1）穴位选取：风府、大椎、天枢、中脘、脾俞、大肠俞、足三里。（图 7–5–5~ 图 7–5–8）

（2）具体操作：患儿取相应体位，用热毛巾擦洗皮肤，在患儿皮肤上涂以凡士林等介质后，术者持刮痧板从颈部风府刮至大椎，再到天枢、中脘、脾俞、大肠俞、足三里，自上而下，单方向地刮拭 1~2 道，以皮肤发红为度。每日 1 次，5 次为 1 个疗程，穴位可交替进行。

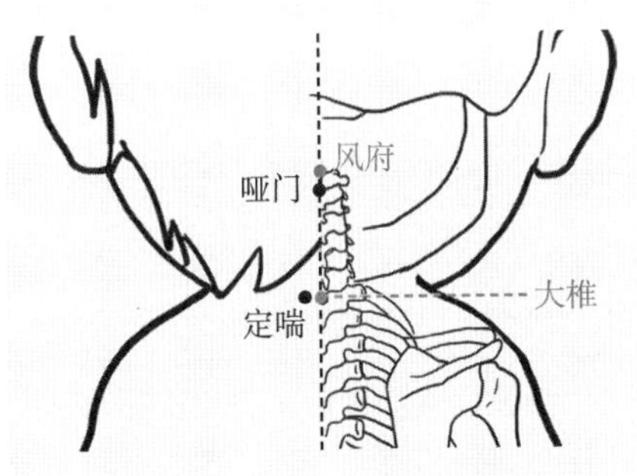

图 7–5–5　风府、大椎

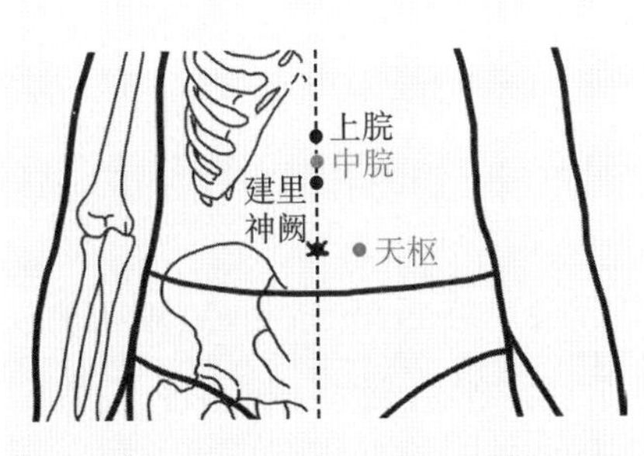

图 7–5–6　天枢、中脘

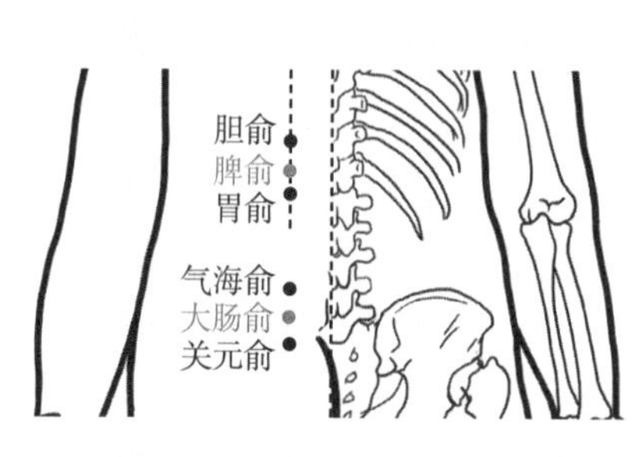

图 7-5-7 脾俞、大肠俞

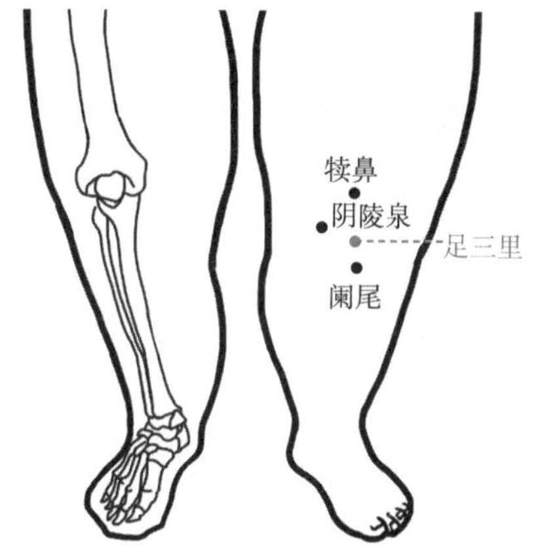

图 7-5-8 足三里

【疗法特点】

刮痧就是通过刮拭体表皮肤，刺激皮肤经络穴位，改善和调整脏腑功能，使脏腑阴阳得到平衡。天枢为大肠的募穴，募穴为脏腑之气所汇聚之处，故可调整胃肠之运化与传导功能，主治腹胀、肠鸣和泄泻；足三里是胃经合穴，主要作用为健脾和胃，能够温脾阳而促进脾胃的运化功能，主治呕吐、泄泻；大肠俞主治腹胀、泄泻；气海有强壮作用，能够加强健脾益气的作用，主治腹痛、泄泻；中脘为胃的募穴，主治腹胀、泄泻。故运用刮痧疗法可以温脾阳以健脾益气、燥湿止泻。

【注意事项】

治疗次数不宜多，小儿泄泻行 1~2 次刮痧即可。

（六）推拿疗法

【适应证】

伤食泻、湿热泻、风寒泻、脾虚泻、脾肾阳虚泻。

【操作方法】

（1）穴位选取：脾经、大肠、腹、神阙、龟尾、七节骨。（图 7-5-9~图 7-5-12）

（2）具体操作：一般采用推法、摩法、揉法、按法。具体为推脾经约 300 次，推大肠约 300 次，摩腹约 5 分钟，揉脐约 5 分钟，揉龟尾约 100 次，推上七节骨约 100 次。

（3）辨证加减：湿热泻，推脾经、推大肠用清法，加清小肠 100 次、清

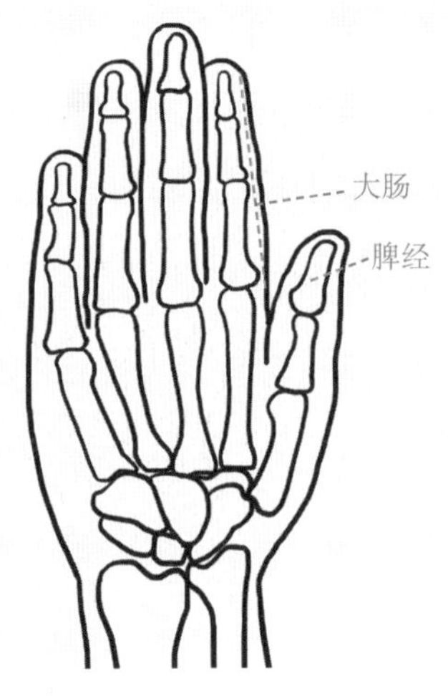

图 7-5-9　脾经、大肠

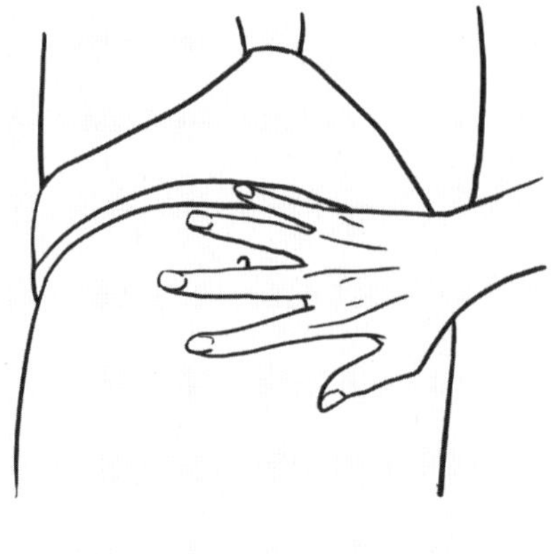

图 7-5-10　腹

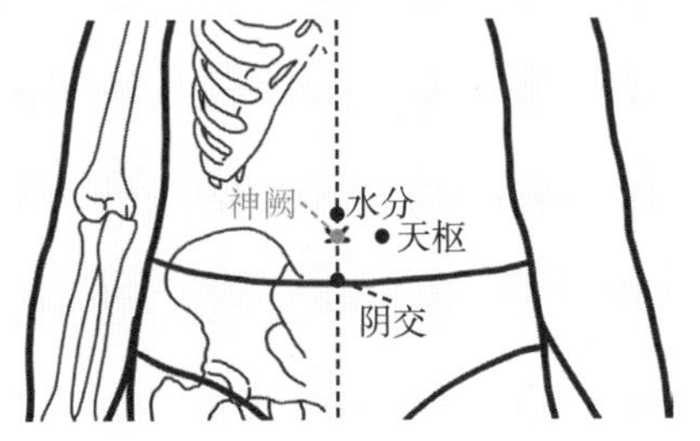

图 7-5-11　神阙

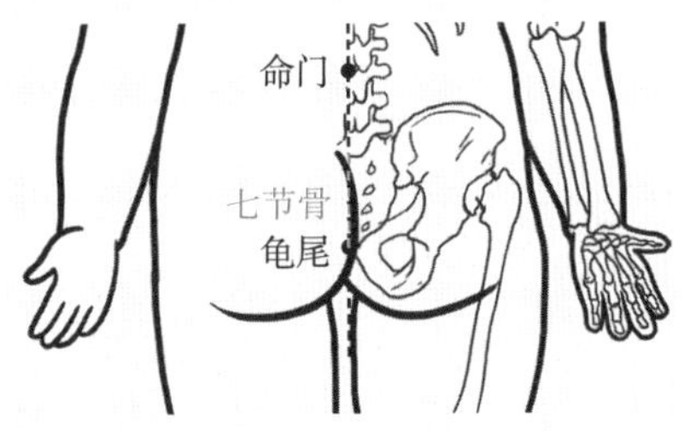

图 7-5-12　七节骨

胃经 100 次、清天河 100 次、掐揉小天心 50 次、揉足三里 50 次；风寒泻，推脾经、推大肠用补法，加揉外劳宫 50 次、推三关 300 次、按揉足三里 50 次；伤食泻，推脾经、推大肠用清法，加揉板门 50 次、逆运内八卦 50 次、揉中脘穴 50 次；脾虚泻，推脾经、推大肠用补法，加揉足三里 50 次、揉脾俞 50 次、揉肾俞 50 次、捏脊 3 遍；脾肾阳虚泻，推脾经、推大肠用补法，加补肾经 300 次、揉足三里 50 次、揉脾俞 50 次、揉肾俞 50 次、捏脊 3 遍。（图 7-5-13~ 图 7-5-17）

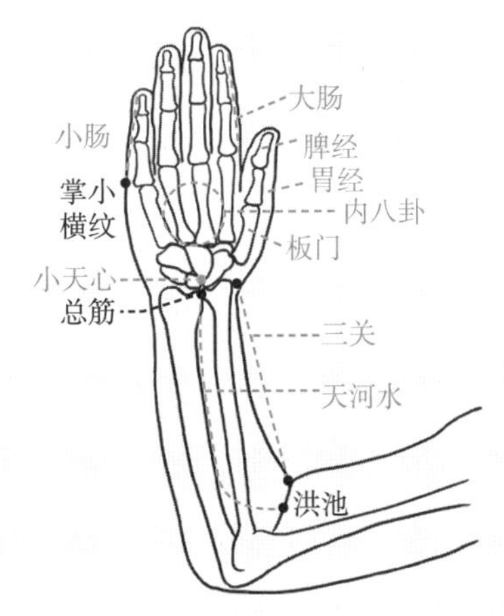

图 7-5-13　脾经、大肠、小肠、胃经、天河水、小天心、三关、板门、内八卦

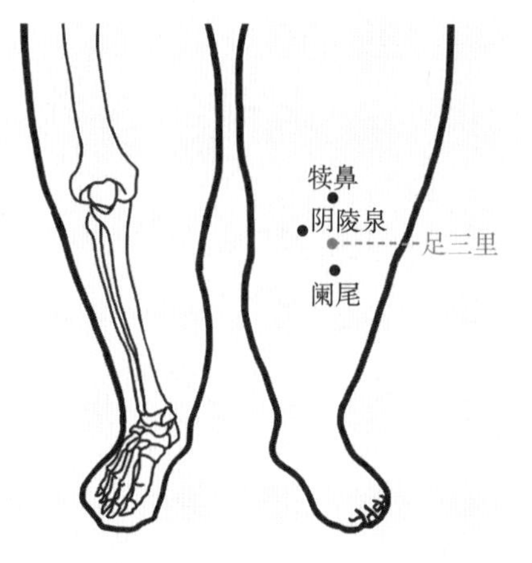

图 7-5-14　足三里

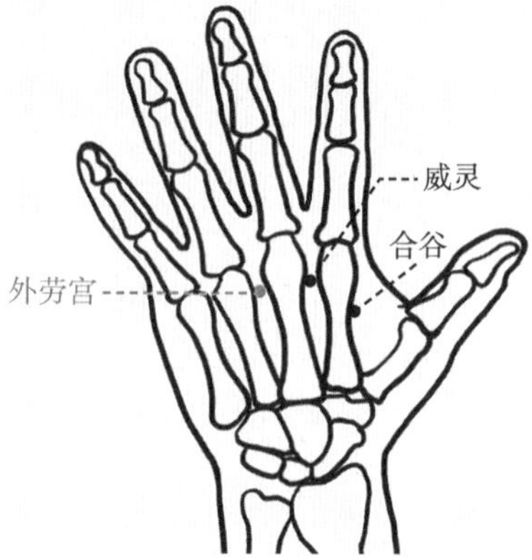

图 7-5-15　外劳宫

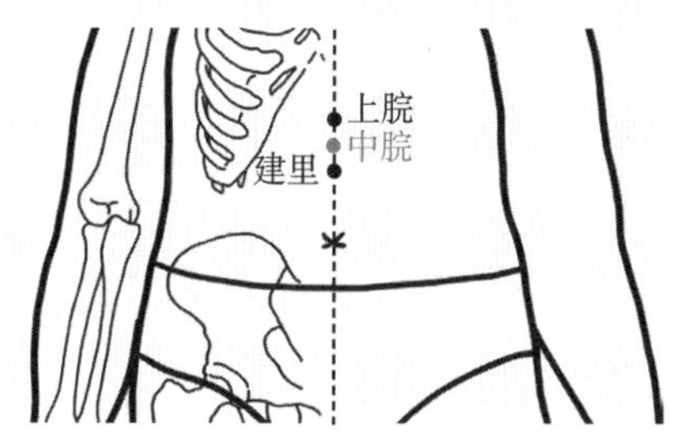

图 7-5-16　中脘

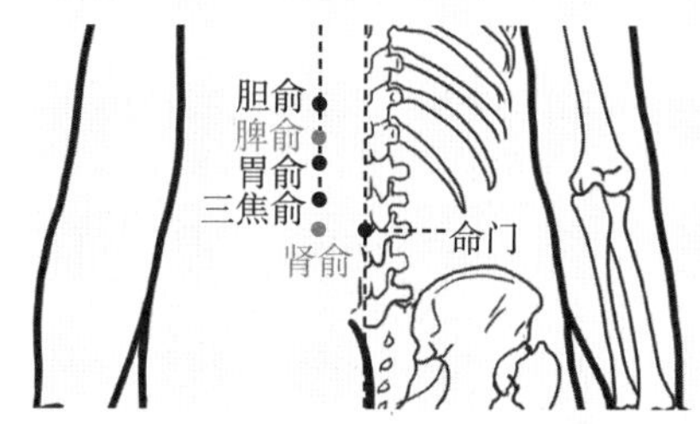

图 7-5-17　脾俞、肾俞

（4）疗程：每日 1 次，较重时可每日 2 次，3~5 天为 1 个疗程，虚证患儿可连续 2~3 个疗程。

【疗法特点】

运用推拿疗法治疗小儿腹泻，不仅有悠久的历史，而且操作简便、疗效肯定、经济安全。推拿治疗诸法均注重调整脾胃而达止泻目的，即通过手法对小儿穴位的刺激，起到温阳散寒、健脾化湿、理肠实便之功效，使小儿脾胃功能得到调理，肠腑运化有节而泻止。

【注意事项】

应先准备好推拿介质，一般用滑石粉、爽身粉或润肤油。对于风寒泻小儿，术者宜蘸葱白汁或生姜汁推，以温中散寒；湿热泻则宜蘸薄荷水推，以加强清热化湿功效。

（七）针法

【适应证】

伤食泻、湿热泻、风寒泻、脾虚泻、脾肾阳虚泻。

【操作方法】

（1）穴位选取：主穴，足三里、三阴交、天枢。配穴，上脘、中脘、下脘、四缝、三阴交、阴陵泉、龟尾、神阙、气海、关元、脾俞、肾俞、内关、曲池。（图 7–5–18~ 图 7–5–22）

（2）辨证加减：伤食泻，加中脘、四缝；湿热泻，去三阴交，加阴陵泉；风寒泻，加龟尾、神阙；脾虚泻，加气海、关元；脾肾阳虚泻，加脾

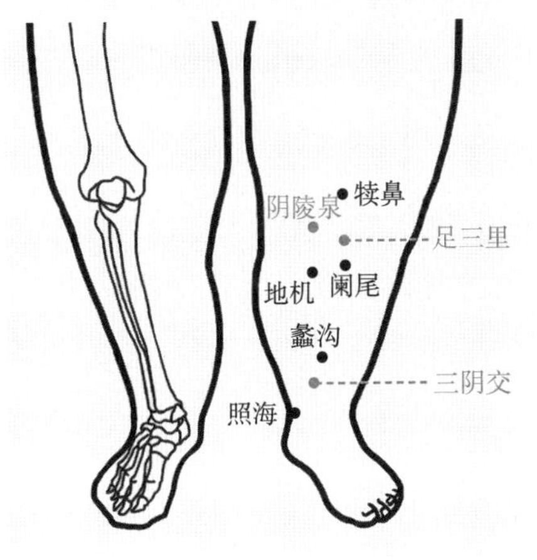

图 7–5–18 足三里、三阴交、阴陵泉

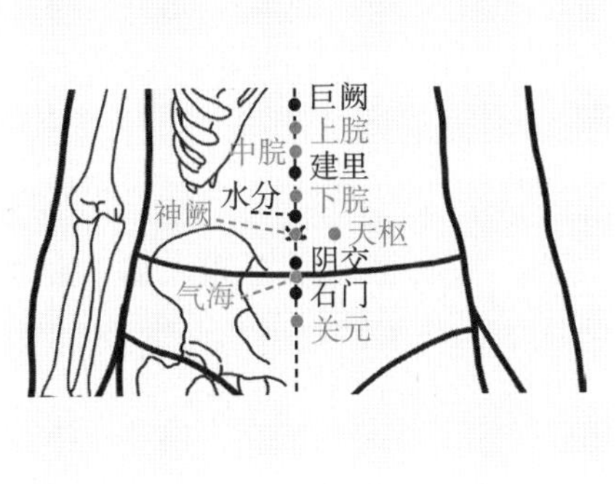

图 7–5–19 天枢、上脘、中脘、下脘、神阙、气海、关元

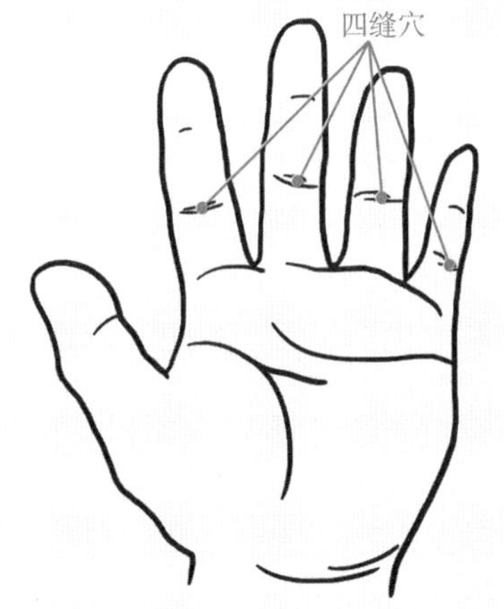

图 7–5–20 四缝

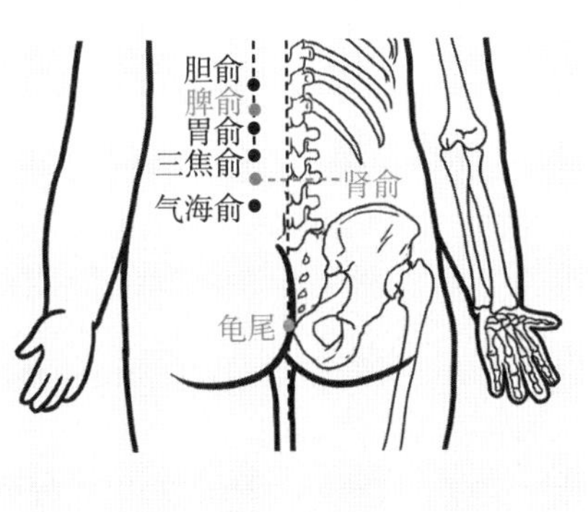

图 7–5–21 龟尾、脾俞、肾俞

俞、肾俞。呕吐，加内关、上脘；腹胀，加下脘；发热，加曲池。

（3）操作方法：选择 1 寸毫针，进针约 0.5 寸，不留针，采用捻转方法平补平泻。

（4）腹针：取脐四边穴（脐中上下左右各开 1 寸处），以脐四穴上下为序进针 2~3 分深，不留针。对虚证者宜缓刺，捻转 30 秒；实证者，急刺捻转 10 秒。适用于各种泄泻证型。

（5）疗程：病情急者每日 1 次，病情缓者隔日 1 次，3~5 天为 1 个疗程；虚证患儿可连续 2~3 个疗程。

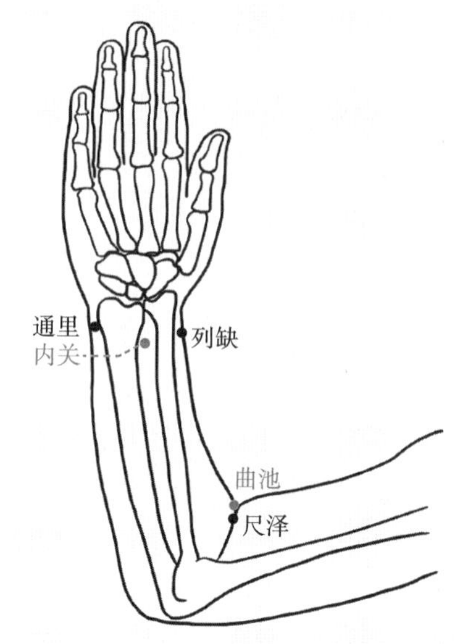

图 7–5–22　内关、曲池

【疗法特点】

脐四边穴虽是经外奇穴，但位置是在正经之内，脐四边穴从解剖位置上看，恰恰是小肠密集之处，是治疗腹泻的经验要穴，所以针刺此四穴，可使小肠功能恢复正常而达到止泻的目的。

【注意事项】

（1）患儿不宜在空腹状态进行针刺治疗。

（2）施术前应与患儿及家长充分沟通，争取理解和配合，以顺利完成治疗。

（八）灸法

【适应证】

风寒泻、脾虚泻及脾肾阳虚泻。

【操作方法】

（1）穴位选取：足三里、中脘、神阙。（图 7–5–23、图 7–5–24）

（2）具体操作：患儿取仰卧位，选取足三里、中脘、神阙，将适量艾绒放入艾灸盒并点燃，再将艾灸盒放于穴位处固定，时间 5~10 分钟，以皮肤微微发红为度。

（3）隔物灸：隔姜灸、神阙穴隔盐灸可增强艾灸温中散寒、理气和胃等疗效，并且能防止烫伤小儿皮肤。

（4）疗程：每日 1~2 次。3~5 天为 1 个疗程；虚证患儿可连续 2~3 个疗程。

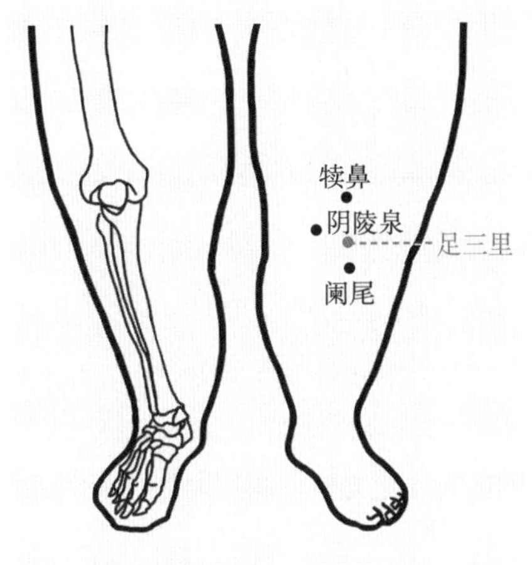

图 7-5-23 足三里

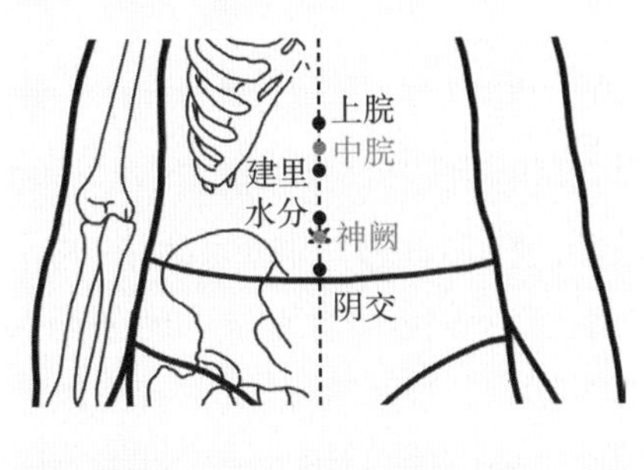

图 7-5-24 中脘、神阙

【疗法特点】

小儿“脾常不足”，卫外不足，易感受风寒之邪，导致风寒泻，且易迁延致脾虚泄泻及脾肾阳虚泻。灸法有温中散寒、理气和胃等功效，对小儿泄泻疗效肯定，且操作方便，无不良反应。

【注意事项】

小儿皮肤娇嫩，用艾条灸时施灸者须将食指、中指分开置于施灸部位的两侧，通过医者手指的感觉来测知患儿局部受热的程度，以便及时调节施灸的距离，防止皮肤烫伤。如因施灸后局部出现小水疱，可不予处理，几日后可自行恢复；若水疱较大，应涂以消炎药膏，并以消毒纱布保护。

第六节 便秘

便秘是儿童时期一种常见的消化系统疾病，是儿童排便功能障碍症候群之一，并且大都属于功能性便秘范畴。临床主要表现为排便时间延长，间隔 3 天以上，粪便干燥坚硬；重者大便困难，干燥如栗，可伴小腹胀急、神疲乏力、胃纳减退、排便时肛裂出血等症状，长期依赖开塞露等药；病程在 3 个月以上；排除肠道器质性疾病。

一、临床表现

中医对便秘早就有论述，《黄帝内经》首称便秘为“大便难”“秘涩”等。其病因病机，《诸病源候论·小儿杂病诸候》也早有论述：“小儿大便不通者，脏腑有热，乘于大肠故也。”饮食因素、情志因素、燥热内结及正虚因素均可导致大肠传导功能失职而发生便秘。中医辨证当分虚实，实者当辨热秘、气秘和冷秘，虚者当辨气虚、血虚、阴虚和阳虚。实秘以祛邪为主，给予泻热、温散、通导之法，使邪去便通，虚秘以扶正为先，给予益气温阳、滋阴养血之法，使正盛便通。

便秘外治疗法临床运用广泛，包括穴位敷贴疗法、灌肠疗法、推拿疗法、针刺疗法、耳穴压豆疗法等。

二、外治方法

（一）穴位敷贴疗法

【适应证】

热秘、气秘、冷秘、血虚秘、气虚秘、阴虚秘。

【操作方法】

（1）穴位选取：以神阙为主穴，配合天枢、中脘、气海、关元、大肠俞或涌泉等穴，每次取 2~3 个穴。（图 7–6–1~ 图 7–6–3）

（2）辨证用药

热秘：大黄、厚朴、枳实、麻子仁、杏仁、白蜜、芍药，按 10∶6∶6∶12∶10∶20∶10 的比例。

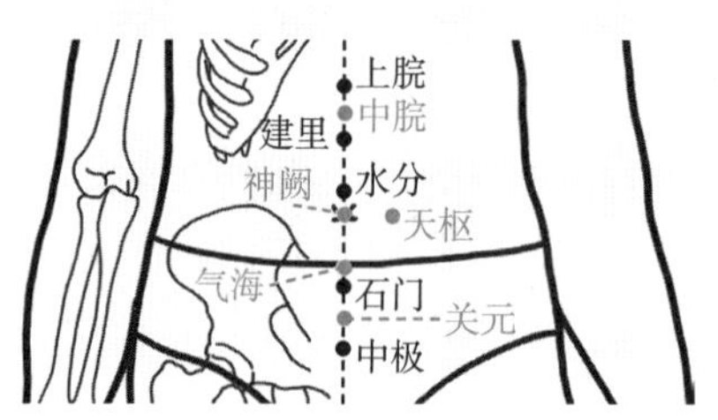

图 7–6–1　神阙、天枢、中脘、气海、关元

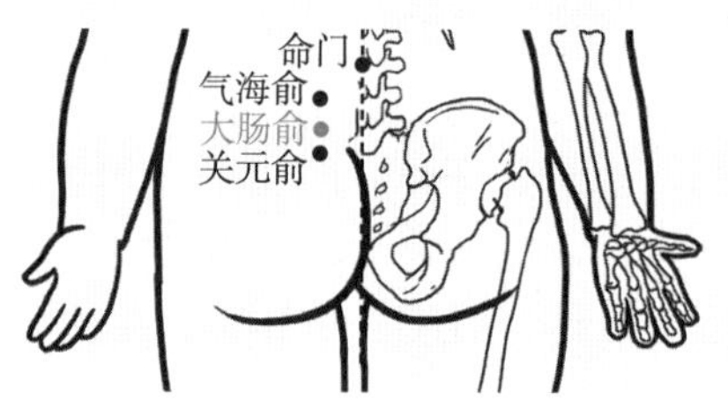

图 7–6–2　大肠俞

气秘：乌药、木香、沉香、大黄、槟榔、枳实，按6∶6∶3∶10∶10∶10的比例。

冷秘：大黄、附子、党参、干姜、甘草、当归、肉苁蓉、乌药，按10∶10∶12∶6∶6∶10∶10∶10的比例。

气虚秘：黄芪、麻仁、白蜜、陈皮，按10∶12∶20∶6的比例。

血虚秘：当归、生地黄、桃仁、麻仁、枳壳，按5∶5∶6∶6∶6的比例。

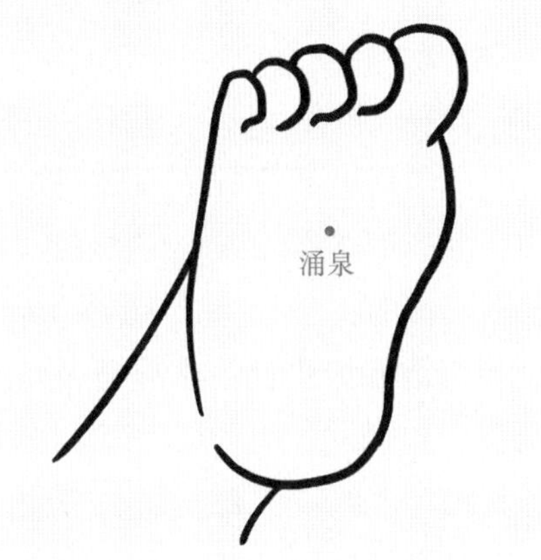

图 7–6–3　涌泉

阴虚秘：玄参、麦冬、生地黄、当归、石斛、沙参，按55∶5∶6∶5∶6的比例。

（3）具体操作：按比例选取相应药物打成细末120目混合均匀，装瓶备用；每次取上方适量（一个穴位用药量约1g），并以醋和甘油7∶3的比例调和成糊状（泥状、饼状），以不渗出液体为佳；患儿取平卧位，暴露所取穴位，注意保暖，用棉签蘸取温开水（必要时用生理盐水或75%酒精）清洁穴位及穴位周围皮肤，将调好的适量药糊（药泥、药饼）敷于穴位，以纱布覆盖并用胶布固定。

（4）疗程：每次敷贴保留2~4小时，每天1次，7天为1个疗程。

【疗法特点】

中医认为神阙穴内连五脏六腑、十二经脉，为上、中、下三焦之枢，有振奋中阳、温补下元、温通散结的功效，中药贴敷神阙穴及其他配穴，治疗便秘有确切疗效。

【注意事项】

如患儿出现皮肤过敏症状，可适当缩短贴敷时间或者换其他治疗方法。

（二）灌肠疗法

【适应证】

热秘、气秘、冷秘、血虚秘、气虚秘、阴虚秘。

【操作方法】

（1）辨证用药

热秘：枳实10g、大黄10g、厚朴6g、麻子仁10g、杏仁10g。

气秘：乌药 10g、木香 6g、沉香 5g、大黄 10g、槟榔 10g、枳实 10g、郁金 10g。

冷秘：附子 5g、大黄 10g、干姜 6g、当归 10g、肉苁蓉 10g。

气虚秘：黄芪 10g、麻仁 10g、党参 10g、当归 10g、陈皮 6g。

血虚秘：当归 10g、生地黄 10g、麻仁 10g、桃仁 6g、枳壳 10g。

阴虚秘：麦冬 10g、玄参 10g、生地黄 10g、当归 10g、沙参 10g。根据证型选取相应中药、水煎至 100ml、加温至 35℃、取灌肠液 30~50ml 保留灌肠。

（2）疗程：每天 1 次，7 天为 1 个疗程。

【疗法特点】

临床上因患儿喂药困难，中药口感不佳等原因，导致患儿口服中药依从性较差。中药灌肠作用迅速，直达病所，降低药物对肝肾功能的影响，减少口服时消化酶对药物的破坏，提高药物的生物利用率，并可刺激性排便。应用该法治疗小儿便秘，往往有较好疗效。

【注意事项】

（1）灌肠时采取左侧卧位，臀部抬高 30° 左右，有利于插管，避免因直肠弯曲（骶曲和阴曲）而损伤肠黏膜。

（2）插管时注意角度的选择，必须注意人体所固有的肛直肠角及其变化。插管时将肛管顶端从肛门朝肚脐方向插入 3cm 左右，有松落感（通过肛肠环）后停止推进，需将肛管向前偏移与肛直肠偏角相同角度即 68° 后，再插入直肠。插管时顺着人体所固有解剖角度，可减少肛管对肠管的刺激。

（3）灌肠过程中观察患儿有无头晕、恶心、面色苍白、出冷汗等不适反应，一旦发生立即停止操作，卧床休息。对于能进行语言交流的患儿，则应不断询问有无不适，如有不适则应停止操作，查明引起不适的原因，再继续操作。

（三）推拿疗法

【适应证】

便秘虚、实证。

【操作方法】

（1）辨证取穴：实秘，清大肠、退六腑、运水入土（用运法由小儿小指指腹部的肾经穴起，沿手掌的足侧和掌根部至大指指腹的脾经穴）、推四横纹、推下七节骨，亦可用清大肠独穴 40 分钟；食积，加清胃；气机郁滞，加运八卦。虚秘，清补脾、揉二马、运水入土、清补大肠；腹痛加揉外劳宫；有发热加清天河水。（图 7-6-4~ 图 7-6-6）

（2）疗程：每天 1 次，每次推拿约 30 分钟，5 天为 1 个疗程，一般 1~4 个疗程。

【疗法特点】

推拿作为一种纯自然疗法治疗小儿便秘，可以避免因泻药造成的肠黏膜损伤，促进胃肠的自律蠕动，同时调动脏腑的整体功能使大便得以通畅，临床应用广泛。

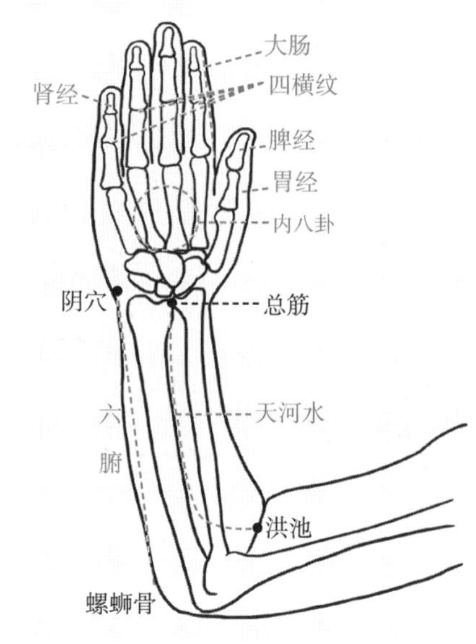

图 7-6-4 大肠、六腑、肾经、脾经、四横纹、胃经、内八卦、天河水

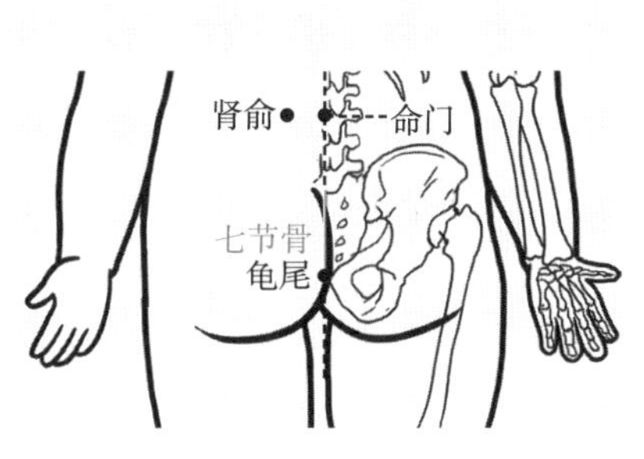

图 7-6-5 七节骨

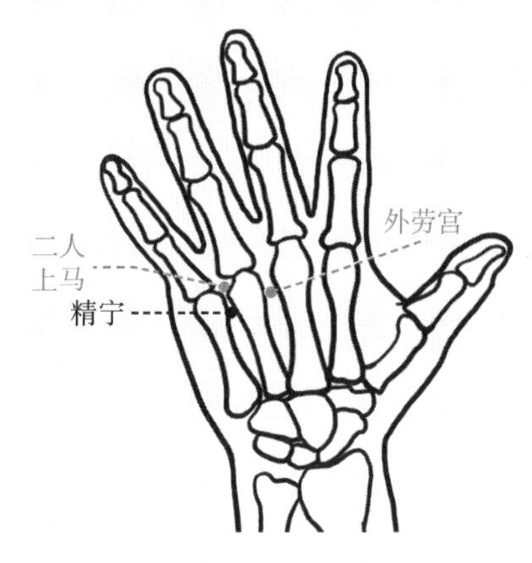

图 7-6-6 二马、外劳宫

【注意事项】

推拿治疗便秘，每次推拿时间宜长，方可达到疗效。

（四）针灸疗法

【适应证】

便秘虚、实证。

【操作方法】

（1）穴位选取：以大肠的俞、募、下合穴为主，如天枢、大肠俞、上巨虚、支沟、照海、足三里等。（图 7–6–7~ 图 7–6–11）

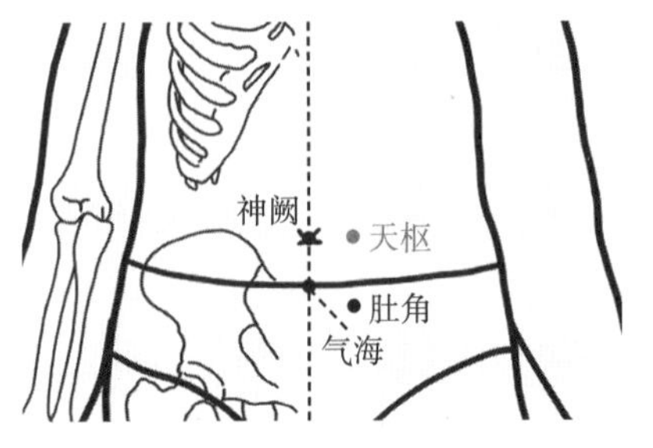

图 7–6–7　天枢

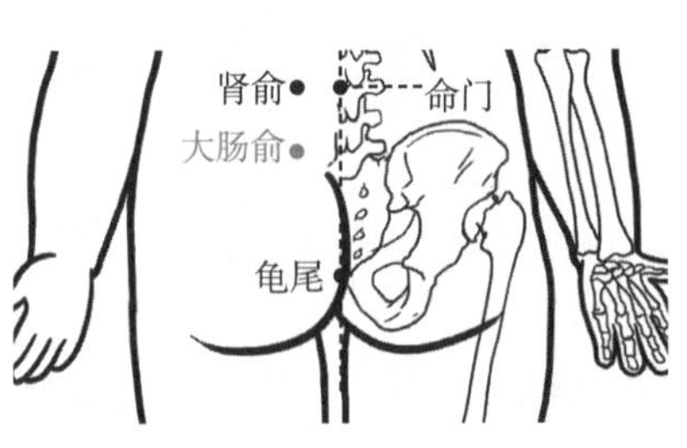

图 7–6–8　大肠俞

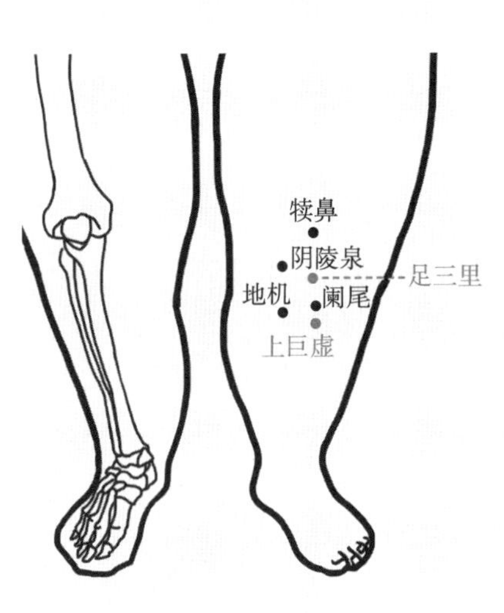

图 7–6–9　上巨虚、足三里

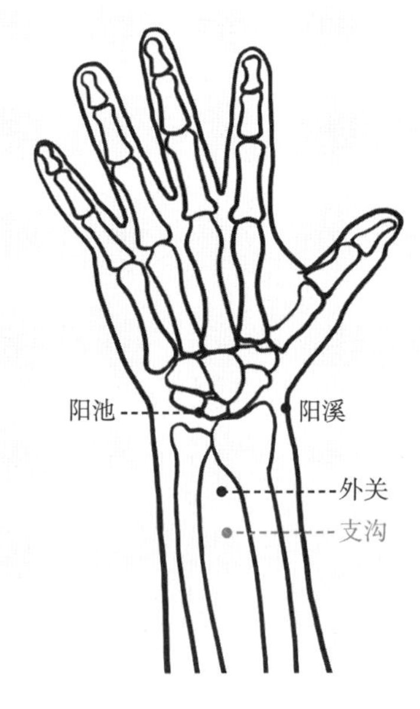

图 7–6–10　支沟

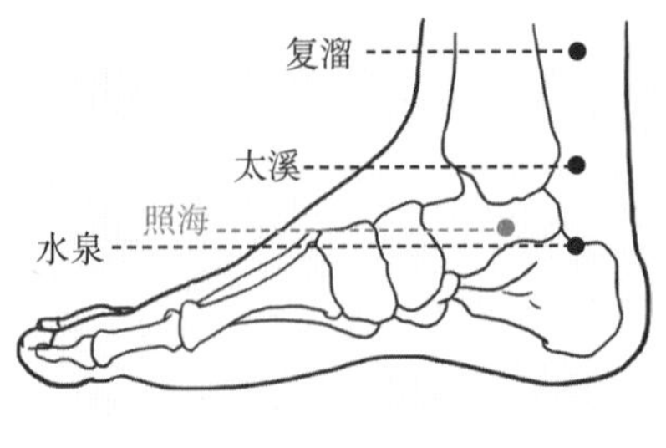

图 7–6–11　照海

（2）辨证加减：热秘，加合谷、曲池清泄腑热；气秘，加中脘、太冲疏调气机；冷秘，加灸神阙、关元通阳散寒；虚秘，加脾俞、气海健脾运气，以助通便。（图 7–6–12~ 图 7–6–16）

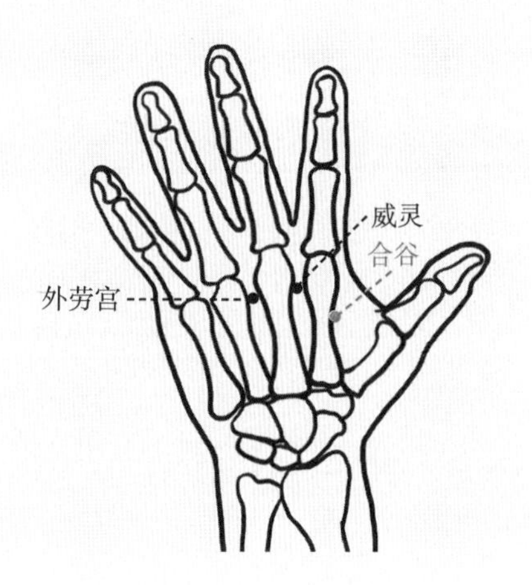

图 7-6-12 合谷

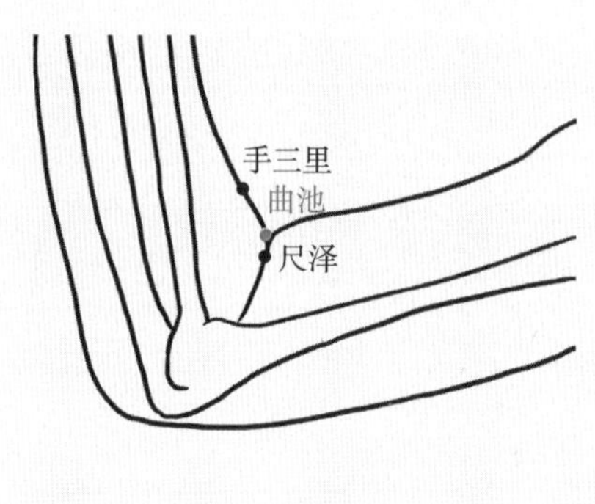

图 7-6-13 曲池

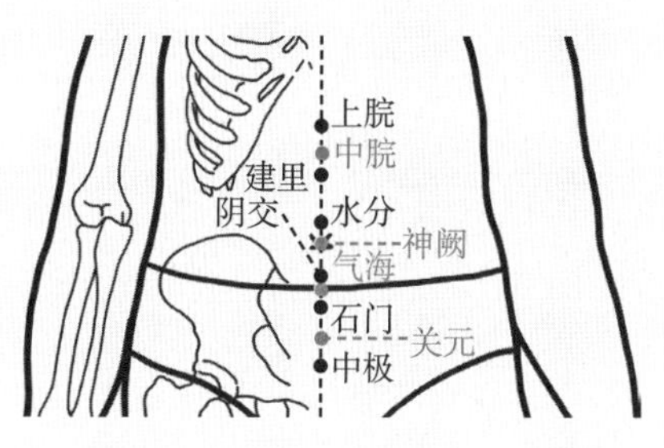

图 7-6-14 中脘、神阙、关元、气海

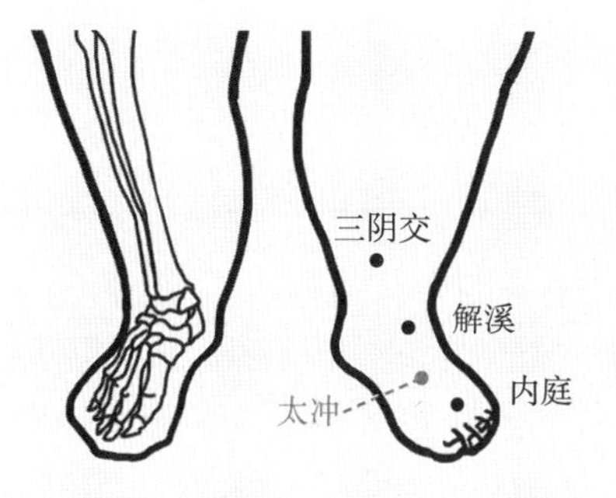

图 7-6-15 太冲

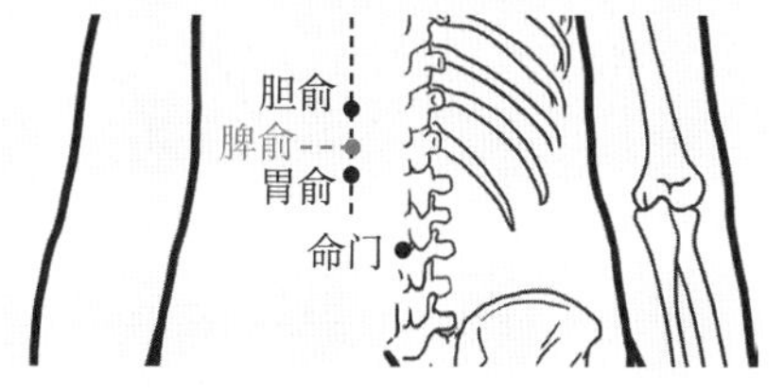

图 7-6-16 脾俞

（3）具体操作：诸穴均常规针刺；冷秘、虚秘可用温针灸、温和灸、隔姜灸或隔附子饼灸。

（4）疗程：每天 1 次，每次针灸 30~40 分钟，7 天为 1 个疗程，一般 1~4 个疗程。

【疗法特点】

便秘是由脏腑的功能失调、大肠传导失司所致，属虚实夹杂之证。本研究穴位选取大肠背俞穴之大肠俞以通降肠腑，大肠募穴之天枢穴以升降气机，募俞相配，调畅大肠气机；大肠经下合穴上巨虚，合治内腑，足三里属于足阳明胃经穴，具有调理脾胃、补中益气等功能，诸穴合用可调畅大肠腑气，腑气通畅则传导复常，便秘自愈。四神聪穴施以灸法刺激脑肠肽合成，通过脑肠轴调节胃肠功能。

【注意事项】

针灸治疗期间患儿宜养成每日排便习惯，多食蔬菜水果、多饮水，加强适当的体育活动，以提高疗效。

（五）耳穴压豆疗法

【适应证】

便秘虚、实证。

【操作方法】

（1）穴位选取：大肠、直肠下段、三焦、肝、脾、肾。（图 7–6–17）

（2）具体操作：耳郭皮肤常规消毒后，将王不留行籽或白芥子黏附在 0.6cm × 0.6cm 大小胶布中央，用镊子夹住，贴敷在对应的耳穴上，用手指轻轻揉压。以耳郭略红而小儿不哭闹为度。

（3）疗程：每次取 3~5 穴，每日家长给患儿按压 3~5 次，每次每穴按压 30~60 秒，3 日更换 1 次，双耳交替，2~3 次为 1 个疗程。

【疗法特点】

《黄帝内经》曰：“耳者宗脉之所聚也。”耳穴具有调和气血、疏通经脉的作用。耳穴压豆通过刺激穴位经络作用，起到运行气血、调和脏腑、助运通便功效。该法既安全又经济，而且操作简便，无需特殊设备和技术，疗效可靠。

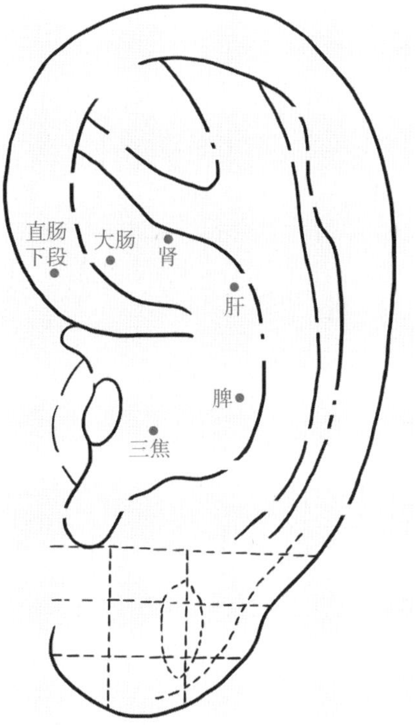

图 7–6–17　大肠、直肠下段、三焦、肝、脾、肾

【注意事项】

耳穴压豆宜紧实，防止脱落误吸。埋豆期间，指导家长每日按压局部，利用对局部穴位按压，按压程度因人而异，以患儿感觉酸、麻、微痛及热感为宜。

第七节 厌食

小儿厌食症是儿科的常见疾病，以长时间出现食欲减退、厌恶进食，甚至拒食为主要临床表现。相当于西医中消化不良、神经性厌食等疾病。

一、临床表现

中医学认为小儿厌食发生的原因，多和先天禀赋不足、脾胃虚弱、乳食不节、痰湿内生、情志不舒等因素有关。小儿脾常不足，饮食不能自调，食物不知饥饱，饮食不节或喂养不当后，容易损伤脾胃的正常运化功能，从而产生见食不贪，肌肉消瘦，影响正常生长发育。临床上厌食辨证常分为脾失健运、胃阴不足、脾胃气虚三个类型。“脾健不在补贵在运”，故本病治疗，当以运脾开胃为基本法则，宜以轻清之剂解脾胃之困，拨清灵脏气以恢复转运之机，使脾胃调和，脾运复健，则胃纳自开。属实者，当以运脾和胃为主；属虚者，也须健脾益气、养胃育阴的同时，佐以助运。同时，应注意患儿的饮食调理，纠正不良的饮食习惯，食疗、药治兼施，方能见效。

小儿厌食外治法包括贴敷、推拿、针刺、艾灸、耳穴、刮痧等，通过药物或非药物疗法作用于皮肤、体表的某些特定穴位，能调整内脏的功能，达到治疗的目的。

二、外治方法

（一）贴敷法

【适应证】

厌食症属脾失健运证、脾胃气虚证、脾胃阴虚证、肝脾不和证者。

【操作方法】

（1）辨证用药

脾失健运证：不换金正气散加减，苍术60g、陈皮60g、佩兰100g、清半夏60g、枳壳60g、焦六神曲100g、藿香100g、炒麦芽100g、焦山楂

100g 等。

脾胃气虚证：异功散加味，党参 100g、茯苓 100g、白术 100g、甘草 30g、陈皮 60g、佩兰 100g、焦六神曲 100g、砂仁 30g、鸡内金 60g 等；

脾胃阴虚证：养胃增液汤加减，北沙参 100g、麦冬 100g、石斛 60g、玉竹 100g、乌梅 60g、白芍 100g、焦山楂 100g、炙甘草 30g、炒麦芽 100g 等。

肝脾不和证：逍遥散加减，柴胡 100g、紫苏 100g、白芍 100g、当归 100g、白术 100g、茯苓 100g、焦六神曲 100g、焦山楂 100g、炒麦芽 100g、甘草 30g 等。

（2）穴位选取：神阙、上脘、中脘、下脘、足三里。（图 7–7–1、图 7–7–2）

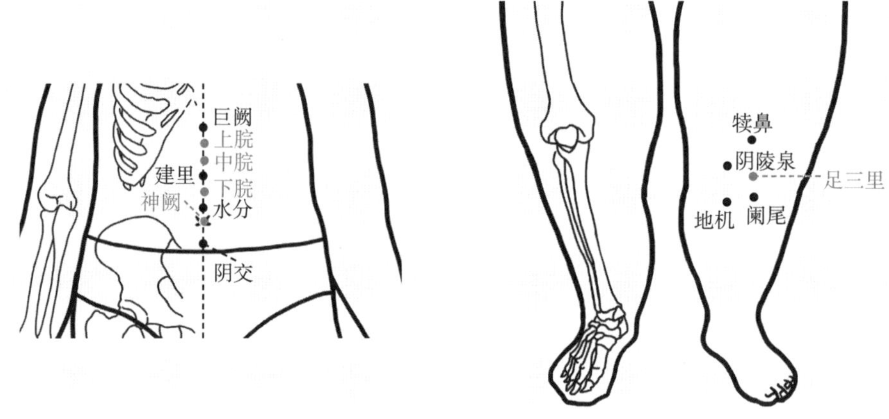

图 7–7–1　上脘、中脘、下脘、神阙　　图 7–7–2　足三里

（3）具体操作：选取相应药物打成细末 120 目混合均匀装瓶备用；每次取上方 6g，用鲜姜汁 3g、醋 3g 或适量的凡士林、甘油调和成糊状（泥状、饼状），以不渗出液体为佳，敷药中或可加入二甲基亚砜或氮酮等，有助于提高经皮吸收的效果；患儿取平卧位，暴露所取穴位（神阙、上脘、中脘、下脘或足三里等穴），注意保暖，用棉签蘸取温开水（必要时用生理盐水或 75% 酒精）清洁穴位及穴位周围皮肤，将调好的适量药糊（药泥、药饼）涂敷于穴位，以纱布覆盖并用胶布固定。

（4）疗程：每次贴敷保留 4 小时左右，每天 1 次，3~5 天为 1 个疗程，一般 1~2 个疗程。

【疗法特点】

小儿厌食症的病位主在脾胃，属中焦之病，故可以敷脐疗之，即取神阙穴。而中脘穴是胃的募穴、八会穴之腑会，是胃肠各腑经气之所聚，治疗脾胃疾病，当取此穴。且神阙穴、中脘穴均位于奇经八脉之任脉上，故有调节全身阴经经气之功效也。脐在胚胎发育过程中为腹壁最后闭合之处，与全身皮肤结构比较，表皮角质层薄，药物最容易穿透弥散而被吸收，其特殊的解剖结构，使之成为贴敷给药的最理想部位。中脘穴处的皮下脂肪较薄，亦有利于贴敷药物的直接渗透和吸收，从而达到治疗厌食症的目的。

【注意事项】

皮肤破溃、局部皮肤过敏者禁用。用药后观察局部皮肤，如有丘疹、奇痒或局部肿胀等过敏现象时，停止用药，并将药物擦拭或清洗干净。

（二）推拿疗法

【适应证】

厌食症属脾失健运证、脾胃气虚证、脾胃阴虚证、肝脾不和证者。

【操作方法】

（1）穴位选取：脾经、板门、大肠经、内八卦、四横纹、中脘、腹部、足三里。（图 7-7-3~ 图 7-7-6）

（2）具体操作：一般采用推法、揉法、摩法、按法。每个穴位推拿 3 分钟左右，每分钟约 200 次，手法以轻快为主。捏脊一般捏 6~12 遍，以患儿背部皮肤发红为度。

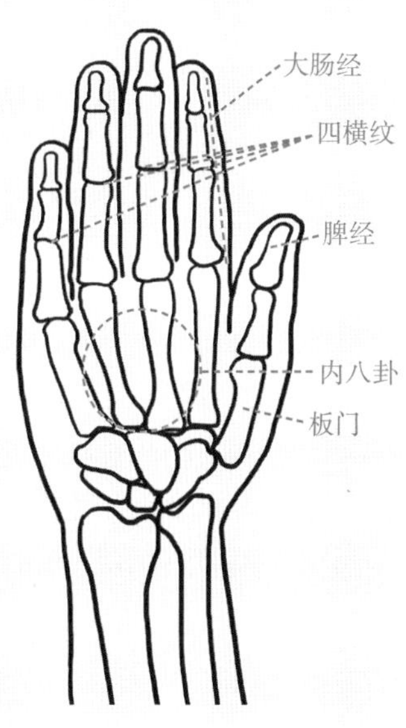

图 7-7-3　脾经、板门、大肠经、内八卦、四横纹

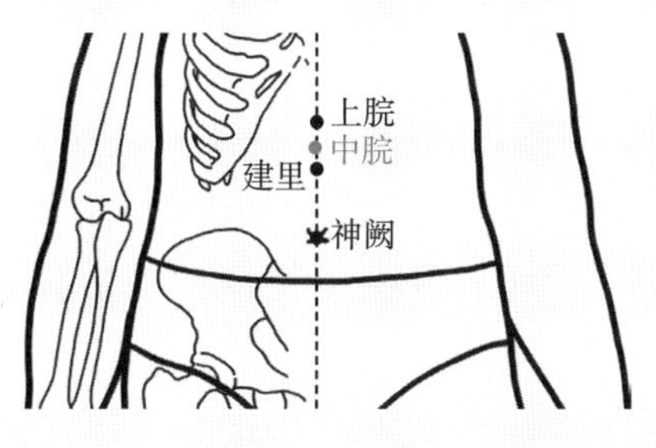

图 7-7-4　中脘

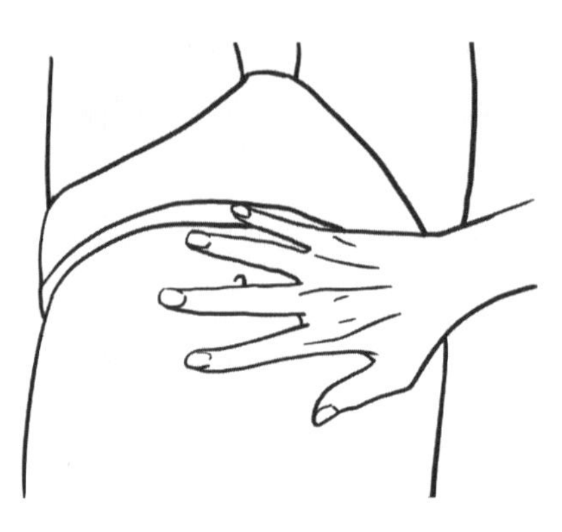

图 7-7-5　腹

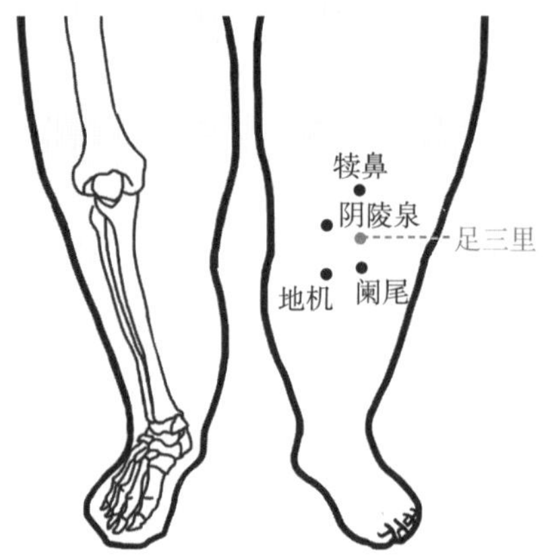

图 7-7-6　足三里

（3）辨证加减：恶心呕吐，加清板门；腹痛，加揉外劳宫；若病后伤阴或胃阴不足，出现口干多饮，不思进食，大便干结，五心烦热，舌红少苔或舌苔花剥，脉细数者，加揉二马、清天河水、清胃。（图 7-7-7、图 7-7-8）

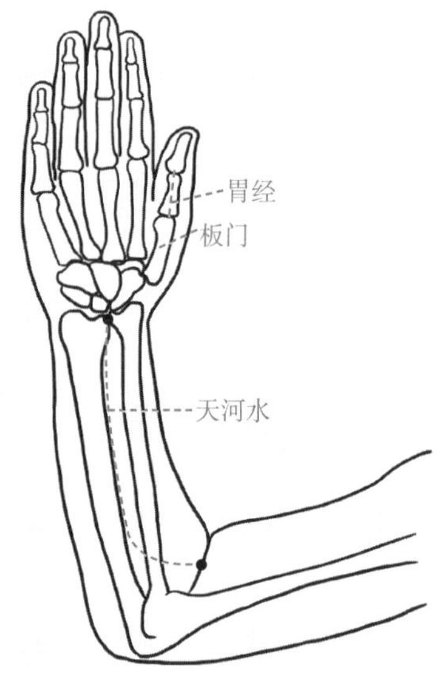

图 7-7-7　板门、天河水、胃

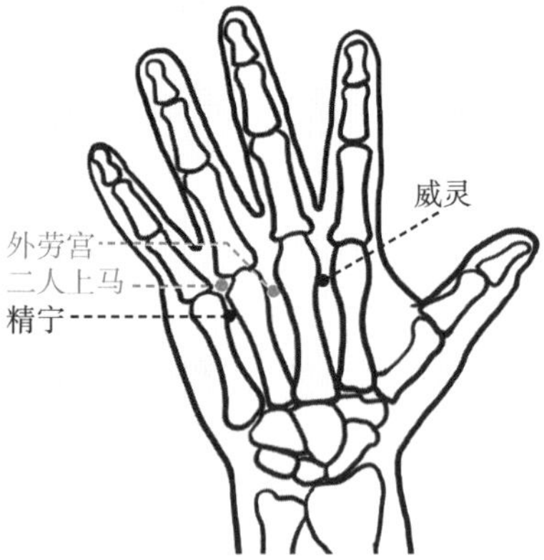

图 7-7-8　外劳宫、二马

（4）疗程：每天 1 次，每次推拿约 30 分钟，5 天为 1 个疗程，一般 1~4 个疗程。

【疗法特点】

通过推、拿、提、捏等手法对小儿脾胃经络走行穴位进行刺激，具有调阴阳、理气血、和脏腑、通经络、培元气等功效。捏脊、摩腹还能刺激各脏腑的体表腧穴，既能使脏腑气血阴阳和胃肠功能得以调节，又能使胃肠内的积食排出体外，对改善小儿食欲疗效确切，临床应用广泛。

【注意事项】

应先准备好推拿介质，一般用滑石粉、爽身粉或润肤油；厌食症患儿推拿治疗应坚持疗程，有效后应继续巩固，以避免出现反复。

（三）针刺法

【适应证】

厌食症属脾失健运证、脾胃阴虚证、脾胃气虚证、肝脾不和证。

【操作方法】

（1）穴位选取：四缝、中脘、天枢、脾俞、胃俞、肝俞、足三里。（图7-7-9~图7-7-12）

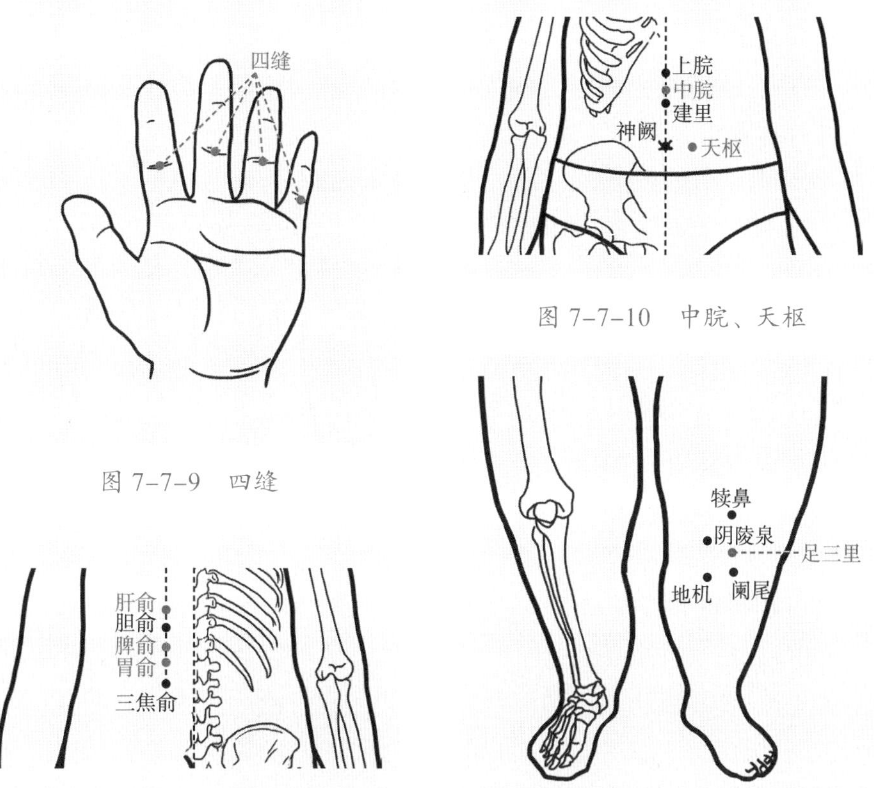

图7-7-9 四缝

图7-7-10 中脘、天枢

图7-7-11 脾俞、胃俞、肝俞

图7-7-12 足三里

（2）具体操作：四缝穴放血，配合点刺中脘、双侧天枢、脾俞、胃俞、肝俞及足三里等穴。

（3）疗程：四缝穴放血可每周 1 次，其他穴位可每日点刺 1 次，1 周为 1 个疗程，一般 1~3 个疗程。

【疗法特点】

针刺疗法一般选择四缝穴为主，针刺取血，或挤出少许黄白色透明黏液即可。四缝穴是经外奇穴、手之三阴经所过之处，针刺四缝可以解热除烦，通畅百脉，调和脏腑，起到健脾助运开胃的功效。

【注意事项】

（1）针刺放血时操作者动作宜轻巧，婴幼儿应浅刺。

（2）施术前应与患儿及家长充分沟通，争取理解和配合，以顺利完成治疗。

（3）操作结束后，患儿 2 小时内不要洗手或弄湿手指，以免感染。

（四）艾灸法

【适应证】

厌食症属脾失健运证、脾胃阴虚证、脾胃气虚证、肝脾不和证者。

【操作方法】

（1）穴位选取：上脘、中脘、下脘、神阙。（图 7–7–13）

（2）具体操作：患儿取仰卧位，选取上脘、中脘、下脘、神阙，将适量艾绒放入艾灸盒并点燃，再将艾灸盒放于穴位处固定，时间 20 分钟左右，以皮肤微微发红为度。

（3）疗程：每日 1 次，5 天为 1 个疗程；脾虚证患儿可连续 2~3 个疗程。

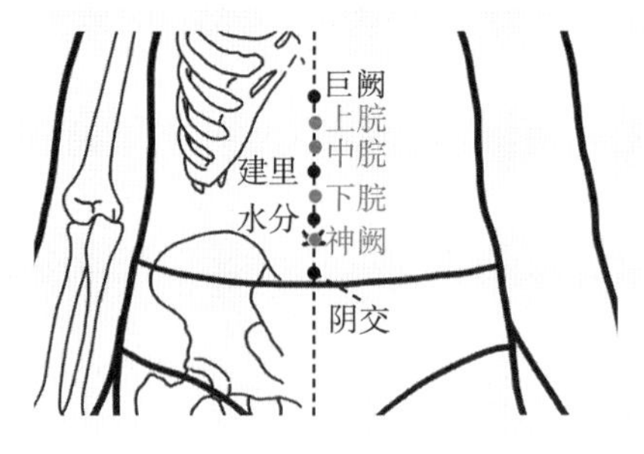

图 7–7–13 上脘、中脘、下脘、神阙

【疗法特点】

艾灸法是一种融经络、穴位、药物为一体的复合性治疗方法，是无痛性经穴疗法治疗疾病的一种新思路，也是中医外治疗法的一个特色。艾灸治疗小儿厌食，选取穴位集中在胃脘部，采用艾灸盒较传统艾灸更为方便，温度更好控制，避免了灸条灰掉落、烫伤皮肤等缺点。

【注意事项】

艾灸适用于依从性较强的 2 岁以上患儿，且艾灸时间不宜过长，防止烫伤。

（五）耳穴压豆法

【适应证】

厌食症属脾失健运证、脾胃阴虚证、脾胃气虚证、肝脾不和证者。

【操作方法】

（1）穴位选取：选耳穴脾、胃、皮质下、交感、神门、大肠等。（图7-7-14）

（2）具体操作：耳郭皮肤常规消毒后，将王不留行籽或白芥子黏附在0.6cm×0.6cm大小胶布中央，用镊子夹住，贴敷在对应的耳穴上，用手指轻轻揉压，以耳郭略红而小儿不哭闹为度。

（3）疗程：每次取3~5穴，每日家长给患儿按压3~5次，每次每穴按压30~60秒，3日更换1次，双耳交替，2~3次为1个疗程。

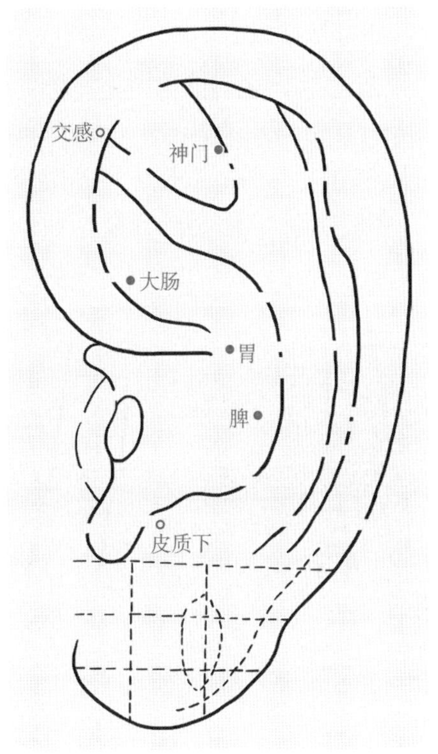

图7-7-14 脾、胃、皮质下、交感、神门、大肠

【疗法特点】

厌食主要由脾胃功能失调所致，选择相应的耳穴可以增强相应组织、器官的功能，起到和胃、运脾、益气等功效。脾得运化升清，胃得受纳腐熟，大、小肠能分清泌浊，而使顽疾得愈。

【注意事项】

耳穴压豆宜紧实，防止脱落误吸。针对小儿特殊情况，掌握好按压的力度，以儿童耐受为度。

（六）刮痧法

【适应证】

厌食症属脾失健运证、脾胃阴虚证、脾胃气虚证、肝脾不和证。

【操作方法】

（1）穴位选取：大椎、七节骨、中脘、天枢、胃俞、脾俞、足三里。（图7-7-15~图7-7-17）

（2）具体操作：患儿取相应体位，用热毛巾擦洗皮肤，在患儿皮肤上涂以凡士林等介质后，术者持刮痧板从督脉大椎刮至七节骨，再到两侧膀胱经，再刮中脘、天枢、胃俞、脾俞、足三里等穴，自上而下、单方向地刮拭，以皮肤发红出痧为度。

【疗法特点】

刮痧能调整机体的激素平衡，有利于机体体质的调理，通过刺激脾俞、胃俞、中脘、天枢、足三里等穴以健脾助运，改善患儿食欲。

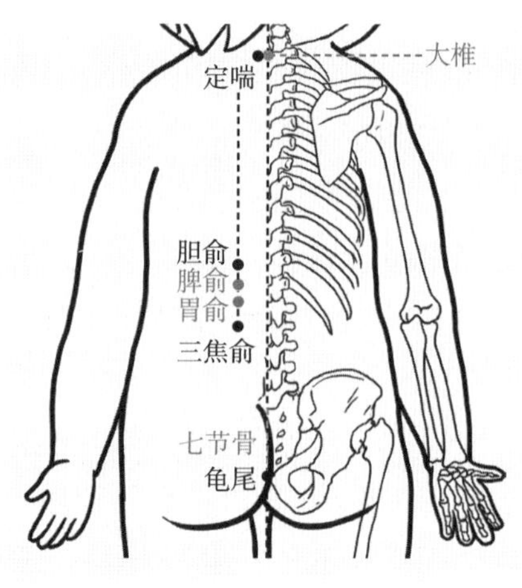

图 7–7–15　大椎、七节骨、胃俞、脾俞

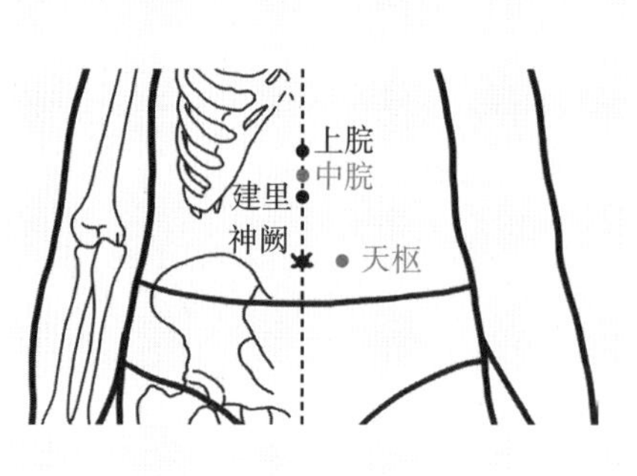

图 7–7–16　中脘、天枢

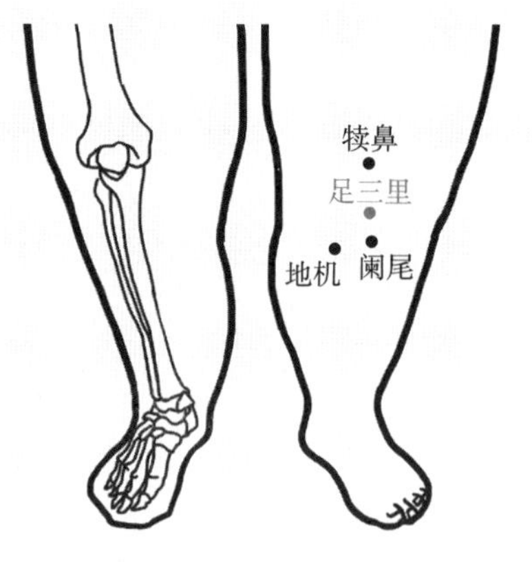

图 7–7–17　足三里

【注意事项】

动作宜轻柔，避免刮破患儿皮肤；治疗次数不宜多，小儿厌食行 1~2 次刮痧即可。

第八节　积滞

积滞是指小儿由于饮食不节或恣食肥甘、不洁之物，内伤乳食，停聚中焦，积而不消，气滞不行所形成的一种小儿常见脾系疾病。临床上以纳呆、厌食、食而不化、腹满胀痛、嗳腐吞酸或腹中嘈杂、呕吐乳食、大便腥臭或便秘为特征。如不及时治疗，则日久生衔，变生他疾。本病相当于西医学的消化功能紊乱症。本病一年四季皆可发生，而夏秋季节，暑湿易于困遏脾气，故发病率较高。小儿各年龄组皆可发病，但以婴幼儿多见，常在感冒、泄泻、疳证中合并出现。

一、临床表现

积滞治疗以消食化滞为基本原则。乳食内积之实证以消食导滞为主；脾虚夹积之虚中夹实证以健脾消食、消补兼施为法。积重而脾虚轻者，宜消中兼补法；积轻而脾虚甚者，则用补中兼消法，扶正为主，消积为辅，正所谓“养正而积自除”。

积滞外治法包括贴敷、推拿、针刺、耳穴、刮痧等，通过药物或非药物疗法作用于皮肤、体表的某些特定穴位，能调整内脏的功能，达到治疗的目的。

二、外治方法

（一）贴敷法

【适应证】

乳食内积证、食积腹胀痛。

【操作方法】

（1）辨证用药

乳食内积证：肉桂60g、丁香30g、焦六神曲30g、苍术30g、焦山楂30g、枳壳10g、炒麦芽30g、玄明粉10g等。

食积腹胀痛：六神曲30g、槟榔10g、麦芽30g，山楂30g、大黄10g，芒硝20g。

（2）具体操作：选取相应药物打成细末120目混合均匀，装瓶备用；每次取上方用鲜姜汁3g、醋3g或适量的凡士林、甘油调和成糊状（泥状、饼状），以不渗出液体为佳，敷药中或可加入二甲基亚砜或氮酮等，有助于提高经皮吸收的效果；患儿取平卧位，暴露所取穴位（神阙、上脘、中脘、下脘或足三里等穴），注意保暖，用棉签蘸取温开水（必要时用生理盐水或75%酒精）清洁穴位及穴位周围皮肤，将调好的适量药糊（药泥、药饼）

涂敷于穴位，以纱布覆盖并用胶布固定。

（3）疗程：每次贴敷保留 4 小时左右，每天 1 次，3~5 天为 1 个疗程，一般 1~2 个疗程。

【疗法特点】

积滞患儿往往伴随厌食，甚则时有恶心欲吐，服药更是困难，贴敷法具有简单方便、易于操作等特点，所以被广泛应用。

【注意事项】

（1）皮肤破溃、局部皮肤过敏者禁用。

（2）用药后观察局部皮肤，如有丘疹、奇痒或局部肿胀等过敏现象时，停止用药，并将药物擦拭或清洗干净。

（3）贴敷疗法治疗积滞，起效较慢，若患儿积滞伴明显腹胀或厌食，甚至呕吐，应结合其他治疗方法，贴敷仅作辅助治疗。

（二）推拿疗法

【适应证】

乳食内积证、脾虚夹积证。

【操作方法】

（1）穴位选取：胃经、内八卦、板门、四横纹、中脘、腹部、足三里、脊。（图 7–8–1~ 图 7–8–4）

（2）具体操作：一般采用推法、揉法、摩法、按法。每个穴位推拿 3 分钟左右，每分钟约 200 次，手法以轻快为主。捏脊一般捏 6~12 遍，以患儿背部皮肤发红为度。

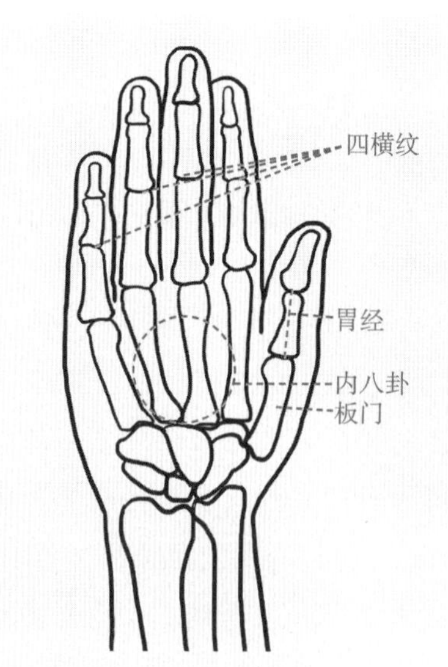

图 7–8–1　胃经、内八卦、板门、四横纹

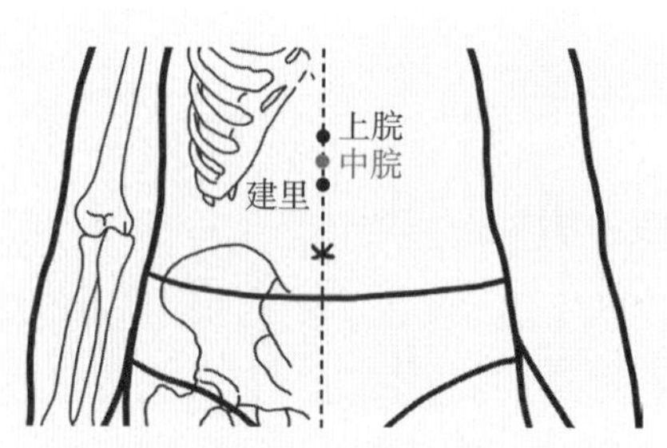

图 7–8–2　中脘

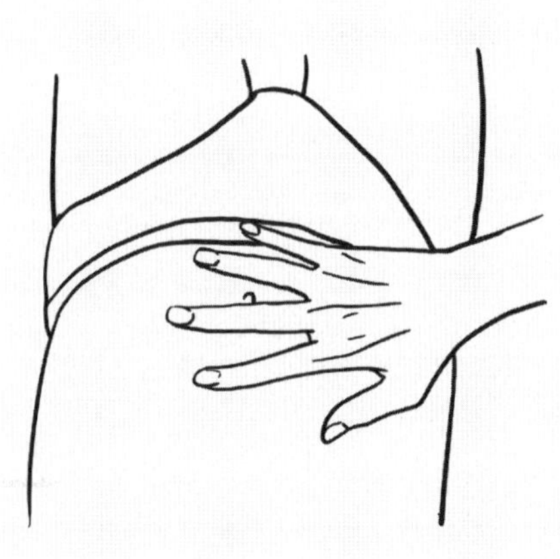

图 7-8-3 腹

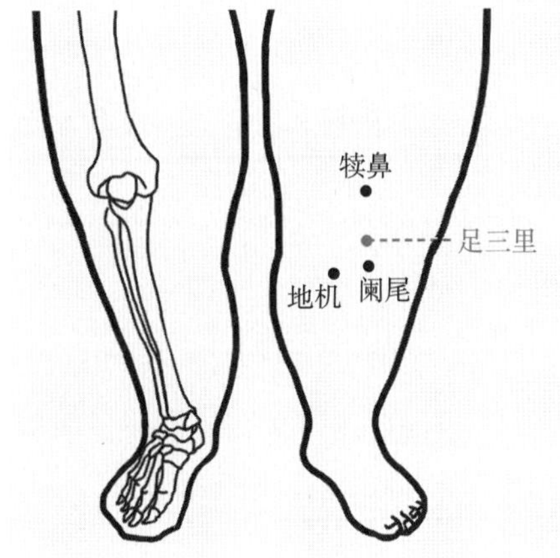

图 7-8-4 足三里

（3）辨证加减：若乳食内积，加推下七节骨、分腹阴阳；若积滞化热，加清天河水、清大肠、揉曲池；若脾虚夹积，加补脾经、清补大肠。（图 7-8-5、图 7-8-6）

（4）疗程：每天 1 次，每次推拿约 30 分钟，5 天为 1 个疗程，一般 1~4 个疗程。

【疗法特点】

小儿积滞症的推拿方法以采用手臂局部取穴为主，如清胃经能清中焦湿热，和胃降逆，泻胃火，除烦止渴，行滞消食；清天河水其性温和，能清脏腑郁热积滞而不伤阴；揉板门能理中行气、化积消胀和中；推大

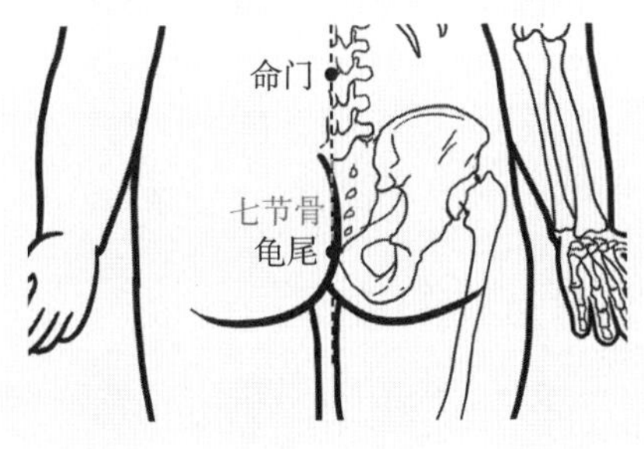

图 7-8-5 七节骨

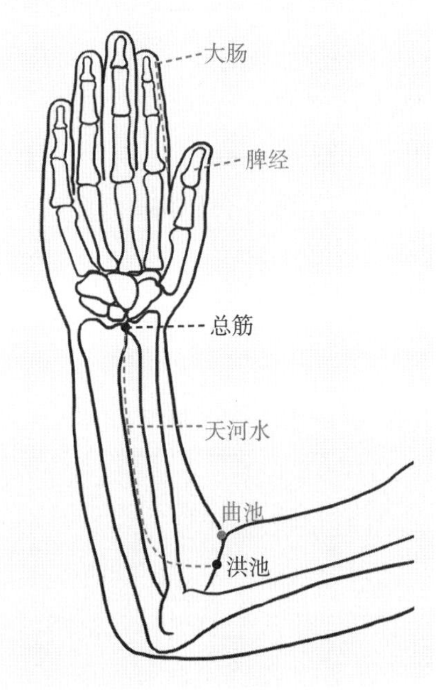

图 7-8-6 天河水、大肠、曲池、脾经

肠有调脾助运、恢复转运之效。治疗中诸穴共用，能增强胃肠的蠕动作用，使胃的排空时间提前，从而食积渐消。

【注意事项】

应先准备好推拿介质，一般用滑石粉、爽身粉或润肤油。宜饭前或饭后 2 小时进行，不宜在饱腹状态下进行。

（三）针刺法

【适应证】

乳食内积证、脾虚夹积证。

【操作方法】

（1）穴位选取：四缝、中脘、梁门。（图 7–8–7、图 7–8–8）

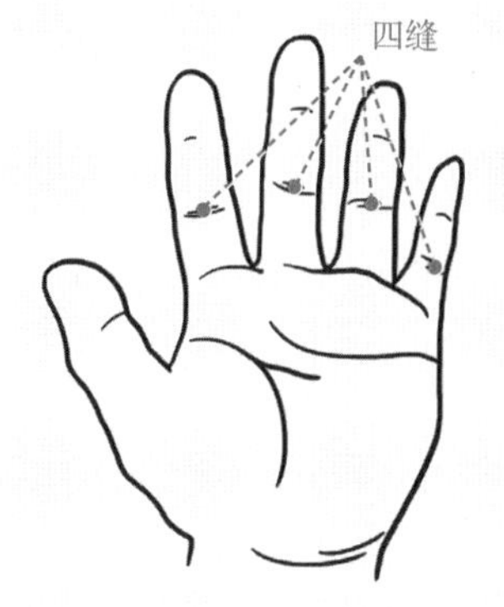

图 7–8–7　四缝

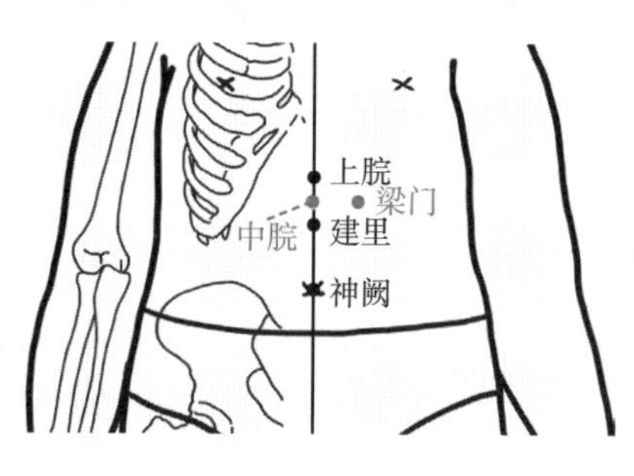

图 7–8–8　中脘、梁门

（2）具体操作：四缝穴放血，配合点刺中脘、梁门。

（3）辨证加减：乳食内积，加内庭、天枢；若积滞化热，加曲池、大椎；烦躁，加神门；若脾虚夹积，加脾俞、胃俞、气海。

（4）疗程：每次取 3~5 穴，中等刺激，不留针，实证用泻法为主，辅以补法；虚证用补法为主，辅以泻法。四缝穴放血可每周 1 次，其他穴位可每日点刺 1 次，1 周为 1 个疗程，一般 1~3 个疗程。

【疗法特点】

针刺疗法一般选择四缝穴为主，针刺取血，或挤出少许黄白色透明黏液即可。中医研究认为点刺四缝穴有健脾和胃、促进气血运行、疏通经络、调和阴阳、调理脏腑等作用，尤其是在健脾和胃方面表现得尤为突出，治疗小儿积滞，疗效确切。

【注意事项】

（1）患儿不宜在空腹状态进行针刺治疗。

（2）施术前应与患儿及家长充分沟通，争取理解和配合以顺利完成治疗。

（3）鉴于针刺疼痛且需多次治疗，因此进针宜浅，一般不留针或留针时间宜短。

（四）耳穴压豆法

【适应证】

乳食内积证、脾虚夹积证。

【操作方法】

（1）穴位选取：选耳穴脾、胃、神门、交感、大肠等。（图 7–8–9）

（2）具体操作：耳郭皮肤常规消毒后，将王不留行籽或白芥子黏附在 0.6cm × 0.6cm 大小胶布中央，用镊子夹住，贴敷在对应的耳穴上，用手指轻轻揉压，以耳郭略红而小儿不哭闹为度。

（3）疗程：每次取 3~5 穴，每日家长给患儿按压 3~5 次，每次每穴按压 30~60 秒，3 日更换 1 次，双耳交替，2~3 次为 1 个疗程。

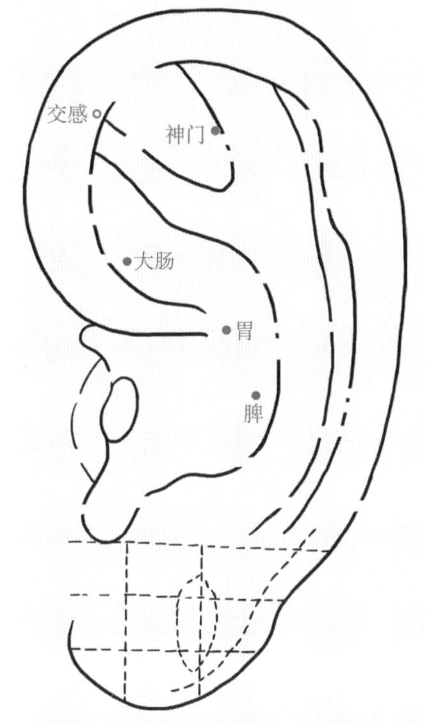

图 7–8–9 脾、胃、神门、交感、大肠

【疗法特点】

耳穴与人体经络、脏腑、组织相互联系，脾穴、胃穴等具有调节消化系统功能的作用，耳穴压豆通过刺激穴位经络作用，起到运行气血、调和脏腑、健脾助运功效。该法既安全又经济，而且操作简便，无需特殊设备和技术，疗效可靠。

【注意事项】

耳穴压豆宜紧实，防止脱落误吸。埋豆期间，指导家长每日按压局部穴位；按压程度因人而异，以患儿感觉酸、麻、微痛及热感为宜。

（五）刮痧法

【适应证】

乳食内积证、脾虚夹积证。

【操作方法】

（1）穴位选取：大椎、七节骨、大肠俞、身柱、脾俞、胃俞、中脘、天枢、足三里。（图 7–8–10~ 图 7–8–12）

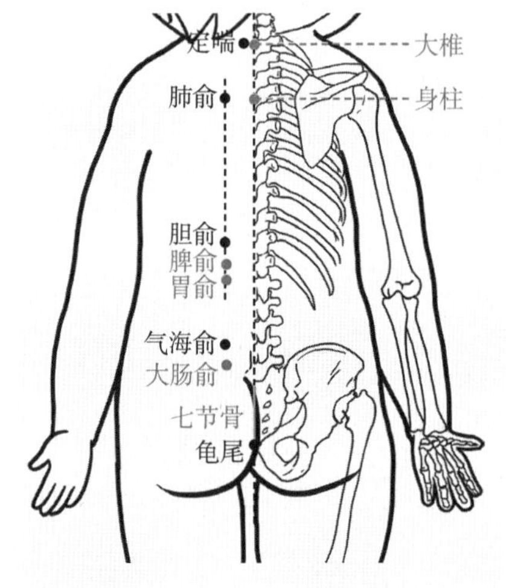

图 7–8–10　大椎、七节骨、大肠俞、身柱、脾俞、胃俞

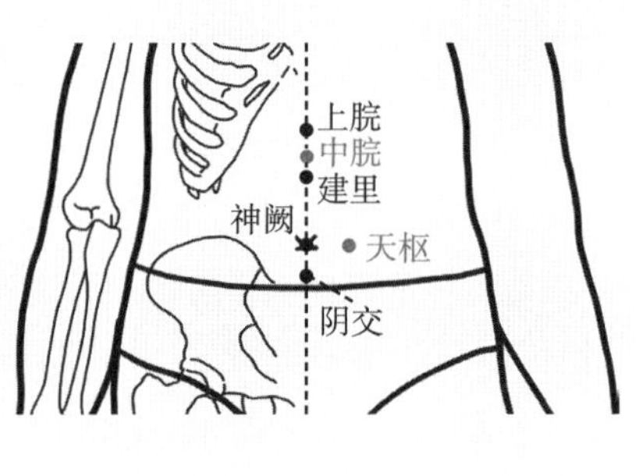

图 7–8–11　中脘、天枢

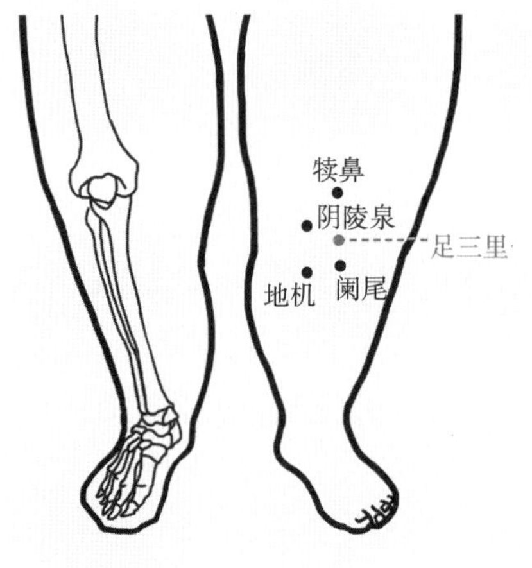

图 7–8–12　足三里

（2）具体操作：患儿取相应体位，用热毛巾擦洗皮肤，在患儿皮肤上涂以凡士林等介质后，术者持刮痧板从督脉大椎刮至七节骨，再到两侧膀胱经，再刮大肠俞、身柱、脾俞、胃俞；腹部，中脘、天枢；下肢，足三里等穴，自上而下、单方向地刮拭，以皮肤发红出痧为度。每日 1 次，5 次为 1 个疗程，穴位可交替进行。

【疗法特点】

刮痧对人体具有舒筋通络、活血化瘀、排清毒素、调整阴阳等功效，能调整机体的内环境，有利于机体体质的调理，通过强肾、益气养阴、补肺健脾等功能，增强机体整体素质。

【注意事项】

（1）动作宜轻柔，避免刮破患儿皮肤。

（2）空腹或饭后半小时内禁止刮痧。

第八章　心肝疾病

第一节　夜啼

夜啼是指小儿白天能安静入睡，入夜则啼哭不安，时哭时止，或每夜定时啼哭，甚则通宵达旦，且能排除伤乳、发热或其他疾病所引起的啼哭，民间俗称“夜哭郎”，多见于半岁以内的婴幼儿。

一、临床表现

小儿夜啼临床需排除生理性夜间啼哭，排除因各种疾病如外感发热、口疮、肠套叠、寒疝等疾病引起的啼哭，以免贻误患儿病情。还需与不适、拗哭相鉴别。小儿夜间若哺食不足或过食，尿布潮湿未及时更换，环境及衣被过冷或过热，襁褓中夹有碛质异物等，均可引起婴儿不适而啼哭，采取相应措施后则婴儿啼哭即止。有些婴儿因不良习惯而致夜间啼哭，如夜间开灯方寐、摇篮中摇摆方寐、怀抱方寐、边走边拍方寐等习惯，注意纠正不良习惯后啼哭可以停止。

小儿夜啼发生的原因，有先天因素和后天因素两个方面。先天因素责之于孕母失调，遗患胎儿；后天因素包括腹部受寒、体内积热、暴受惊恐等。基本病机为心热、脾寒、惊恐。本病辨证可分为脾寒气滞、惊恐伤神、心经积热等。

夜啼的治疗原则是调整脏腑的虚实寒热，使脏气安和、血脉调匀。因脾寒气滞者，治以温脾行气；因心经积热者，治以清心安神；因惊恐伤神者，治以定惊宁神。

二、外治方法

（一）贴敷法

【适应证】

夜啼属心经积热证、脾寒气滞证、惊恐伤神证者。

【操作方法】

（1）辨证用药

脾寒气滞：丁香6g、吴茱萸6g、肉桂6g、艾叶9g、干姜9g、鸡内金9g等。

心经积热：淡豆豉9g、灯芯草9g、黑丑6g、朱砂6g等。

惊恐伤神：乌药9g、钩藤9g、蝉蜕9g、琥珀3g、吴茱萸6g、珍珠粉3g等。

还可以选用中成药，如复方枣仁胶囊去衣取末敷脐，用于各种夜啼证型。亦可用丸药化开，如理中丸敷脐，用于脾寒气滞；朱砂安神丸敷内劳宫或涌泉穴，用于心经积热及惊恐伤神等。

（2）穴位选取：涌泉、神阙或内劳宫。（图8-1-1~图8-1-3）

（3）具体操作：选取相应药物成比例打成细末120目筛混合均匀，装瓶备用；每次取上方6g，用鲜姜汁3g、醋3g或适量的凡士林、甘油调和成糊状（泥状、饼状），以不渗出液体为佳，敷药中或可加入氮酮等，有助于提高经皮吸收的效果；患儿取平卧位，暴露所取穴位（涌泉穴、神阙穴或内劳宫），注意保暖，用棉签蘸取温开水（必要时用生理盐水或75%酒

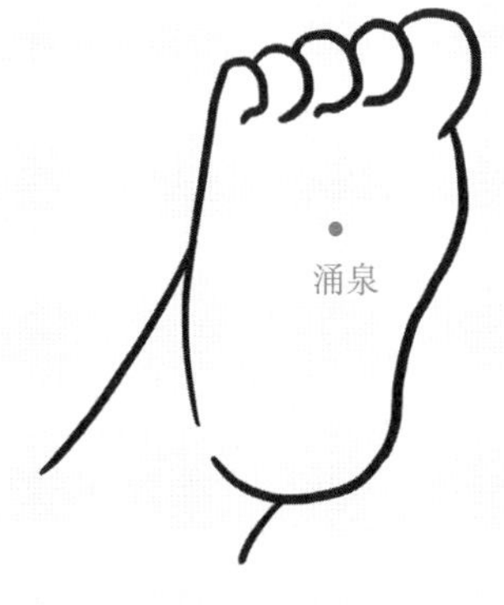

图8-1-1　涌泉

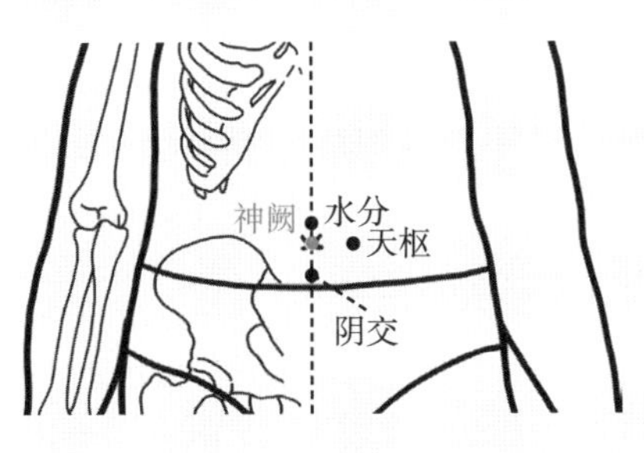

图8-1-2　神阙

精）清洁穴位及穴位周围皮肤，将调好的适量药糊（药泥、药饼）涂敷于穴位，以纱布覆盖并用胶布固定。

（4）疗程：每次贴敷保留2~4小时，每天1次，3~5天为1个疗程，一般1~2个疗程。

【疗法特点】

小儿夜啼从脾、心、肾论治，劳宫穴为心包经穴，可清心安神；涌泉为肾经穴，可引热下行。穴位贴敷将药物的归经及功效和穴位的功用相结合，其效更捷。

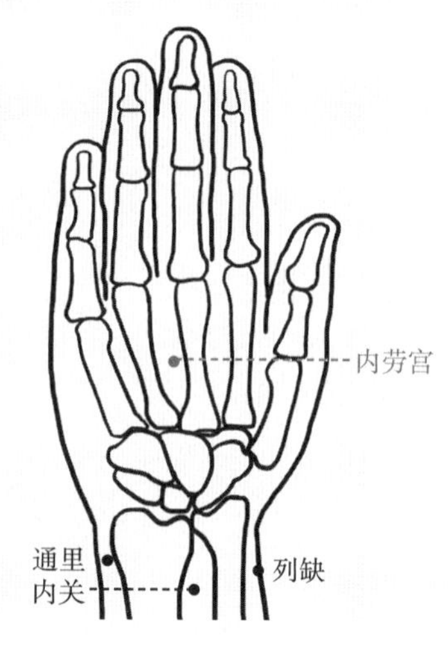

图 8-1-3　内劳宫

【注意事项】

如夜间使用贴敷疗法，对于啼哭不安、翻身躁动的小儿，家长应留意夜间敷药是否脱落，以便及时处理。

（二）沐足法

【适应证】

夜啼属心经积热证、脾寒气滞证、惊恐伤神证者。

【操作方法】

（1）辨证用药

脾寒气滞：焦山楂30g、白胡椒15g、炒麦芽30g等。

心经积热：钩藤30g、菊花15g、山栀20g、桑叶30g等。

惊恐伤神：生牡蛎40g、柏子仁30g、生龙骨40g等。

（2）具体操作：根据辨证选择处方，将药物煎熬好后，弃去药渣，待药液温度适宜时令患儿双足浸泡其中，使药液没过脚踝，家长同时轻轻按摩患儿双足，以促进药物吸收。

（3）疗程：每天1次，10天为1个疗程。

【疗法特点】

脚部是足三阴经的起始点，又是足三阳经的终结点，双脚穴位多达66个，占全身穴位的10%。它们连接人体内部经络，直达主管思维功能的“心”，故浴足有浴“心”之意。涌泉穴为肾经之穴，故每晚使用中药煎剂沐足，同时配合按摩双足，尤其是按摩涌泉穴，刺激其反射区，可以起到调整脏腑、疏通经络、平衡阴阳、养心安神、调节自主神经系统的作用，缓解小儿夜啼不安状态，改善睡眠。

【注意事项】

熏洗时间不宜过长，以 10~15 分钟为宜。

（三）药枕法

【适应证】

夜啼属脾寒气滞证、心经积热证、惊恐伤神证者。

【操作方法】

取白茯苓 50g，钩藤 80g，白菊花 80g，淡竹叶 50g，琥珀 20g，灯芯草 50g，五味子 10g，打碎后装入一布袋中，夜间枕用，早晨将药袋装入塑料袋内密封，次夜继用。如天冷，可在药下加热袋以助药气上达，1 月换药 1 次。（图 8–1–4）

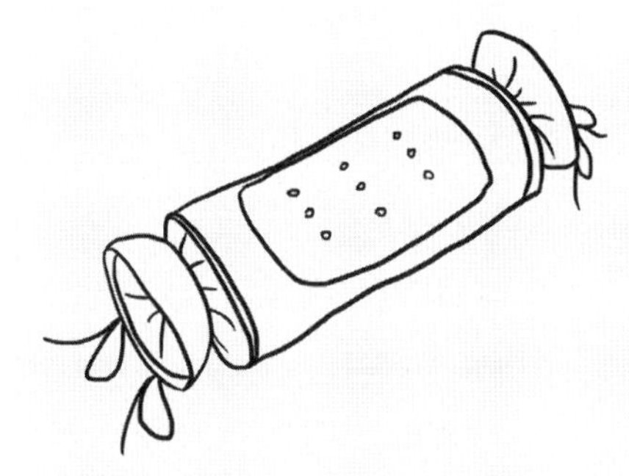

图 8–1–4　药枕

【疗法特点】

药枕以云茯苓健脾宁心安神，钩藤、菊花平肝镇静，竹叶、灯芯草清心火，琥珀定惊安神，合用则心、肝、脾三脏同治，脏腑调和、神志安宁则夜啼自止。本法使用方便，无不良反应，尤胜其他定惊安神药。

【注意事项】

小儿头颈汗出较成人明显，夜间啼哭者尤甚，若药枕已汗湿，宜及时更换，并将换下的药枕放置于荫凉通风处干燥，不宜暴晒。已发霉变味的药枕及枕内药物应弃置。

（四）热熨法

【适应证】

夜啼属脾寒气滞证者。

【操作方法】

（1）穴位选取：神阙、中脘、关元。（图 8–1–5）

（2）具体操作：取艾叶、干姜粉、小茴香等适量，研成粗末，放入锅内炒热，用纱布包裹，趁热从中脘熨至关元，从上至下，冷则再次炒热，可多次反复使用。

【疗法特色】

艾叶、干姜皆有温中散寒之功，通过热熨作用于神阙、中脘、关元等穴，其温中散寒之效更佳。

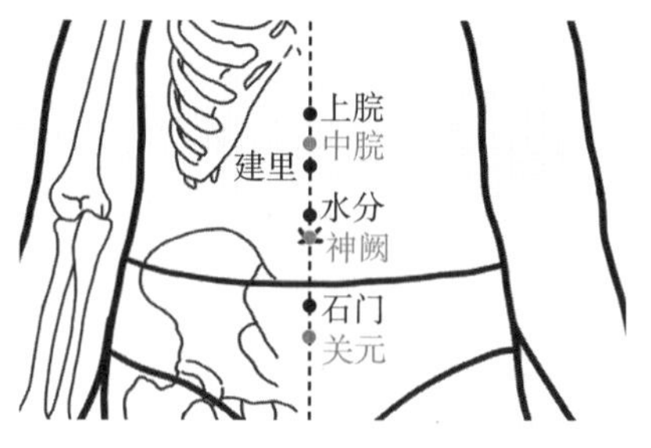

图 8-1-5　神阙、中脘、关元

【注意事项】

宜在温室避风处进行，热熨后应注意预防风寒。热熨温度一般以45~55℃为宜，过低则影响疗效，过高易于灼伤皮肤。对药物进行加热，不宜蒸炒过久，以免降低药效。

（五）耳穴压豆法

【适应证】

夜啼属心经积热证、脾寒气滞证、惊恐伤神证者。

【操作方法】

（1）穴位选取：内分泌、神门、交感。脾寒，加脾；心热，加心；惊恐，加肝。（图 8-1-6）

（2）具体操作：耳郭皮肤常规消毒后，拇、食指捏揉耳部3遍，将王不留行或白芥子黏附在0.6cm×0.6cm大小胶布中央，用镊子夹住或用手捏住，贴敷在选用的耳穴上，用手指轻轻揉压，以耳郭略红而小儿不哭闹为度。也可以脾寒用小茴香；心热用牛蒡子；惊恐用酸枣仁。将中药均去掉外皮后，贴在0.6cm×0.6cm的胶布中央，对准穴位贴敷。

（3）疗程：每日家长给患儿按压3~5次，每次每穴按压30~60秒，3日更换1次，双耳交替贴按，2~3次为1个疗程。

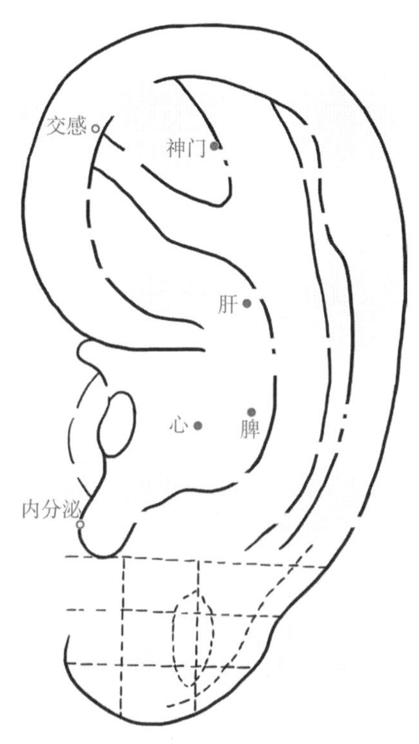

图 8-1-6　内分泌、神门、交感、脾、心、肝

【疗法特点】

中医学认为耳郭与人体脏腑经络、五官九窍有密切联系，通过刺激耳郭上的穴位可以起到调理脏腑、平和阴阳、疏通经络、运行气血等功效。西医学发现耳郭由迷走神经、交感神经等神经分支支配。应用耳穴压豆疗法，可以刺激并平衡迷走神经与交感神经的兴奋性，从而起到镇静作用，缓解小儿夜啼症状。

【注意事项】耳穴压豆宜紧实，防止脱落误吸。

（六）推拿疗法

【适应证】

夜啼属脾寒气滞证、心经积热证、惊恐伤神证者。

【操作方法】

（1）穴位选取：脾经、肝经、心经、小天心、足三里、五指节、一窝风。（图 8-1-7~ 图 8-1-9）

（2）具体操作：一般采用推法、揉法、摩法、按法。具体为补脾经约 300 次、清心经约 300 次、清肝经约 300 次、掐揉小天心 50 次、掐揉五指节 50 次、按揉足三里约 50 次、揉

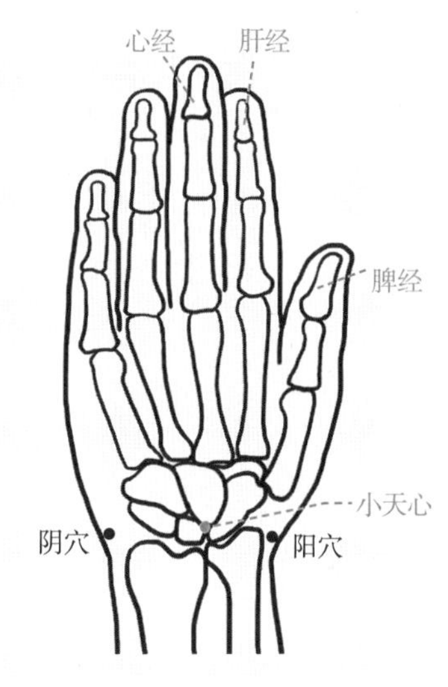

图 8-1-7 脾经、肝经、心经、小天心

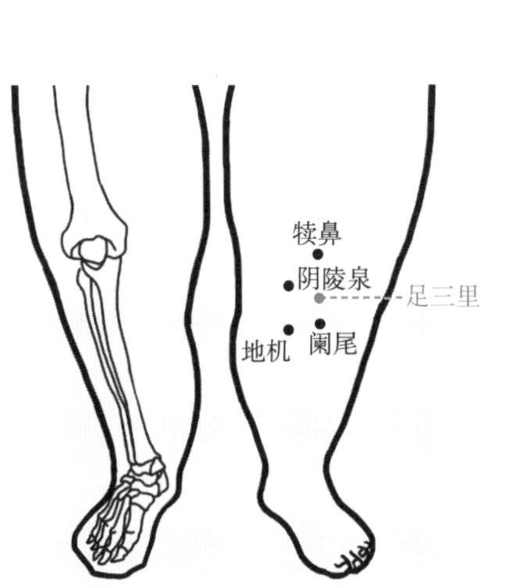

图 8-1-8 足三里

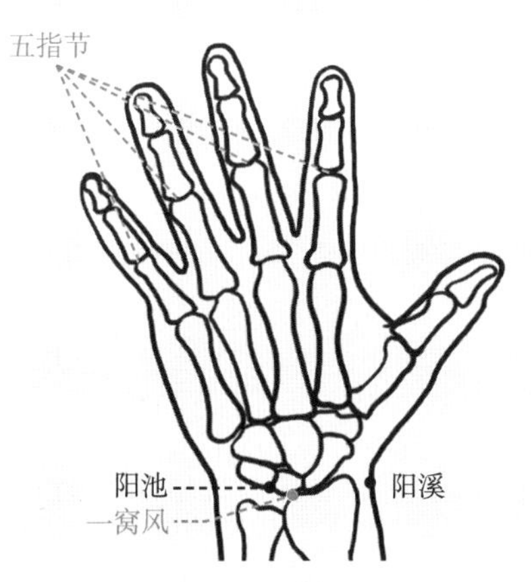

图 8-1-9 五指节、一窝风

一窝风 50 次、摩腹约 5 分钟。每次取单侧，两侧交替。

（3）辨证加减：脾寒气滞，加揉外劳宫 50 次、揉中脘穴 50 次、推三关 50 次、摩脐 5 分钟。心经积热，加揉内劳宫 50 次、清天河水 50 次、清小肠 50 次。（图 8-1-10~ 图 8-1-12）

（4）疗程：每日 1 次，7 天为 1 个疗程，2 个疗程间隔 2 天。

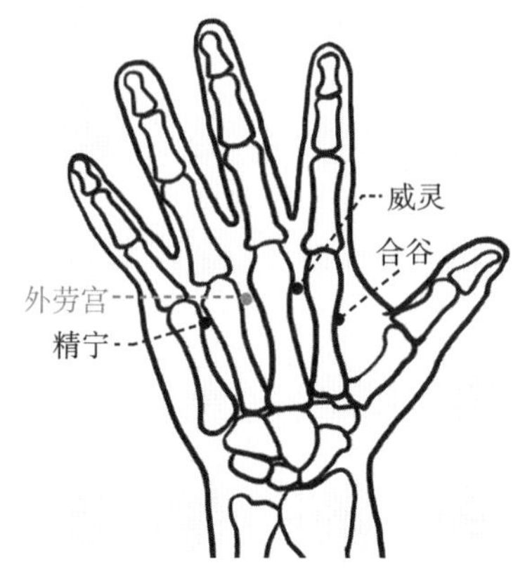

图 8-1-10　外劳宫

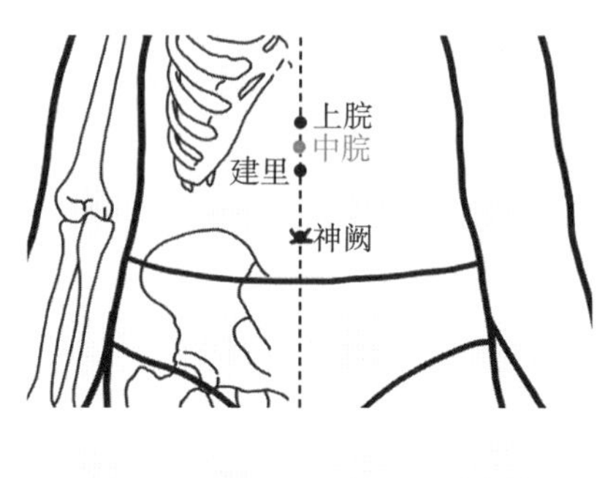

图 8-1-11　中脘

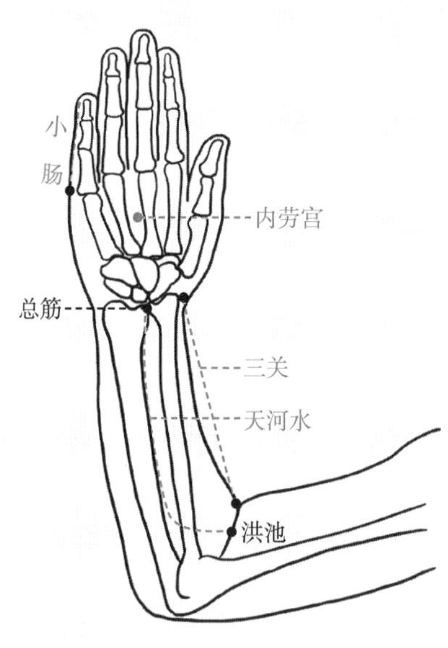

图 8-1-12　三关、内劳宫、天河水、清小肠

（5）捏脊：适用于各种夜啼证型，具体方法：患儿俯卧，术者双手两指同时提捏患儿龟尾穴处皮肤及皮下组织，拇指端前按，双手交替用力，自下而上、一紧一松缓慢挤压向前至大椎穴处，如此反复 3~5 次。然后以食指、中指指腹颤动揉按背部俞穴：脾胃虚寒型，揉按脾俞、心俞各 7 分钟；心经积热型，揉按心俞 7 分钟；惊恐型，揉按心俞、肾俞各 7 分钟。

【疗法特点】

推拿按摩方中揉小天心能宁心安神，揉板门行气助消化，共奏消食导滞、宁心安神之功效。

【注意事项】

宜于空腹或哺乳 2 小时后进行治疗。对于由惊恐伤神所致小儿，推拿动作宜轻柔。

（七）中冲点刺放血法

【适应证】

夜啼属心经积热证、惊恐伤神证者。

【操作方法】

（1）穴位选取：中冲（手中指末节尖端中央）。（图 8–1–13）

（2）具体操作：双侧中冲穴常规消毒，用小号三棱针（75% 酒精泡半小时），针尖略向上方，刺入约 0.1 寸，刺出血 2~3 滴，隔日 1 次。一般 1~2 次即可见效。

【疗法特点】

中冲穴为手厥阴心包经的经穴，有清泄心包经热、镇静安神之功效，故刺络放血对心经积热及惊恐伤神的夜啼有效。

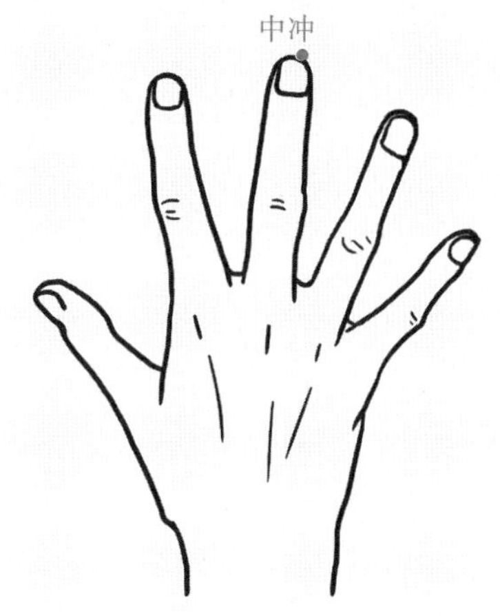

图 8–1–13 中冲

【注意事项】

（1）中冲点刺放血法刺激较强，给小儿施针，针具不宜太粗，多用毫针代之。

（2）点刺必须浅而快，出血不宜过多，一般不超过 2~3 滴。

（3）体虚气弱以及凝血机制不良的患儿不宜使用。

（4）针前应严格无菌操作，以防感染；针刺后棉球按压止血，嘱家长两小时内不宜沾湿手指。

（5）若发生晕针反应，按晕针相应方法处理。

（八）保留灌肠法

【适应证】

夜啼属心经积热证、脾寒气滞证、惊恐伤神证者。

【操作方法】

（1）选药：白芍、乌药、钩藤各10g，枳壳、炒防风、玄胡、石菖蒲、木香各3g，生姜、没药、炙甘草各2g。

（2）具体操作：取相应中药水煎至100ml，加温至38℃，取灌肠液30~50ml保留灌肠。抱患儿俯卧10分钟，用软纸按摩肛门3~5分钟。每日1次，3~5次为1个疗程。

【疗法特点】

临床可见不少夜啼患儿系肠绞痛所致，本方根据“挛皆属肝”及小儿脾常不足、肝常有余之理从肝论治而拟成。诸药合用，疏肝邪伐，脾土健，中寒散，挛急缓，气滞通而腹痛止，啼自安。

【注意事项】

对于因惊恐伤神导致夜啼的婴幼儿，不宜使用保留灌肠法，以免因不适感加重病情。对于年龄较大的患儿，应在征求患儿及家长同意，做好充分心理准备的前提下进行该疗法。

第二节　儿童多动症

儿童多动症，是一种较常见的儿童时期行为障碍性疾病，临床以注意力不集中，自我控制力差，活动过多，情绪不稳，冲动任性，伴有不同程度的学习困难，但智力正常为主要特征。本病男孩多于女孩，其症状基本出现在学龄前，但在9岁左右最为突出。发病与遗传、环境、产伤等有一定关系。预后较好，大多数患儿到青春期逐渐好转而痊愈。

一、临床表现

本病在古代医籍中未见专门记载，根据其神志涣散、多语多动、冲动不安、注意力不集中等表现，归入“脏躁”“躁动”“健忘”“失聪”证中。中医病因多为先天禀赋不足，肾气亏虚，或后天护养不当，阴阳失调，其他如外伤瘀滞、情志失调也可引起。病位主要在心、肝、脾、肾，其病机在于脏腑功能不足，阴阳失调。辨证分型：心脾两虚、肝肾阴虚、痰火内扰。治疗原则为调和阴阳，以较长时间药物治疗，配合针灸、行为疗法、推拿、脑电生物反馈疗法、心理疏导等综合治疗方式为主。

二、外治方法

（一）针灸疗法

【适应证】

儿童多动症各个证型。

【操作方法】

（1）穴位选取：内关、百会、神门、印堂、三阴交。（图 8-2-1~ 图 8-2-3）

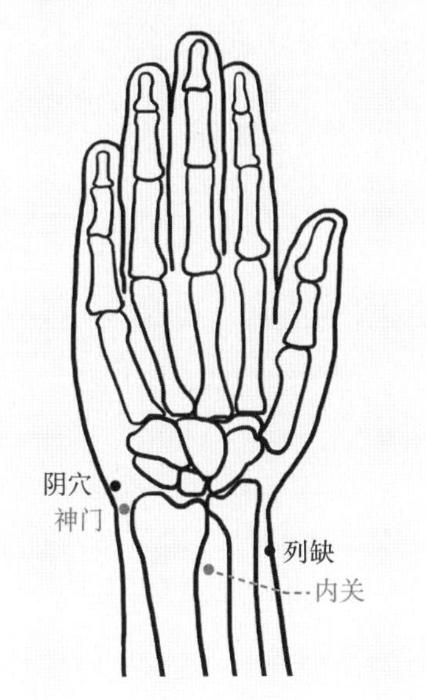

图 8-2-1 内关、神门

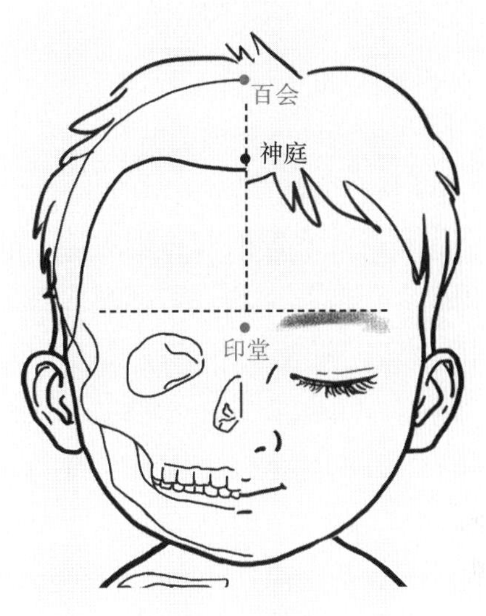

图 8-2-2 百会、印堂

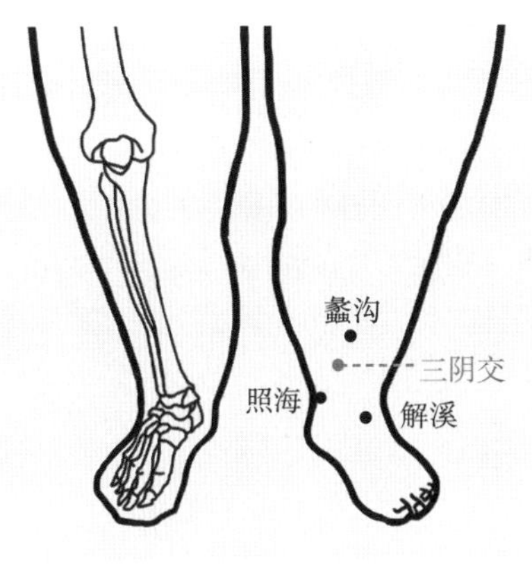

图 8-2-3 三阴交

（2）随证配穴：肾虚肝旺者，加太溪、太冲；痰火内扰者，加丰隆；心脾两虚者，加心俞、脾俞。

（3）操作方法：选择 1 寸毫针，进针以得气为度，三阴交采用补法，其余主穴平补平泻，太冲、丰隆取泻法。

（4）疗程：每周治疗 3~5 次，2 个月为 1 个疗程，坚持治疗 1~2 个疗程。

【疗法特点】

多动症患儿阳动有余而阴静不足，故针刺应以头部腧穴及阴经腧穴为主，可益精填髓、调和阴阳、安神定志。内关，可宁心安神、理气宽胸；神门为心经输穴，可养心安神、理止血、平肝息风；百会，可益气安神、平肝潜阳、息风通络；三阴交可调补阴阳；结合辨证选穴，共奏调整脏腑阴阳之功。

【注意事项】

针刺选用毫针，婴幼儿选择点刺不留针，学龄期患儿针刺留针 20 分钟。

（二）推拿疗法

【适应证】

儿童多动症各种证型。

【操作方法】

（1）穴位选取：分别取手、头、腹、背四部穴位。补脾经，揉内关、神门、百会，摩腹，按揉足三里，揉心俞、肾俞、命门，捏脊，擦督脉、膀胱经。（图 8-2-4~ 图 8-2-10）

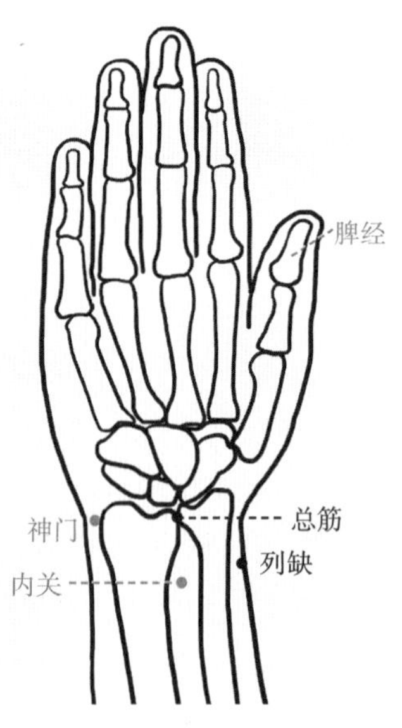

图 8-2-4　脾经、内关、神门

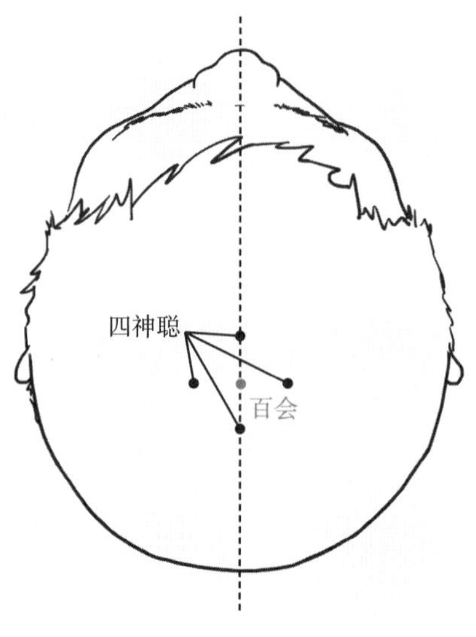

图 8-2-5　百会

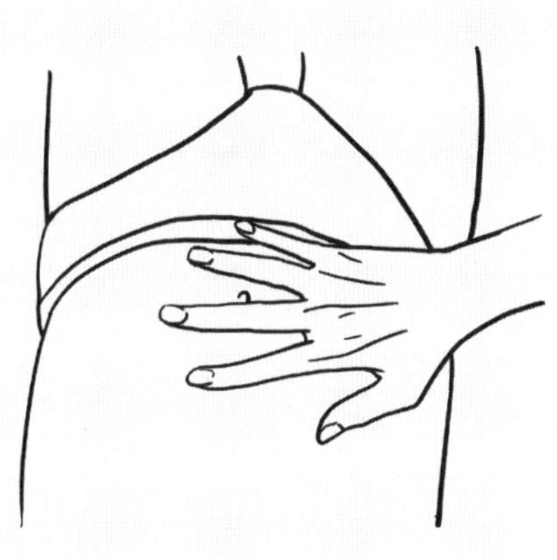

图 8-2-6　腹

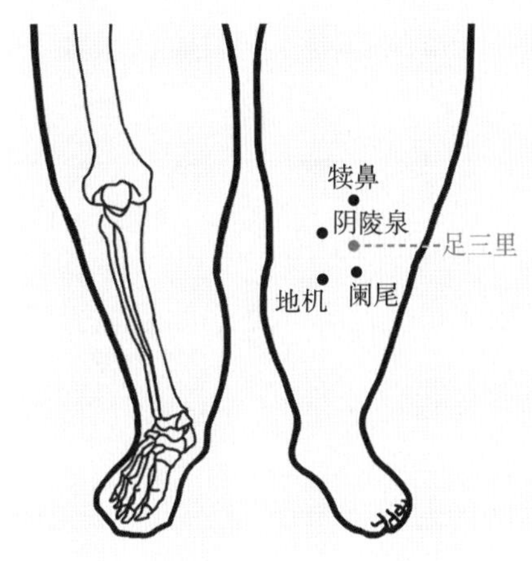

图 8-2-7　足三里

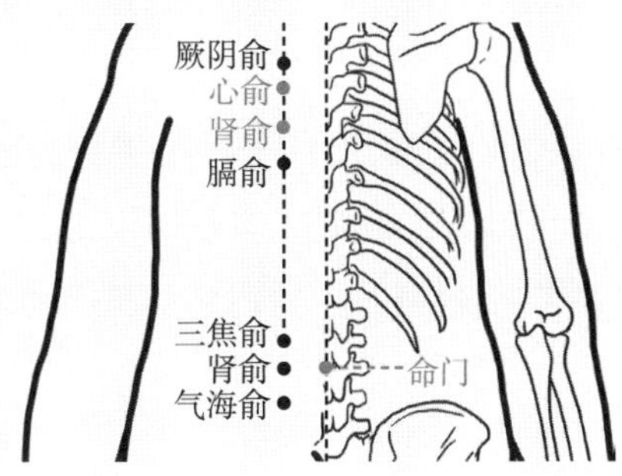

图 8-2-8　心俞、肾俞、命门

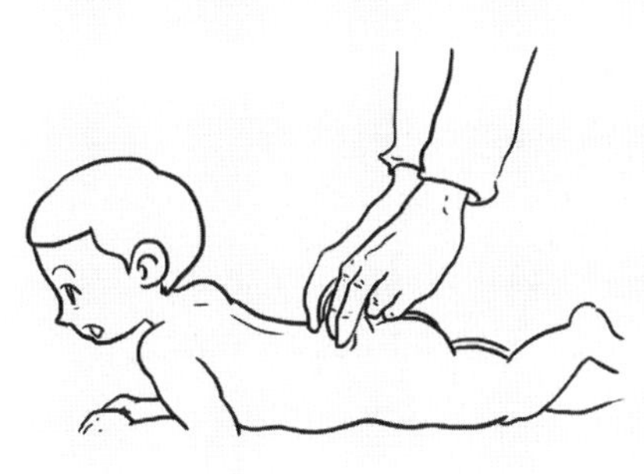

图 8-2-9　捏脊示意图

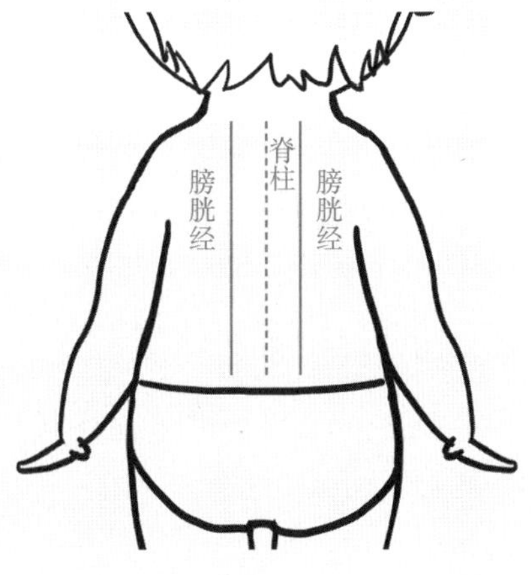

图 8-2-10　捏脊柱、膀胱经

（2）辨证取穴：肝阳偏亢，加风池；肾气不足，加太溪、三阴交。（图 8-2-11~ 图 8-2-13）

（3）疗程：每穴推按 100~200 次，每天 2 次，每周 3~5 次，2 个月为 1 个疗程，治疗 1~2 个疗程。

【疗法特点】

小儿多动症的发病机制在于脏腑功能不足，阴阳失调，主要与心、肝、脾、肾四脏的功能紊乱有关，常表现为肝阳偏旺、肾气不

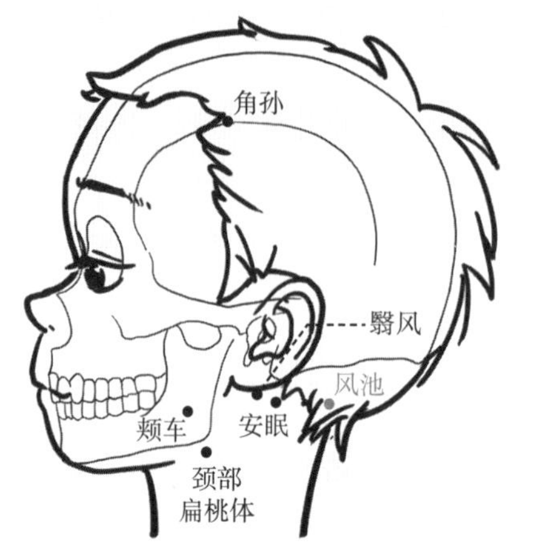

图 8-2-11　风池

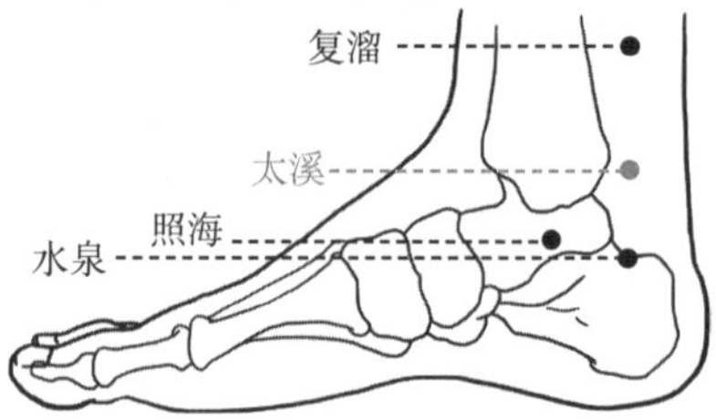

图 8-2-12　太溪

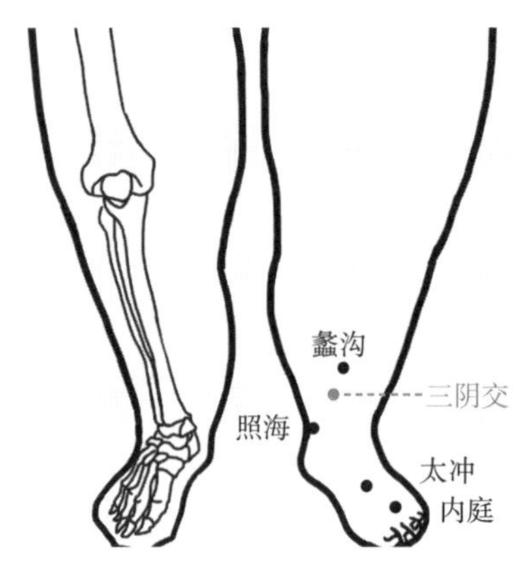

图 8-2-13　三阴交

足、心脾不足、心肝肾失调等证。推拿手法作用于穴位上可以产生一种良性刺激的信号，这种刺激信号可加强大脑皮层的调节功能，调节兴奋抑制过程和维持其相对的平衡状态，起到调节阴阳平衡、协调脏腑功能的作用。

【注意事项】

手法应轻柔，对不予配合的患儿不可强行推按，以免造成肌肉关节的损伤。

（三）耳穴贴压疗法

【适应证】

儿童多动症各个证型。

【操作方法】

（1）穴位选取：皮质下、肾、心、脑干、神门。（图 8-2-14）

（2）具体方法：耳郭常规消毒，每穴用 0.5cm × 0.5cm 胶布将王不留行籽固定于耳穴上，每日按压 5~6 次，每次按压 2~3 分钟。

（3）疗程：10 次为 1 个疗程，两耳交替使用，连续做 3~4 个疗程。

【注意事项】

由于本病慢性反复发作，故耳穴应每日定时按压刺激，但应注意避免压伤皮肤，宜左右耳穴交替按压。

（四）脑电生物反馈疗法

【适应证】

对药物治疗不能耐受的多动症患儿。

【操作方法】

（1）标准化治疗方案：感觉运动节律方案（SMR），脑电比方案（TBR），缓慢的皮层慢电位方案（SCP）。

（2）设备和治疗方案：生物反馈系统运用抑制 4~8Hz 的慢波 θ 波，强化 13~21Hz 的感觉运动 β 波为治疗方案。

（3）具体操作：治疗前洗净头发，避免空腹，常规消毒皮肤；将记录电极安置在 Cz 位置，将两无关电极安置在两耳垂。测试时，嘱被试者端坐在电脑显示屏前，全神贯注地随显示屏上的阿拉伯数字默数，历时 3 分钟；而后令被试者做简单心算，历时 2 分钟，记录被试者的脑电图（EEG）。记录 4~8Hz、16~20Hz、13~21Hz、8~13Hz 频段的脑电图功率（pw），以及每两个频段功率谱的比值，选择有诊断训练意义的 4~8Hz、13~21Hz（即 θ/β）的比值作比较。

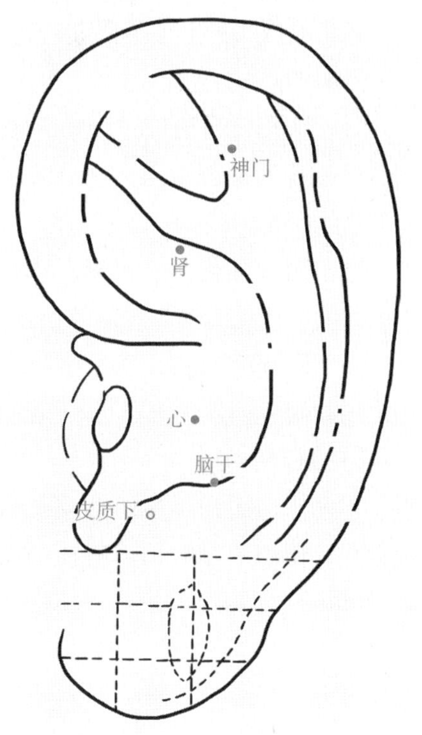

图 8-2-14　皮质下、肾、心、脑干、神门

（4）预期目标：根据不同患儿具体情况预制目标，要求患儿降低肌电活动，抑制 θ 波，提高 β 波。

（5）疗程：每周 4 次，20 次为 1 个疗程，连续治疗 3 个疗程。

【疗法特点】

个体化的脑电生物反馈治疗方案是未来脑电生物反馈的发展趋势，是应用条件反射的原理，以脑电生物反馈仪为手段，通过训练选择性地强化

12~15Hz 波段 SMR 波或抑制 5~8Hzθ 波，提高大脑的觉醒状态。该疗法以多种游戏的表现形式来治疗，增加了患儿的兴趣，让患儿在轻松的氛围中接受治疗。该治疗应用于临床已取得了较好疗效。

（五）认知行为治疗

【适应证】

药物治疗基础上给予心理行为治疗。

【操作方法】

（1）认知行为治疗：让患儿能够预先估计自己行为所带来的后果，识别自己的行为是否恰当，学会解决问题的方法，克制自己的冲动行为，选择恰当的行为方式。

（2）阳性强化：一旦患儿出现所要求的行为，就立即进行精神奖赏、物质奖赏、活动奖赏等，以增进该积极行为的发生。

（3）时间阻断法：当不恰当的行为出现时，把患儿从强化物身边移开一定的时间或把强化物移开一段时间以暂时隔离。

【注意事项】

行为疗法是利用操作性反射的原理，及时对患者的行为予以正性或负性强化，使患者学会适当的社交技能，用新的有效行为来替代不恰当的行为模式。

第三节　儿童抽动症

儿童抽动症是以慢性、波动性、多发性运动肌快速抽搐，并伴有不自主发声和语言障碍为临床特征的疾病。

一、临床表现

该病发病于 18 岁前，清醒时不自主地眼、面、颈、肩、腹及上下肢体抖动或抽动，以固定方式重复出现，无节律性，睡眠后消失，也可喉中发出异常声音，如咯咯、吭吭、咳声、呻吟或粗言秽语；抽动轻者可受意志短暂控制。该病呈慢性过程，有明显波动性，易由感冒、疲劳、情绪紧张诱发加重。目前该病的病因不清，考虑与遗传因素、精神因素、器质性因素、药源性因素、神经生化因素有关。西医以氟哌啶醇、硫必利等口服治疗。

本病病因有禀赋不足、产伤窒息、感受外邪、情志失调等；病位主要在肝，涉及五脏；病机以肝风扰动为主，病初多实，病久多虚。中医辨证分型为：气郁化火、脾虚痰聚、阴虚风动。治疗以平肝息风为法则，以辨证论治内服为主配合外治疗法、心理疏导、行为疗法、家庭干预等。外治以疏通经络、调和阴阳为原则，常用针灸、理疗、推拿等方法。

二、外治方法

（一）针灸疗法

【适应证】

抽动症属脾虚痰聚证、气郁化火证、阴虚风动证者，不同证型予不同取穴。

【操作方法】

（1）穴位选取：百会、四神聪、合谷、风池、内关、太冲。随症配穴，眨眼者加攒竹、印堂、迎香；皱眉者加鱼腰、印堂、丝竹空；耸鼻者加攒竹、迎香；口角抽动者加地仓、颊车；面部抽动加地仓、颊车、四白；颈部抽动加大椎、天柱、列缺；肩部抽动加肩髎、肩贞；上肢抽动加外关、曲池、肩髃、手三里、内劳宫；腹部抽动加天枢、关元、中脘；下肢抽动加丰隆、阳陵泉；喉出怪声加廉泉、膻中、天突、鱼腰；注意力不集中加神门；情绪不稳、烦躁加神庭；睡眠不好加安眠、照海；肝风内动证加行间；心脾两虚证加心俞、丰隆、膈俞。（图 8-3-1~ 图 8-3-13）

（2）具体操作：选择 1 寸毫针，进针约 0.5 寸，不留针，采用捻转方法平补平泻。

（3）疗程：4 周为 1 个疗程，病情反复患儿可连续 2~3 个疗程。

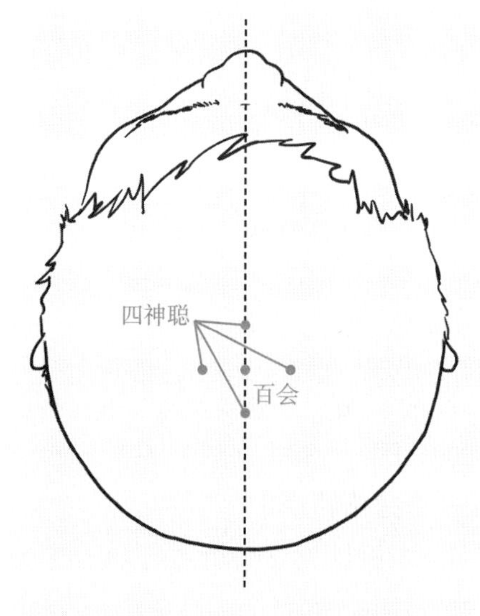

图 8-3-1 百会、四神聪

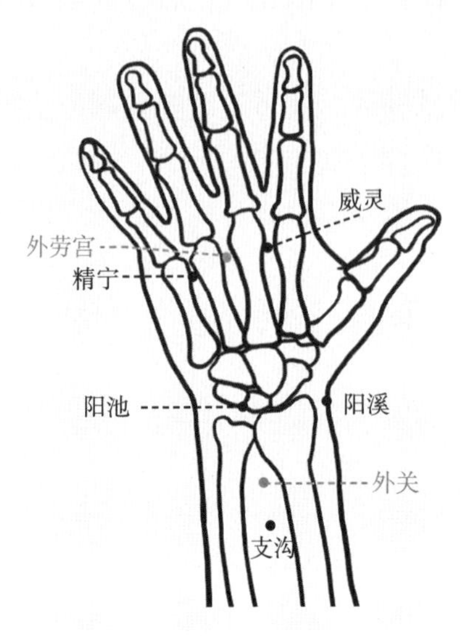

图 8-3-2　合谷、外关

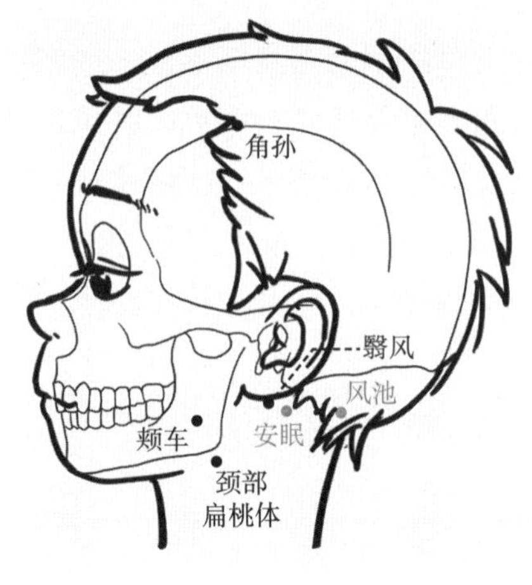

图 8-3-3　风池、安眠

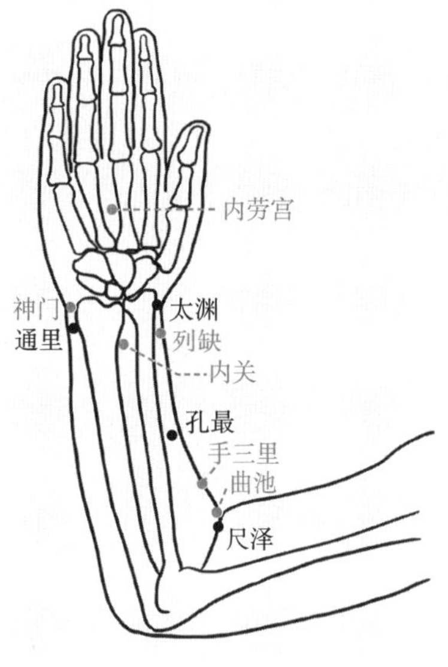

图 8-3-4　内关、列缺、曲池、手三里、内劳宫、神门

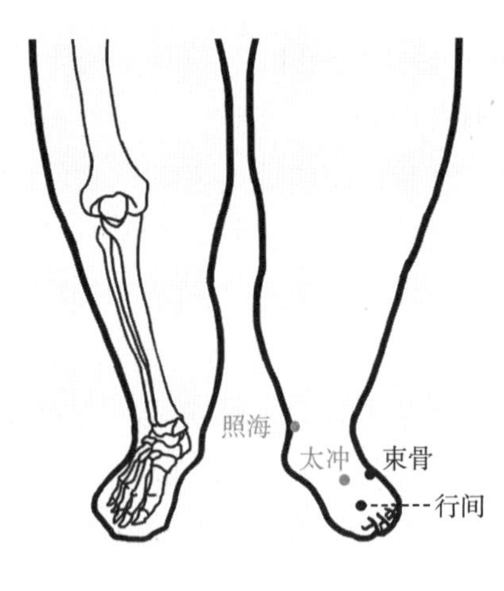

图 8-3-5　太冲、照海

【疗法特点】

中医认为多发性抽动症属脏腑功能脆弱，小儿“心火常旺”“肝常有余”，故肝风易动，肝风心火相煽生变而发抽动。针刺取百会、四神聪清心泻火、镇静安神；合谷配太冲以镇肝息风潜阳；风池以加强疏散内风；

内关养心血以安心神，诸穴合用共成清心泻火、平肝息风、镇静安神之功效。

【注意事项】

患儿频繁抽动时不宜针刺，避免针刺针头误伤患儿皮肤。

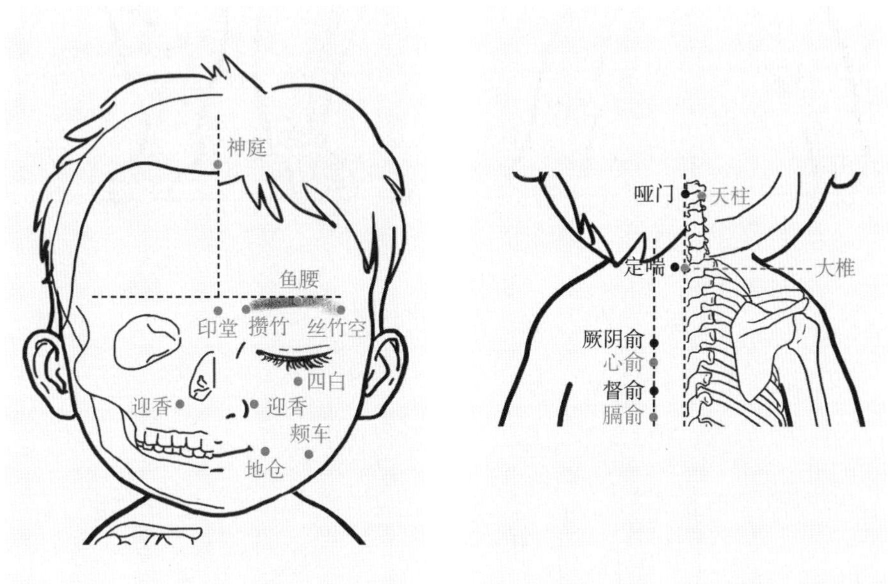

图 8-3-6 攒竹、印堂、迎香、鱼腰、丝竹穴、地仓、颊车、四白、神庭

图 8-3-7 大椎、天柱、心俞、膈俞

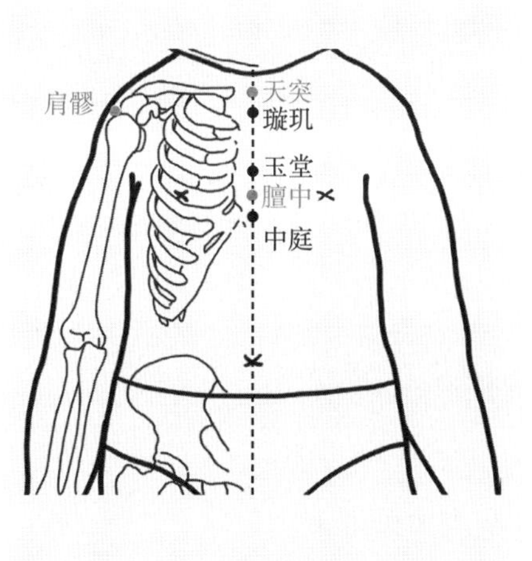

图 8-3-8 肩髎、膻中、天突

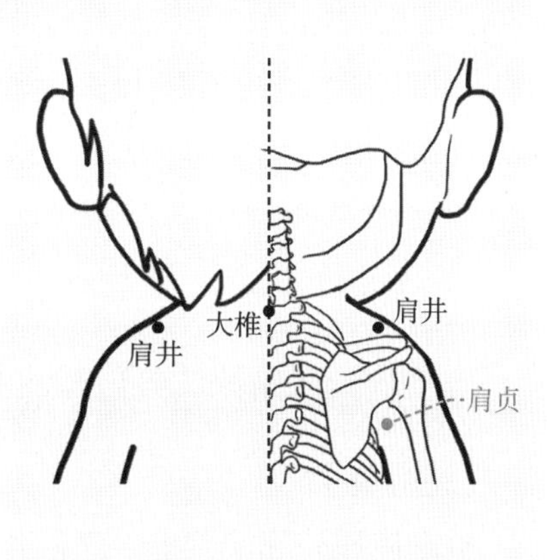

图 8-3-9 肩贞

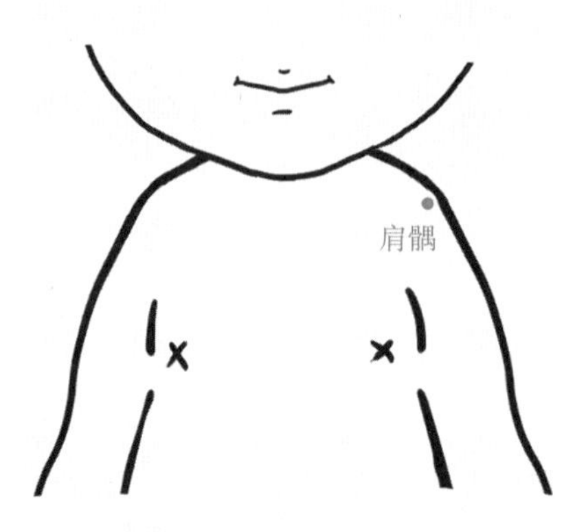

图 8-3-10 肩髃

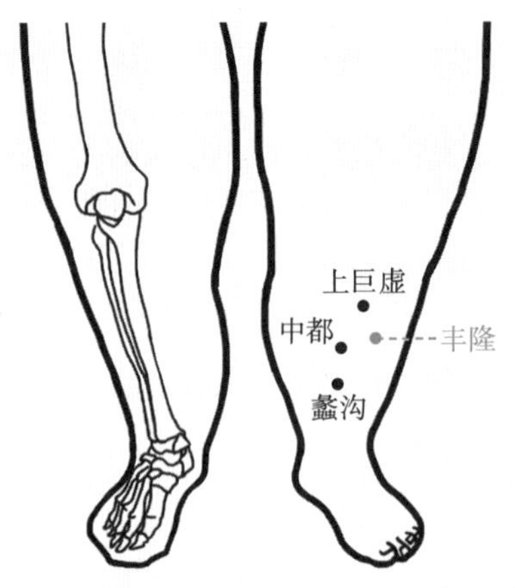

图 8-3-11 丰隆

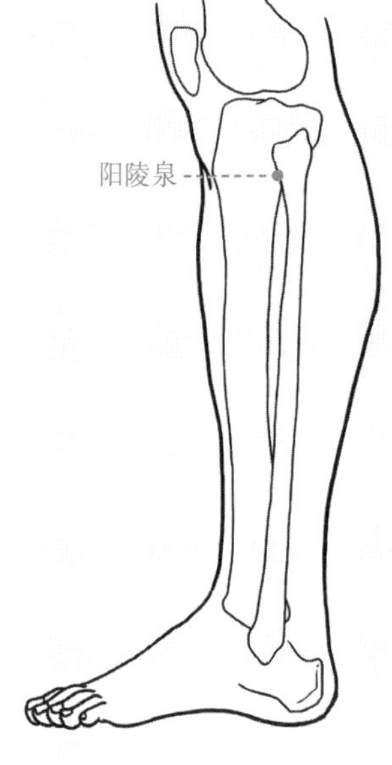

图 8-3-12 阳陵泉

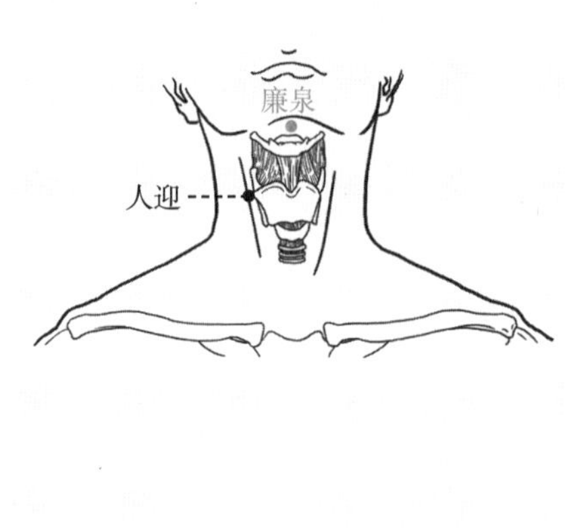

图 8-3-13 廉泉

（二）经颅微电流刺激疗法（CES）

【适应证】

抽动症属脾虚痰聚证、气郁化火证、阴虚风动证者。

【操作方法】

（1）刺激频率：电流频率常用 0.5Hz 和 100Hz。频率变化会影响人体阻抗大小，皮肤阻抗值取决于频率、电压、通电时间、接触表面积、皮肤潮湿程度、接触压力、皮肤温度和种类。

（2）刺激强度：一般选择输出电流强度不超过 500μA。CES 电流输出最大为 4mA，治疗时电流强度从最小档开始调节，逐步提高电流值，最终强度设定为患者从电极所在即双耳垂处感觉到有轻微振跳感时为止，此时在患者舒适的情况下确定 CES 输出电流。

（3）波形变化：可选择对称性双相脉冲、带延迟双向脉冲序列、带延迟双相脉冲和单相脉冲序列。

（4）传导电极与安放位置：电极安放位置为耳垂、乳突等耳部附近区域。当左电极传导电流时，右电极为参考电势地。电极接触面积与人体阻抗呈负相关关系，当接触面积越大，阻抗值越小。

（5）疗程：一次治疗时长一般为 20~45 分钟，每天 1 次，疗程为 3~4 周。

【疗法特点】

CES 主要的治疗机制是通过低强度微量电流经耳垂部刺激大脑边缘系统调节大脑神经递质，主要是促进 5- 羟色胺和 γ- 氨基丁酸以及 β- 内啡肽等中枢神经递质的分泌以达到治疗目的。

【注意事项】

CES 治疗后，一般需要观察一段时间，防止头晕、摔倒。

（三）耳穴贴压疗法

【适应证】

抽动症属脾虚痰聚证、气郁化火证、阴虚风动证者。

【操作方法】

（1）穴位选取：神门、皮质下、内分泌、缘中、心、肝、脾、肾。（图 8-3-14）

配穴加减：痰火内扰，加交感；肝风内动，加结节下、耳中、艇中；心脾不足，加三焦、脑干、胆。（图 8-3-14）

（2）具体操作：耳郭常规消毒，每穴用 0.5cm × 0.5cm 胶布将王不留行籽固定于耳穴上，每日按压 5~6 次，每次按压 2~3 分钟，两日后，换对侧耳穴。

（3）疗程：6 次为 1 个疗程，休息 1 日再行下一疗程，共做 3~4 个疗程。

【疗法特点】

耳穴疗法属于针灸疗法之一，是通过刺激耳郭上的穴位以诊治疾病的一种方法。耳穴是耳郭表面与人体脏腑经络、组织器官、四肢百骸相互沟通的部位。十二经脉均与耳有直接或间接的联系，《灵枢·口问》曰：“耳者，宗脉之所聚也。”取神门、脑、心、耳中起到宁心镇静安神的作用，肝、脾、肾、三焦、内分泌起到调节脏腑功能的作用，皮质下可调节大脑皮层的兴奋与抑制。总之耳穴疗法具有治病广、疗效稳定、见效快、副反应小、复发率低、经济安全等优点。

【注意事项】

治疗时耳郭选穴不宜过多，对穴位应以按压为主，切勿揉搓造成耳部损伤；治疗期间若需服用镇静药者，应暂停耳穴按压疗法。

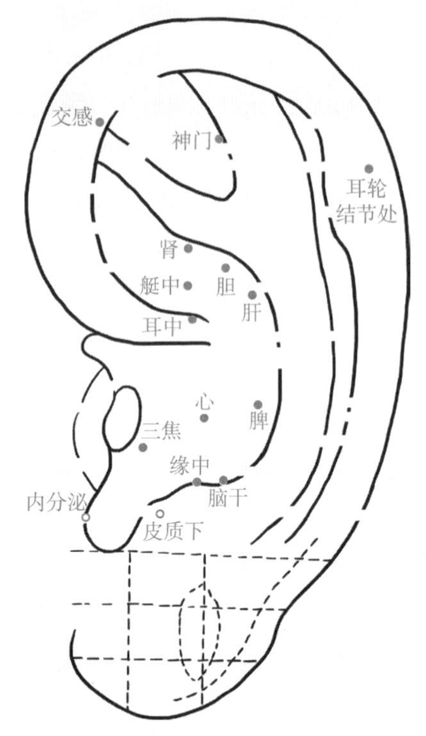

图 8-3-14　神门、皮质下、内分泌、缘中、心、肝、脾、肾、交感、耳轮结节处、耳中、艇中、三焦、脑干、胆

（四）推拿疗法

【适应证】

抽动症属脾虚痰聚、气郁化火、阴虚风动者。

【操作方法】

（1）穴位选取：清肝经，清天河水，揉二马，捣小天心，运八卦，捏脊。（图 8-3-15~ 图 8-3-16）

配穴加减：头部症状，分抹印堂至太阳，分抹水沟至地仓，点按百会、四神聪、攒竹、颊车；上肢症状，拿揉上肢，点按曲池、合谷；腹部症状，顺时针摩腹，点按中脘、气海；下肢症状，拿揉下肢，点按足三里、血海、三阴交、太冲、涌泉。各个证型均可点按心俞、膈俞、肝俞、脾俞、肾俞。（图 8-3-17~ 图 8-3-24）

（2）疗程：每日 1 次，半个月为 1 个疗程，连续治疗 3 个疗程。

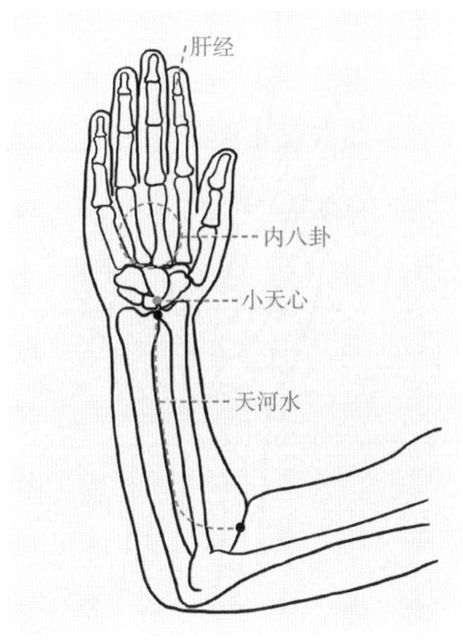

图 8-3-15 肝、天河水、小天心、八卦

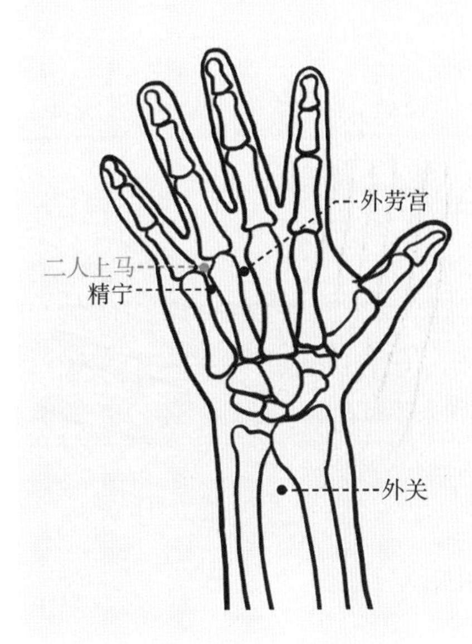

图 8-3-16 二马

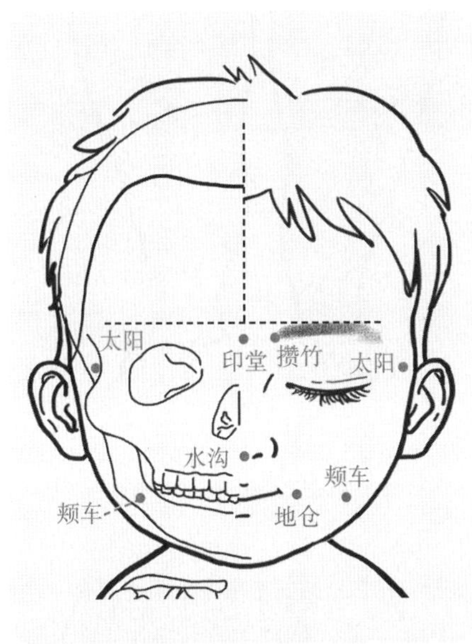

图 8-3-17 印堂、太阳、水沟、地仓、攒竹、颊车、

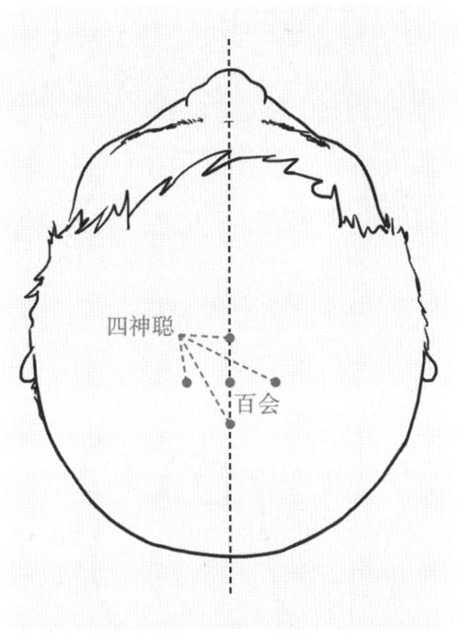

图 8-3-18 百会、四神聪

【疗法特点】

推拿是治疗小儿多发性抽动症的有效方法，因无不良反应、痛苦小，易被患者家长接受。推拿通过对穴位的刺激，激发经络之气，达到协调阴

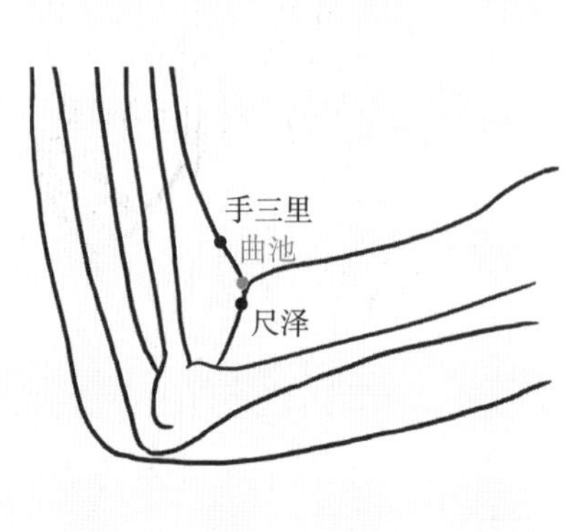

图 8-3-19　曲池

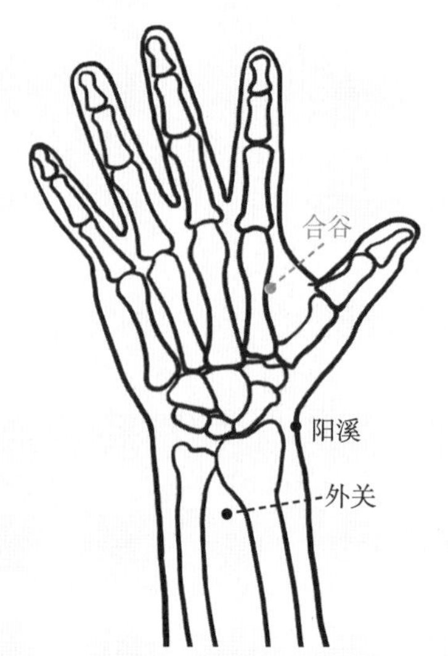

图 8-3-20　合谷

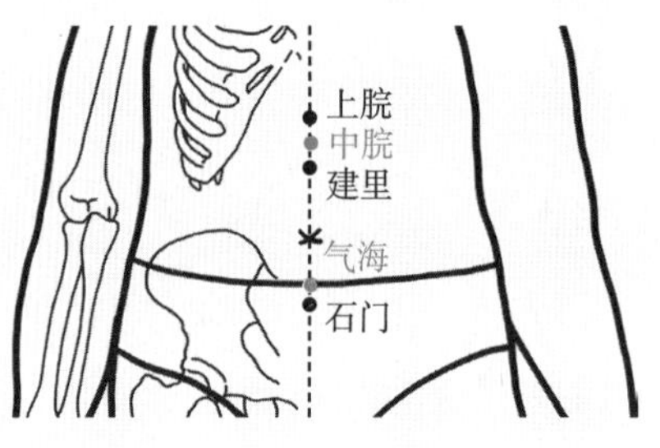

图 8-3-21　中脘、气海

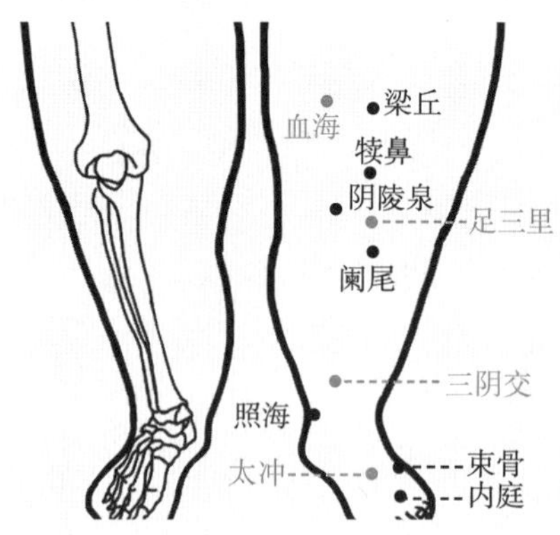

图 8-3-22　足三里、血海、三阴交、太冲

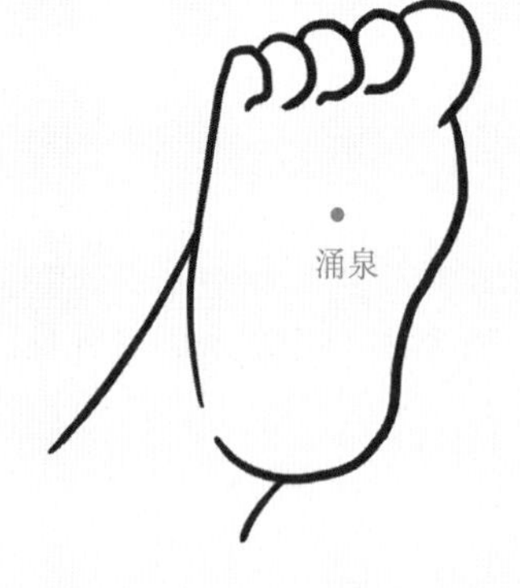

图 8-3-23　涌泉

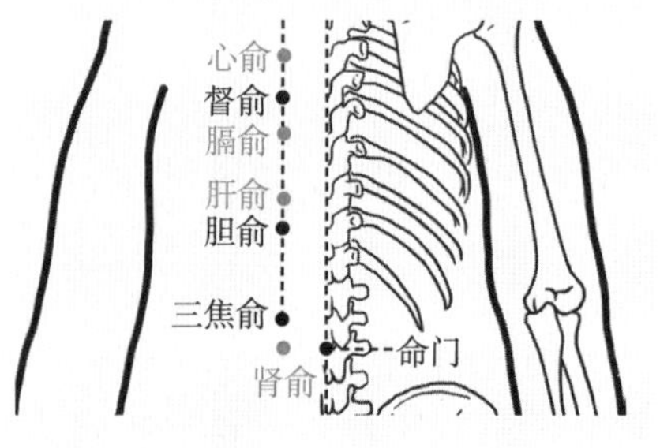

图 8-3-24　心俞、膈俞、肝俞、肾俞

阳的目的。同时推拿可以改善肌肉收缩异常，抑制交感神经兴奋状态，阻断异常兴奋传导，达到控制感觉抽动。

【注意事项】

推拿手法应轻柔，对于抽动发作严重的不可强行推按，以免造成损伤；推拿应在安静环境中进行，引导患儿放松情绪。

（五）穴位注射

【适应证】

抽动症属气郁化火证、脾虚痰聚证、阴虚风动证者。

【操作方法】

（1）穴位选取：肝俞、足三里、风门、三阴交。（图 8–3–25、图 8–3–26）

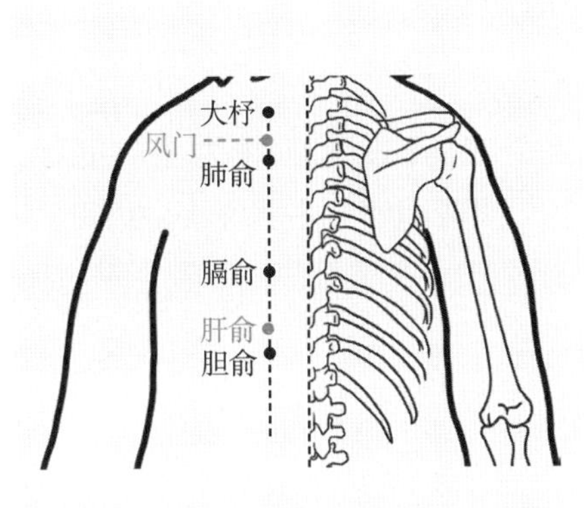

图 8–3–25　肝俞、风门

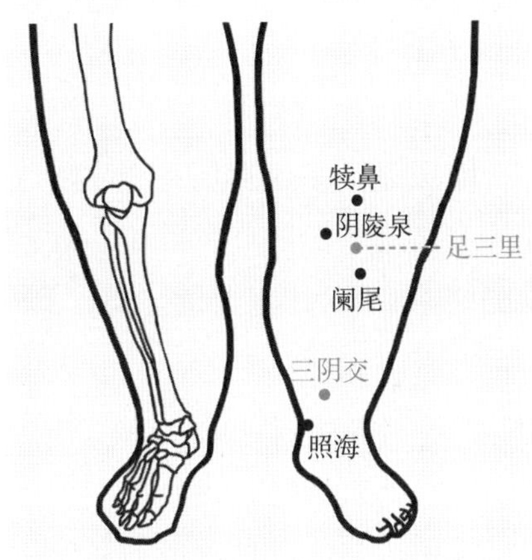

图 8–3–26　足三里、三阴交

（2）穴位注射药物：转移因子注射液或脑蛋白水解注射液。

（3）具体操作：常规消毒穴位处皮肤，用 4、5 号针头 5ml 注射器，抽取药物 5ml，用快速进针法刺入皮下，然后缓慢推进，“得气”后，回抽一下，如无回血，即可分别在穴位下注射 1~2ml 药物。

（4）疗程：每日 1 次，每周休息 1 天，连续 3 周。

【疗法特点】

肝俞、风门具有息风通络的作用，脑蛋白水解注射液对于改善神经细胞代谢以及神经应激机能具有良好的促进作用，可以利用血脑屏障，使脑功能得到显著的改善，有效增强记忆以及改善注意力；同时可以改善脑血流量，使脑血氧供应得到显著提高，对大脑功能发育进行有效的促进，实现治疗效果。

【注意事项】

（1）严格无菌操作，防止感染。

（2）凡能引起过敏反应的药物，必须先做皮试，阳性者不可应用。

（3）注射时如回抽有血，必须避开血管再注射。

（4）推注药物时应缓慢，可由深至浅、边退边推药，或更换几个方向注射。

（5）根据穴位所在部位不同，决定针刺角度和注射深浅。

（6）注射药物剂量头面部穴位宜较小，每穴 0.1~0.5ml，四肢及腰背每穴 2~5ml。

（7）反应强烈者可以隔日注射或隔 2~3 日注射，穴位可左右交替使用。

第四节　惊风

惊风是由多种原因引起的，临床以全身或局部肌肉抽搐为主要症状，常伴有神志不清的一种病证，属西医学小儿惊厥范畴。古人将其抽搐的表现归纳为惊风八候，即搐、搦、掣、颤、反、引、窜、视。

一、临床表现

惊风可发生于许多疾病之中，以 1~5 岁的儿童发病率高，一年四季均可见到。临床一般将惊风分为急惊风、慢惊风两大类。凡起病急暴、属阳属实者，称为急惊风；凡病久中虚、属阴属虚者，称为慢惊风。

急惊风来势急骤，痰、热、风、惊四证俱备，临床以高热、抽搐、昏迷为主要表现。多由外感时邪、饮食所伤、暴受惊恐所致，病位主要在心肝，辨证常分为风热动风、气营两燔、邪陷心肝、湿热疫毒、惊恐惊风等型，治疗以清热、豁痰、镇惊、息风为法则。慢惊风常出现于大病久病之后正气亏虚，或因急惊风经治不愈，日久迁延而成。来势缓慢，病程较长，抽搐无力，时作时止，多伴昏迷、瘫痪等。病位主要在肝、脾、肾三脏，辨证常分为脾虚肝旺、脾肾阳衰、阴虚风动等型，治疗以补虚治本为原则。

惊风外治法主要采用针刺、放血、敷贴、擦牙、擦洗和热熨等法，惊风急性发作时，宜采用中西医结合多种治疗方法，以免延误病情。

二、外治方法

（一）针刺法

【适应证】

急、慢惊风。

【操作方法】

（1）辨证取穴：外感惊风证，水沟、太冲、合谷、手十二井或十宣、大椎；湿热惊风证，水沟、中脘、合谷、丰隆、内关、神门、太冲、曲池；惊恐惊风证，印堂、内关、阳陵泉、神门、四神聪、百会；脾胃虚弱证，脾俞、胃俞、天枢、中脘、气海、足三里、太冲；脾肾阳虚证，脾俞、肾俞、关元、章门、印堂、三阴交；肝肾阴虚证，关元、百会、肝俞、三阴交、肾俞、曲泉、太溪、太冲。（图 8-4-1~图 8-4-12）

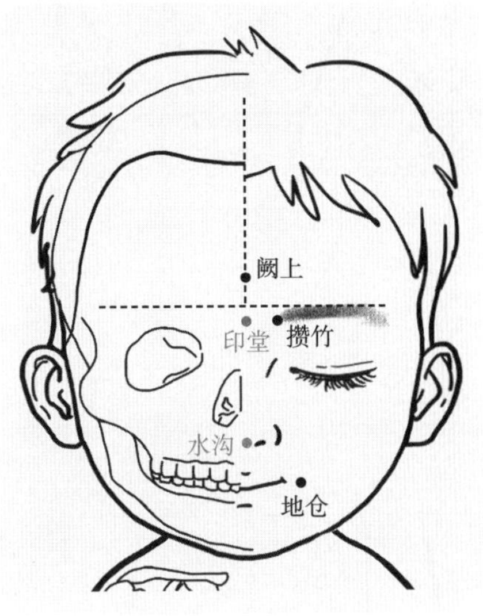

图 8-4-1 水沟、印堂

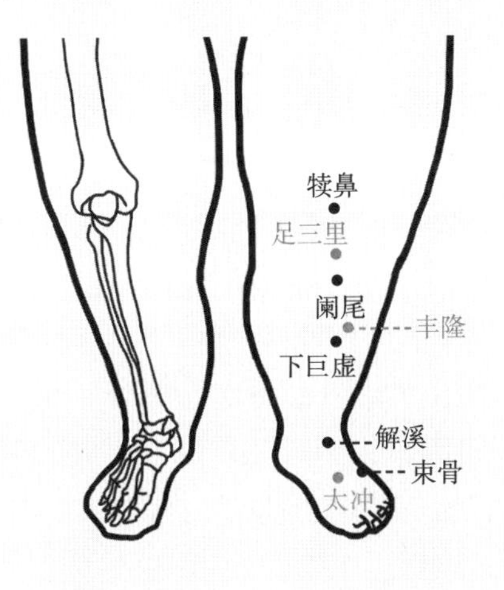

图 8-4-2 太冲、丰隆、足三里

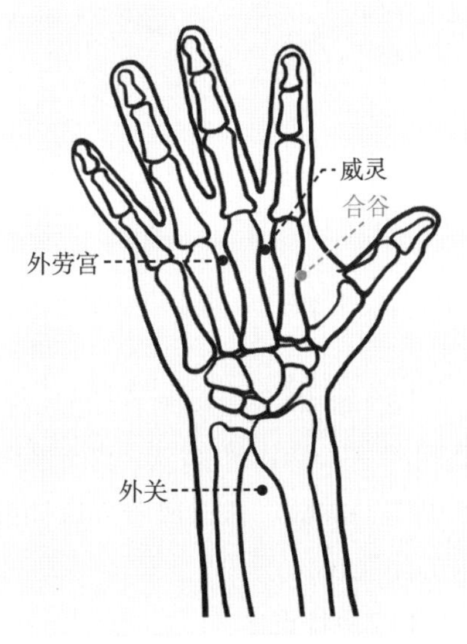

图 8-4-3 合谷

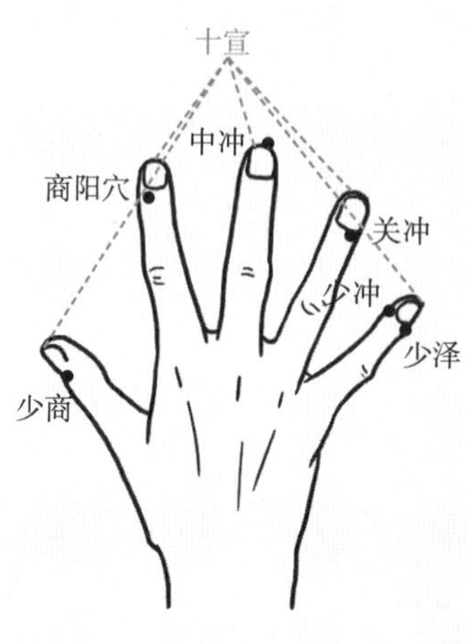

图 8-4-4　手十二井、十宣

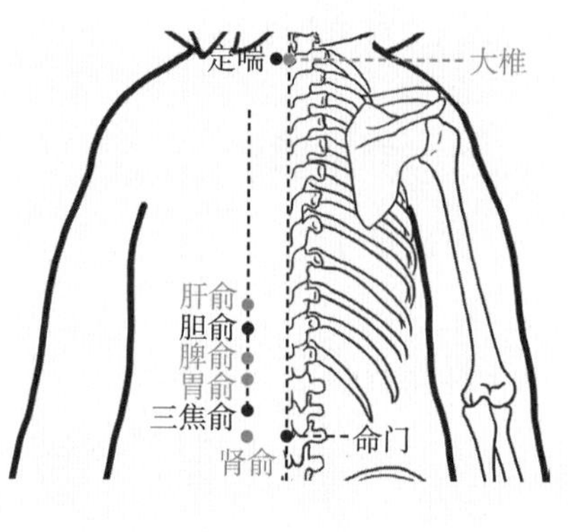

图 8-4-5　大椎、脾俞、胃俞、肾俞、肝俞

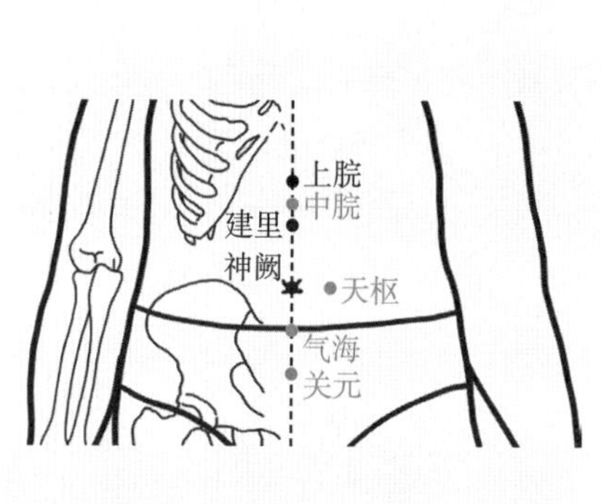

图 8-4-6　天枢、中脘、气海、关元

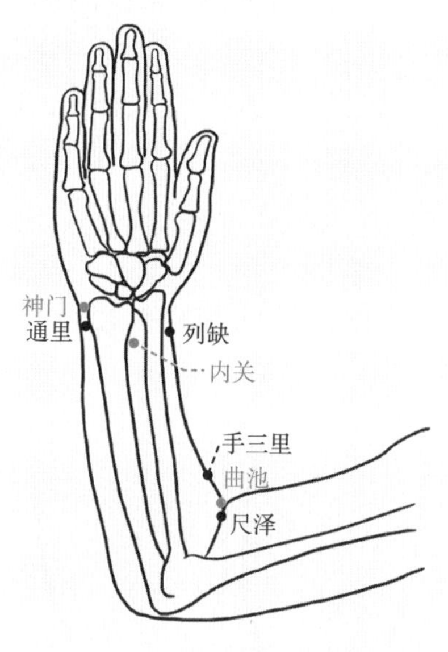

图 8-4-7　内关、神门、曲池

（2）具体方法：浅刺反复提插数次即可出针。外感证、湿热证、惊恐证用泻法；脾胃虚弱证、脾肾阳虚证、肝肾阴虚证用补法。每日 1 次，可酌情增加次数。急惊风者视病情确定疗程，慢惊风者 10 次为 1 个疗程，疗程间休息 3 日。

【疗法特点】

《小儿药证直诀》云：“急惊合凉泻，慢惊合温补。”十宣、印堂点刺放

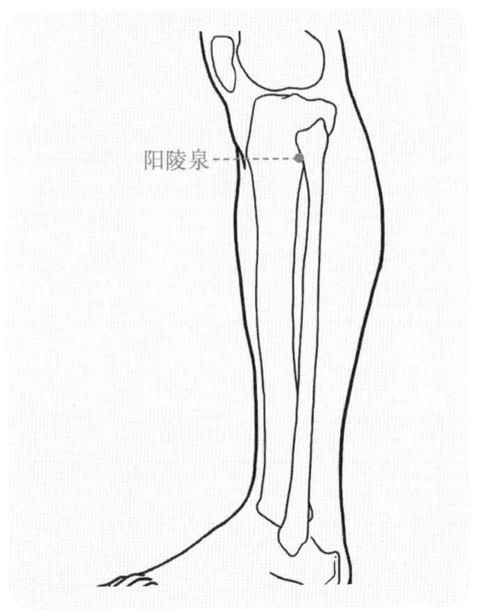

图 8-4-8 阳陵泉

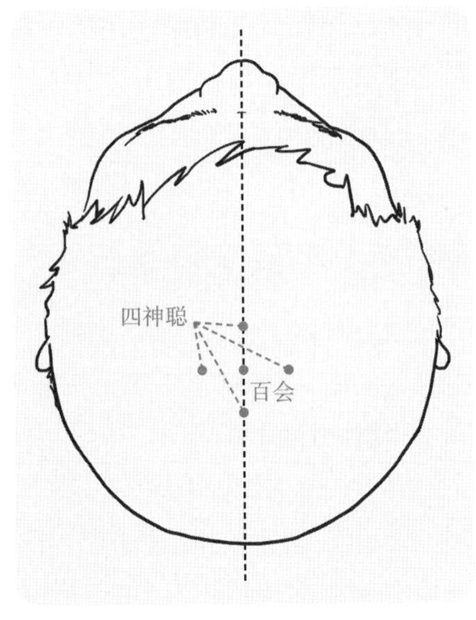

图 8-4-9 四神聪、百会

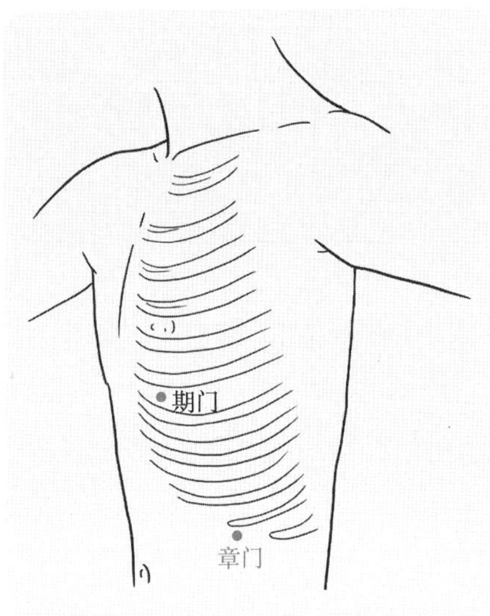

图 8-4-10 章门

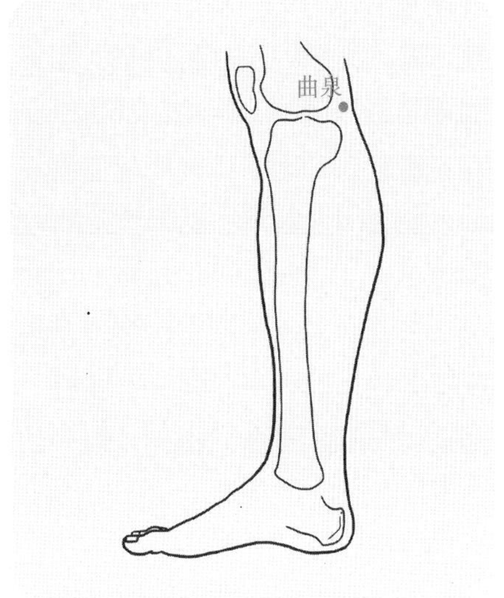

图 8-4-11 曲泉

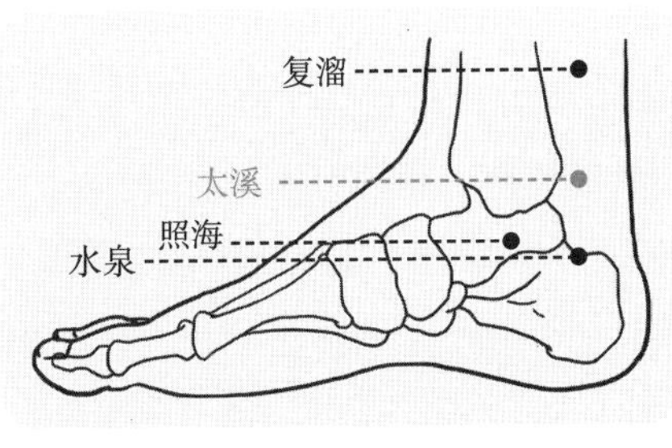

图 8-4-12 太溪

血有泻诸经邪热、定惊之效，水沟可通调督脉、开窍醒脑；合谷、太冲为大肠与肝之原穴，二穴合用，谓之开关，能治小儿惊风；太冲、中冲合之有开窍清神之效。劳宫、涌泉为急救之要穴，大椎宣通阳气而祛表邪；抽搐乃筋脉挛急，故取筋会、阳陵泉以舒筋缓急；昆仑为足太阳经入于脑、后溪连通督脉，有定惊之功效。

【注意事项】

3 个月以内的婴儿不宜针刺；行针宜轻柔，不宜大幅提插。

（二）三棱针放血疗法

【适应证】

急惊风。

【操作方法】

（1）穴位选取：十宣。（图 8-4-13）

（2）操作方法：常规消毒后，医者用左手食指固定于患儿指甲后，拇指自第二指骨稍用力反复上下推按，使瘀血积聚于十宣穴，右手持三棱针，拇、食指捏住三棱针柄，中指指端紧靠针身下端，对准已消毒的十宣穴迅速刺入即出针，轻轻挤压针孔周围，使之出血数滴，然后用消毒棉球按压针孔。针刺一般选择 1~2 穴即可，主要取患儿中指、食指，若无效或短期内复发，可取另一手食指、中指，仍无效可再选另指。一般一日内不重复针刺同一手指。

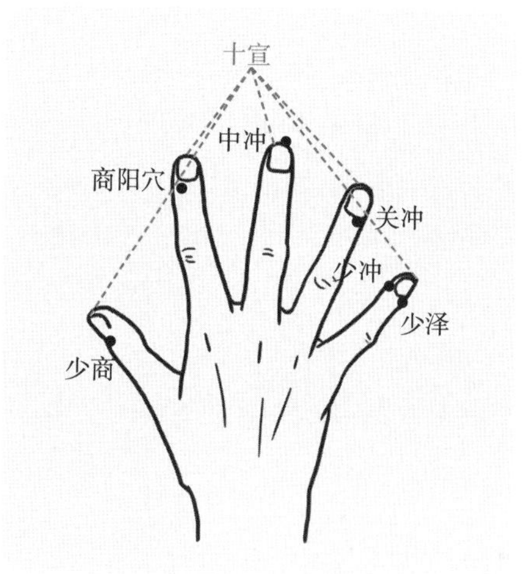

图 8-4-13　十宣

【疗法特点】

刺十宣出血能泻诸经之邪热而具有开窍醒神之效。

【注意事项】

（1）操作时，严格消毒，防止感染。

（2）有出血倾向者，忌刺。

（3）点刺后，患儿一般在 10 秒左右即有哭声，但医者不能掉以轻心，此时应针对病因治疗，分别给予涤痰开窍、清热解毒、镇静安神、平肝息风之剂，并配合西医处理。

（三）推拿疗法

【适应证】

急慢惊风。

【操作方法】

1. 急惊风

高热，推三关、退六腑，清天河水；昏迷，捻耳坠、掐委中；抽风，掐神庭、拿曲池、掐水沟、拿肩井。急惊风欲作时，拿大敦穴，拿解溪穴；惊厥身向前曲，掐委中穴；身向后仰，掐膝眼穴；牙关不利，神昏窍闭：掐合谷穴。每日 3~5 次，可酌情增加次数。视病情确定疗程。（图 8-4-14~图 8-4-19）

2. 慢惊风

运五经（五指头之经络，心经、肝经、脾经、肺经、肾经）、推揉脾土、揉五指节、分阴阳、运内八卦、推上三关、揉涌泉，揉足三里。每日 3~5 次，2~3 周为 1 个疗程。（图 8-4-20~ 图 8-4-23）

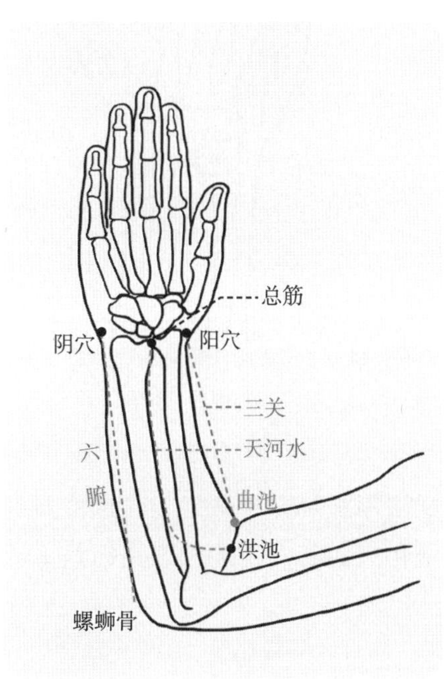

图 8-4-14　三关、六腑、天河水、曲池、

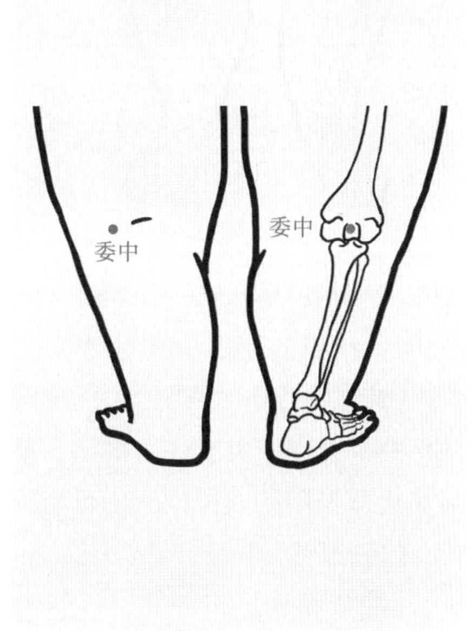

图 8-4-15　委中

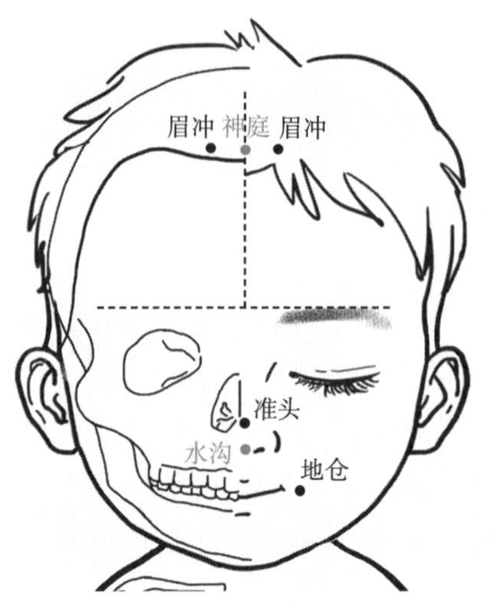

图 8-4-16　神庭、水沟

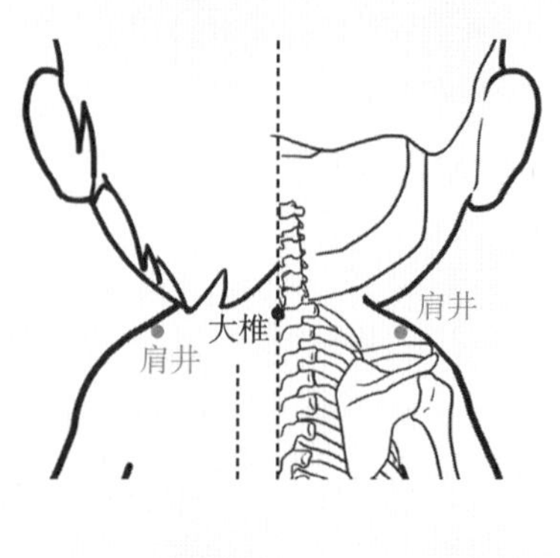

图 8-4-17　肩井

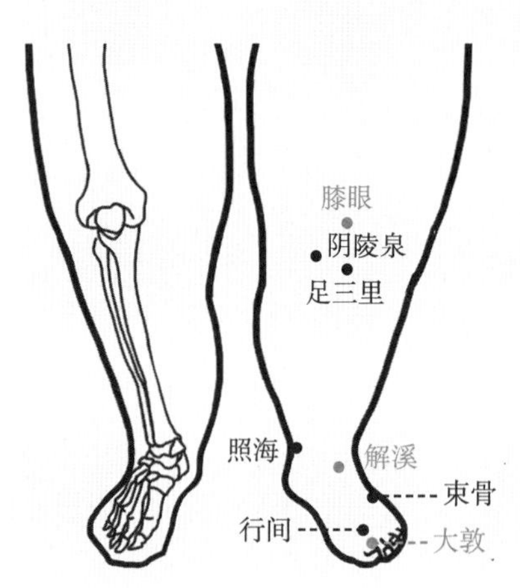

图 8-4-18　大敦、解溪、膝眼

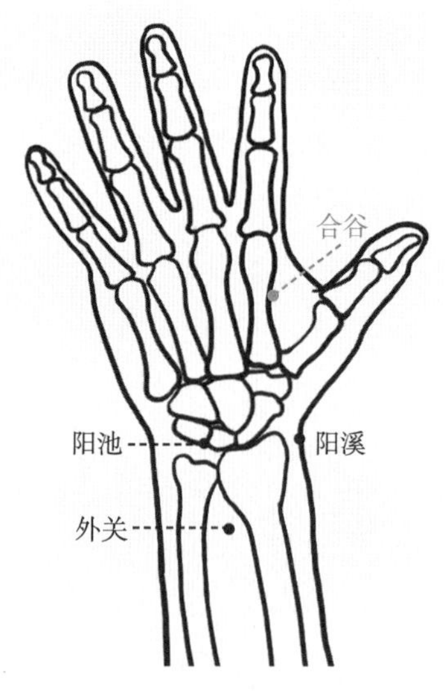

图 8-4-19　合谷

【疗法特点】

推拿治疗惊风手法以推法、掐法、揉法等重刺激手法为主，选取具有息风止痉作用的穴位，配伍具有补虚、调和气血等作用的穴位进行辨证治疗，疗效显著，临床应用广泛。

【注意事项】

急惊风，手法宜重，多以拿、掐、捻为主，动作宜短暂、迅速、有力、深透；慢惊风手法宜柔和、持续。

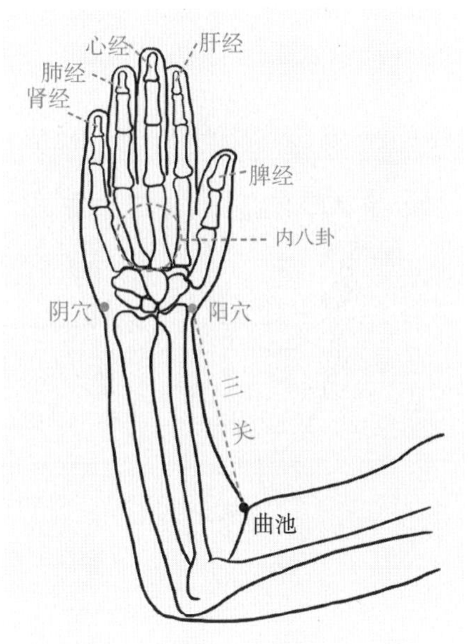

图 8-4-20　心经、肝经、脾经、肺经、肾经、阴阳、内八卦、三关

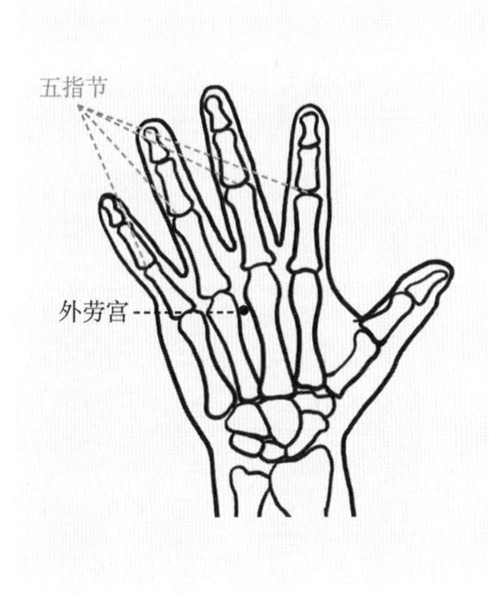

图 8-4-21　五指节

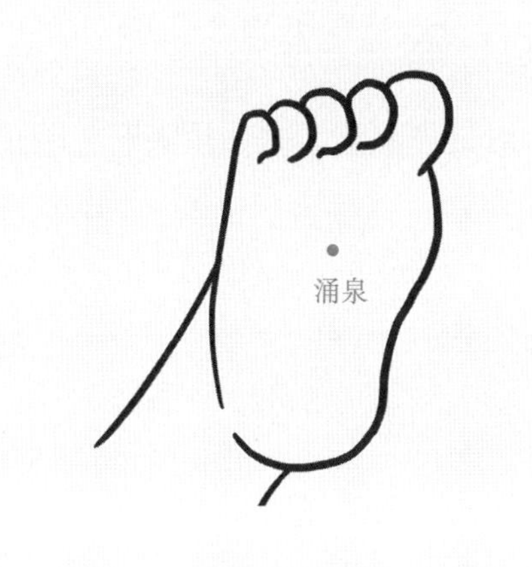

图 8-4-22　涌泉

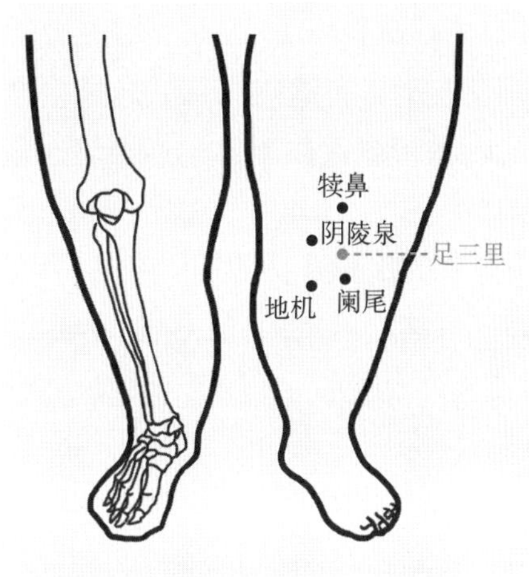

图 8-4-23　足三里

（四）贴敷法

【适应证】

小儿高热惊厥，慢惊风。

【操作方法】

（1）牛麝涂囟方（《小儿药证直诀》）：麝香 0.5g，薄荷 0.5g，全蝎 2g，蜈蚣 0.5g，牛黄 0.5g，青黛 0.5g，上药共研细末，用熟枣肉为膏，涂囟门

上，再加热熨。本方功用清热解毒，息风开窍镇惊。青黛主解诸药毒、小儿诸热、惊痫发热；薄荷对皮肤有刺激性，可引起局部血流增快；蜈蚣、全蝎、牛黄有镇静、抗惊厥作用。（图 8–4–24）

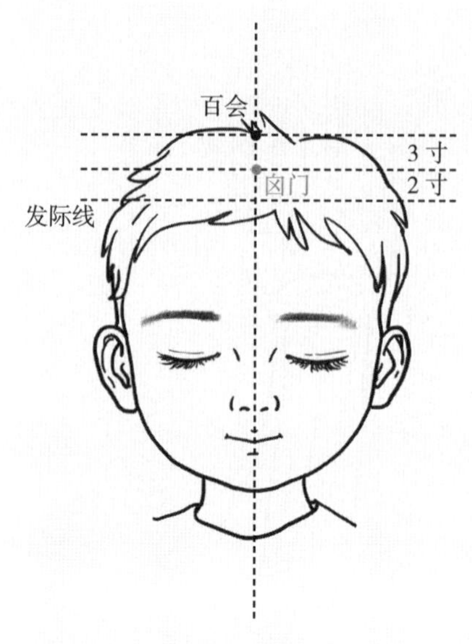

图 8–4–24　囟门

（2）镇惊散（《医门八法》）：珍珠、牛黄、琥珀各等份，研细末，用米醋调成糊状敷脐。本方主治小儿高热，邪热炽盛、热扰心肝证。

（3）温补方：炙黄芪 3g，制附子 3g，白术 6g，炒白芍 15g，炮姜炭 6g，煨肉豆蔻 15g，炙甘草 15g，丁香 9g。油熬成膏，掺肉桂末贴脐上，再以黄米煎汤调灶心土敷膏外。主治脾肾阳虚之慢惊风。

【疗法特点】

选用具有清热通络、息风止痉作用的药物贴敷穴位，通过药物对穴位的刺激和渗透作用达到通经络、调脏腑、治其外而通其内、热降邪去惊止的目的。

【注意事项】

注意贴敷的时间，避免皮肤过敏反应。

（五）擦牙法

【适应证】

惊厥发作时牙关紧闭患儿。

【操作方法】

（1）选方：生乌梅 1 枚。（《医方集解》）

（2）具体操作：擦牙。

【疗法特点】

乌梅酸先入筋，木能克土，使牙关酸软则开。

【注意事项】

本法只是惊厥发作时牙关紧闭患儿的急救措施之一，临床尚需根据病情配合其他疗法，一旦患儿口噤已开，即应针对病因治病之本。

（六）灸法

【适应证】

慢惊风属脾虚肝亢、脾肾阳虚证者。

【操作方法】

（1）穴位选取：大椎、命门、脾俞、关元、气海、足三里。（图 8-4-25~图 8-4-27）

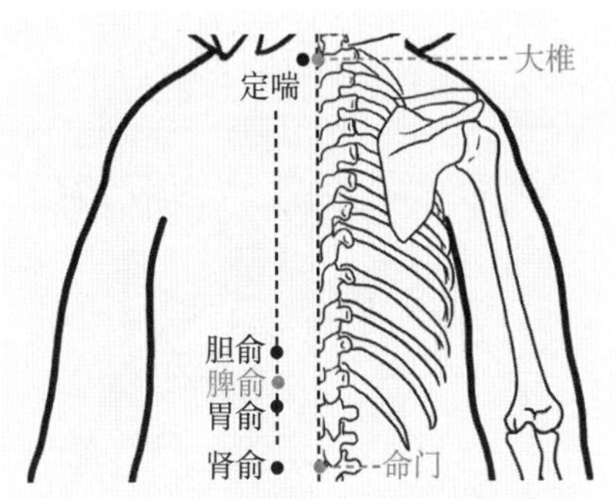

图 8-4-25　大椎、命门、脾俞

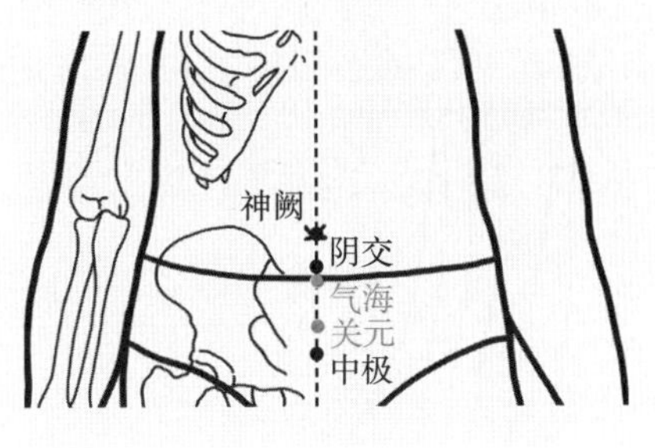

图 8-4-26　关元、气海

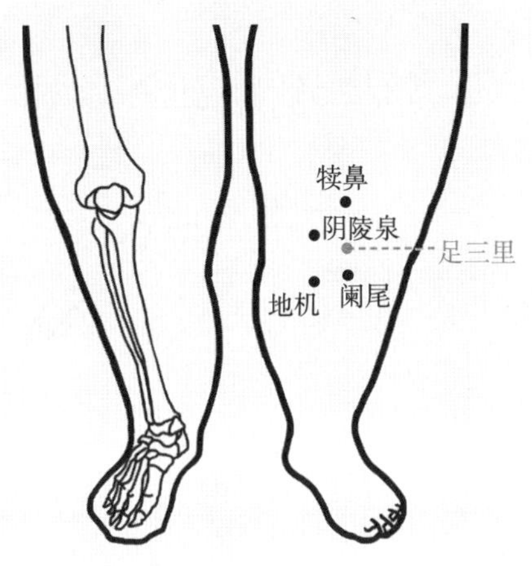

图 8-4-27　足三里

（2）操作方法：鲜姜切成直径 2~3cm、厚 0.2~0.3cm 的薄片，中间以针刺数孔，然后将姜片置于应灸的腧穴部位或患处，再将艾炷放在姜片上点燃施灸。当艾炷燃尽，再易炷施灸。每穴灸 2~3 壮，每日 1 次，5 次为 1 个疗程。

【疗法特点】

《幼科释谜》云："小儿之病最重唯惊，急惊属阳，用药以寒；慢惊属阴，用药以温，慢脾风乃阴气极盛，胃气极虚……"艾灸有温经通络、行气活血、散寒除湿、温补中气、扶阳固脱之功效。小儿身体娇嫩，灸法可以扶助正气、驱邪外出，故治疗慢惊风疗效显著。

【注意事项】

（1）小儿皮肤娇嫩，施灸时间应短暂，以免皮肤起疱及烫伤；对于不能配合的患儿应采用悬灸的方法。

（2）治疗时患儿若出现烦躁哭闹，应停止施灸，避免烫伤。

（七）擦洗法

【适应证】

外感热盛动风证。

【操作方法】

（1）选方：金银花 20g，薄荷 15g。

（2）穴位选取：曲池、大椎、风池、风府、腋下。（图 8–4–28~图 8–4–30）

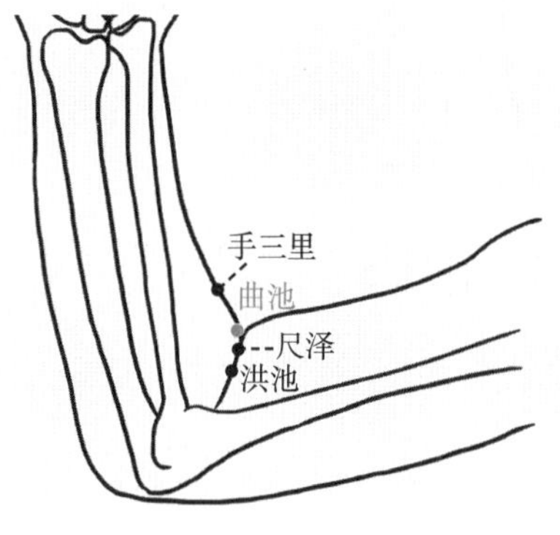

图 8–4–28　曲池

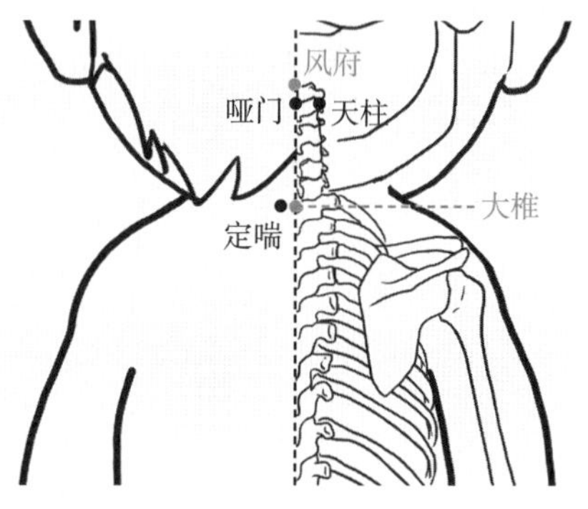

图 8–4–29　大椎、风府

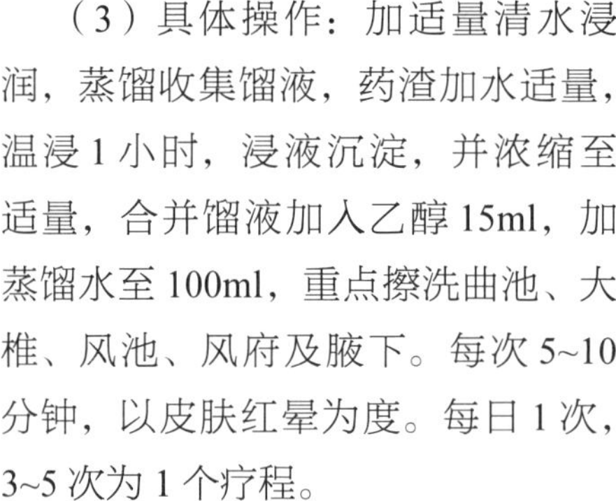

（3）具体操作：加适量清水浸润，蒸馏收集馏液，药渣加水适量，温浸 1 小时，浸液沉淀，并浓缩至适量，合并馏液加入乙醇 15ml，加蒸馏水至 100ml，重点擦洗曲池、大椎、风池、风府及腋下。每次 5~10 分钟，以皮肤红晕为度。每日 1 次，3~5 次为 1 个疗程。

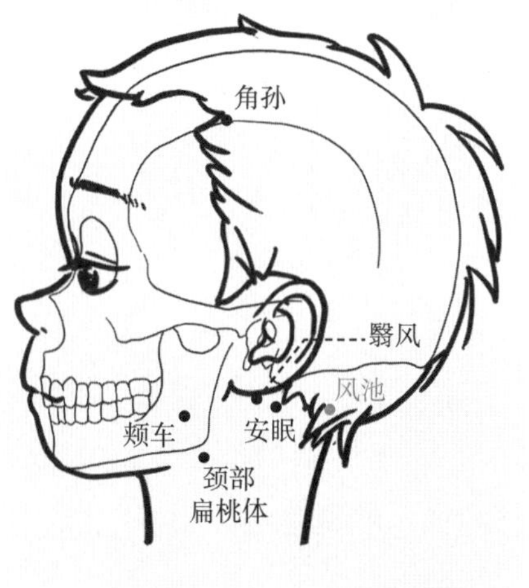

图 8–4–30　风池

【疗法特点】

主治外感高热、热盛动风之高热惊厥。小儿皮肤薄嫩，擦洗吸收迅速而易发挥药效，本法具有辛凉解表、清热解毒之功。

【注意事项】

对乙醇过敏者慎用。

（八）热熨法

【适应证】

脾虚生风之慢脾风。

【操作方法】

（1）健脾平肝方：党参、黄芪、白术、甘草、白芍、陈皮、半夏、天麻、川乌、全蝎、天南星、丁香各6g，朱砂1g，生姜3g，大枣5枚。

（2）具体操作：诸药共炒，热熨脐部。每次4~6小时，注意保暖，每日1次，2~3周为1个疗程。

【疗法特点】

主治脾阳虚弱、肝木侮土、脾虚生风之慢脾风。功用健脾温阳，柔肝息风。药物炒热熨脐部，有助于脾阳来复。

【注意事项】

防止炒热的药材触及皮肤造成烫伤；药材炒制不要过度，以免有效成分的丢失。

第九章　肾系疾病

第一节　尿频

尿频是以小便频数而急为特征的一种小儿常见的泌尿系疾病，属于中医“淋证”的范畴。西医学的泌尿系感染、肿瘤、结石、神经性尿频等疾病均可出现尿频，儿科临床上以泌尿系感染及神经性尿频常见。

一、临床表现

泌尿系感染多由细菌感染所致（其中大肠杆菌感染最常见，占所有病例的60%~80%，其他包括克雷伯杆菌、变形杆菌、绿脓杆菌、B族链球菌等），真菌、沙眼衣原体、腺病毒等也可以引起泌尿系感染。此病症起病急，年长儿以小便频数、淋漓涩痛为主，或伴发热、腰痛等症状。小婴儿的尿频往往局部排尿刺激症状不明显，而仅表现为发热、拒食、呕吐、泄泻等全身症状。尽早、有效的抗生素治疗可减少肾实质受累及肾瘢痕形成的风险。

神经性尿频，又称白天尿频综合征，多发生在婴幼儿时期，由于幼儿膀胱逼尿肌发育不良所致。其表现白天小便频数量少，睡眠中小便次数正常，尿常规及尿培养未见异常，常反复发作，而无其他痛苦，精神、饮食均正常。临床上可以运用解热镇痛药（如吲哚美辛）、钙拮抗剂（如硝苯地平）、抗胆碱药（如山莨菪碱）、中枢神经兴奋药、拟肾上腺素药（如麻黄碱）及碳酸氢钠、谷维素等治疗。

中医认为小儿尿频是由内因及外因两方面引起的。外因责之于湿热，多因外感湿热，或坐地潮湿、粪便污染感受湿热邪毒，或由积滞内蕴化为湿热；内因责之于先天禀赋不足或后天调护失宜致脾肾气虚。其主要病位在肾与膀胱。

尿频临床以虚实辨证为主，主要分为湿热下注证、肺脾气虚证及阴虚内热证。实证宜清热利湿，虚证宜温补脾肾或滋阴清热；病程日久或反复发作者，多为本虚标实，虚实夹杂之候，治宜标本兼顾，攻补兼施。贴敷、推拿等外治法使用方便，对小儿尿频有较好效果。

二、外治方法

（一）贴敷法

【适应证】

尿频属湿热下注证、肺脾气虚证者。

【操作方法】

（1）辨证用药

肺脾气虚证：选取丁香、肉桂、吴茱萸、五倍子等量，打成细末，混合均匀过 120 目筛，装瓶备用。每次取上方 3~5g，用黄酒适量调成糊状，以不渗出液体为佳；患儿取坐位，暴露脐部及后背，注意保暖，用棉签蘸取温开水（必要时用生理盐水或 75% 酒精）清洁神阙、气海、关元、肺俞、脾俞，将调好的适量药糊涂敷于穴位，以纱布覆盖并用胶布固定。

湿热下注证：取鲜车前子 60g，连须葱白 60g，食盐 15g 捣成糊状，炒热趁热敷于脐部；或椿根皮 90g，白芍、干姜、黄柏各 30g，用麻油熬后用黄丹收制成膏状，每次取适量膏药贴于气海穴、三阴交。

（2）穴位选取：神阙、气海、关元、肺俞、脾俞。（图 9–1–1、图 9–1–2）

（3）疗程：每天 1 次，7 天为 1 个疗程，一般 1~2 个疗程。

【疗法特点】

选用温热药物有温下元、固小便之功，清热药有清热利湿、通利膀胱

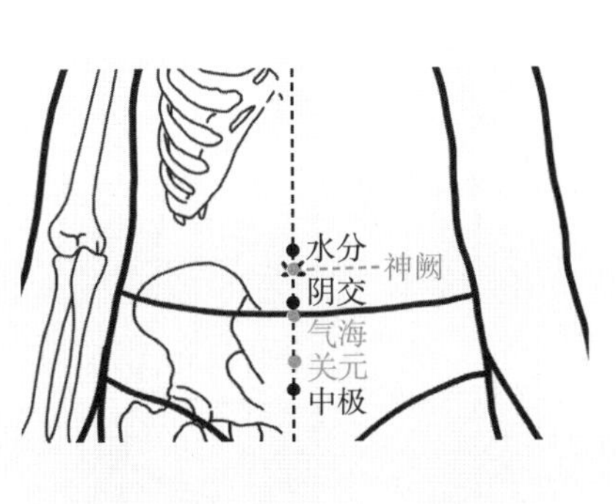

图 9–1–1 神阙、关元、气海

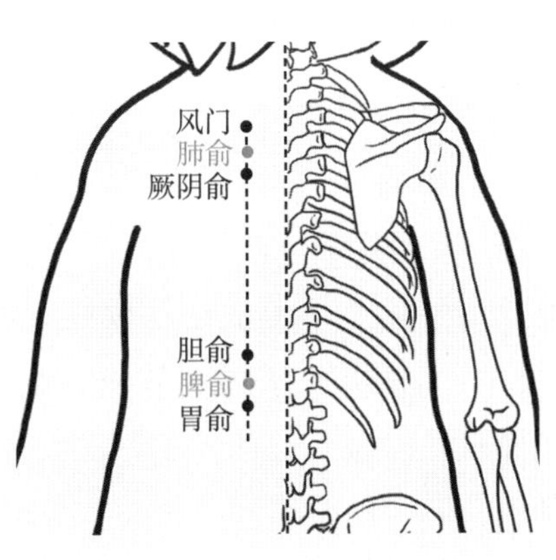

图 9–1–2 肺俞、脾俞

之效。药物打碎贴于脐部便于药物吸收渗透，减少患儿拒药，同时药穴相合可温补脾肾或清热利湿，疏通经络，兴奋中枢神经系统，使膀胱逼尿肌松弛，括约肌收缩，减少排尿次数。

【注意事项】

（1）对湿疹、溃疡等局部有皮损的创面禁用。

（2）药物一般应随制随用，不宜多制久用，否则易于变质失效。

（3）敷药时间不宜过长，用药注意观察局部及小儿反应，以免刺激时间过久导致不良后果。

（二）坐浴法

【适应证】

尿频属湿热下注证者。

【操作方法】

金银花30g，蒲公英30g，艾叶30g，地肤子30g，生姜15g，赤芍15g，通草6g。水煎坐浴，每日1~2次，每次30分钟。10次为1个疗程。

【疗法特点】

既可以保持外阴的清洁，又可以发挥药力的作用。

【注意事项】

坐浴前坐浴盆应彻底清洗干净；坐浴前患儿宜清洗外阴部；坐浴水温应在37~41℃，以不烫为原则。

（三）针法

【适应证】

尿频属肺脾气虚证、湿热下注证及阴虚内热证者。

【操作方法】

1. 体针

（1）肺脾气虚证：关元、三阴交、足三里、水泉。（图9-1-3~图9-1-5）

（2）湿热下注证，主穴：委中、阴陵泉、下髎、束骨；配穴：热重加曲池，尿血加血海、三阴交，少腹胀痛加曲泉，寒热往来加内关。

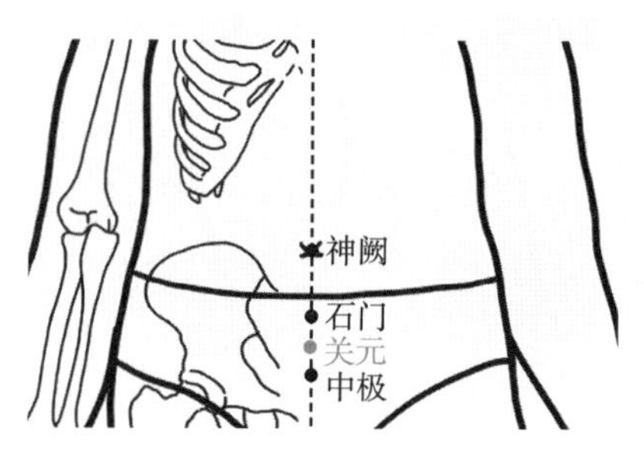

图9-1-3 关元

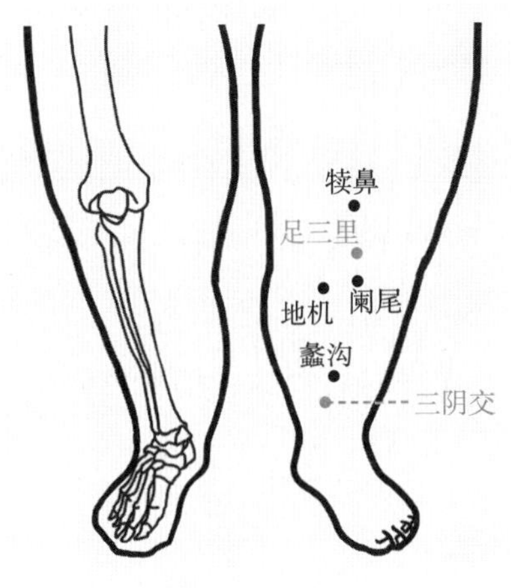

图 9-1-4 三阴交、足三里

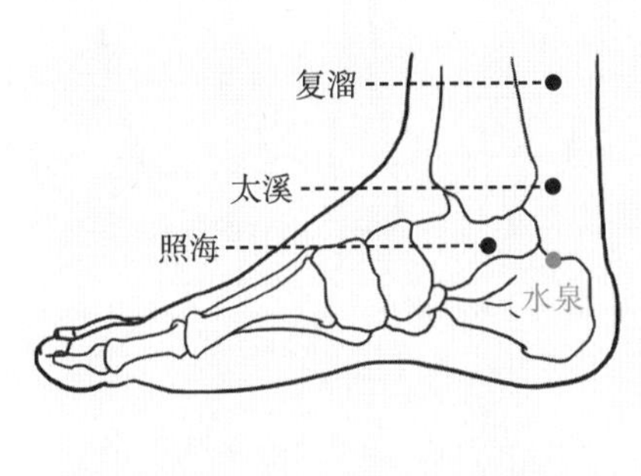

图 9-1-5 水泉

（3）阴虚内热证，主穴：委中、复溜、阴谷、照海、太溪；配穴：腰背酸痛加关元、肾俞，多汗补复溜、泻合谷，尿频、尿急、尿痛加中极、阴陵泉，气血两虚加中脘。选择 1.5 寸毫针，不留针，采用捻转方法平补平泻。病情急者每日 1 次，病情缓者隔日 1 次，5~7 天为 1 个疗程。治愈后宜巩固 2~3 个疗程。（图 9-1-6~图 9-1-15）

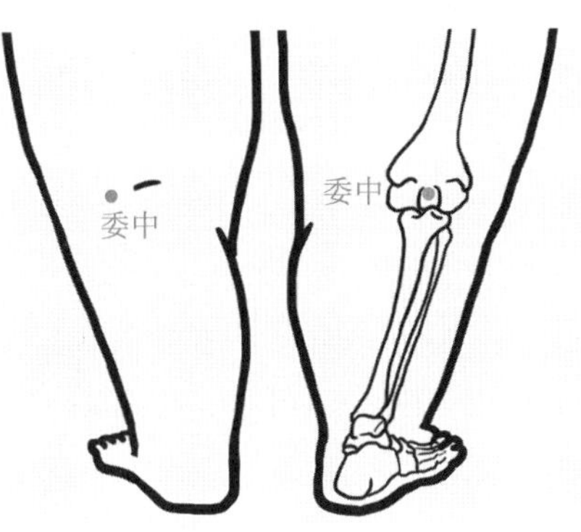

图 9-1-6 委中

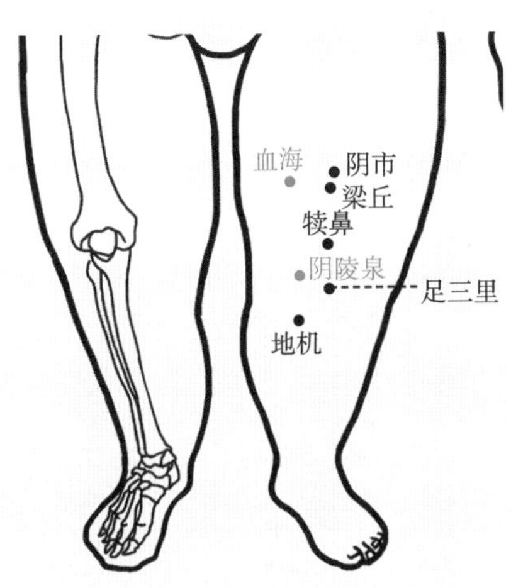

图 9-1-7 阴陵泉、血海

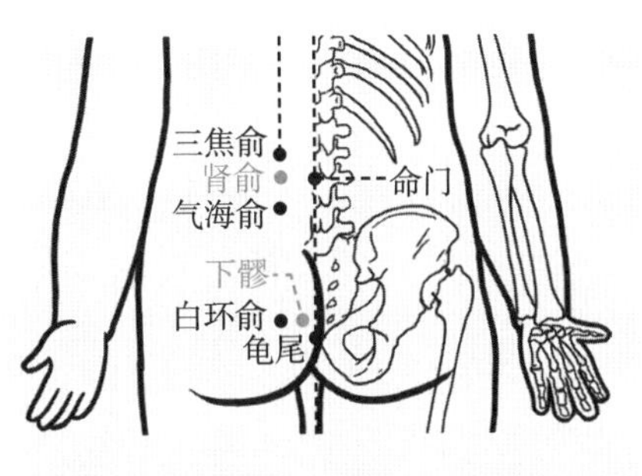

图 9-1-8 肾俞、下髎

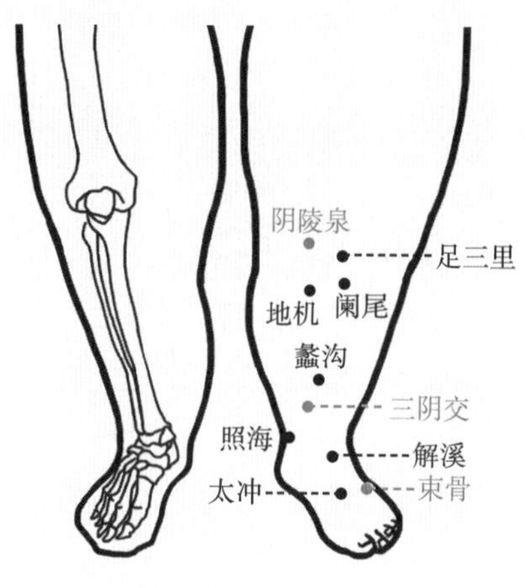

图 9-1-9　束骨、三阴交、阴陵泉

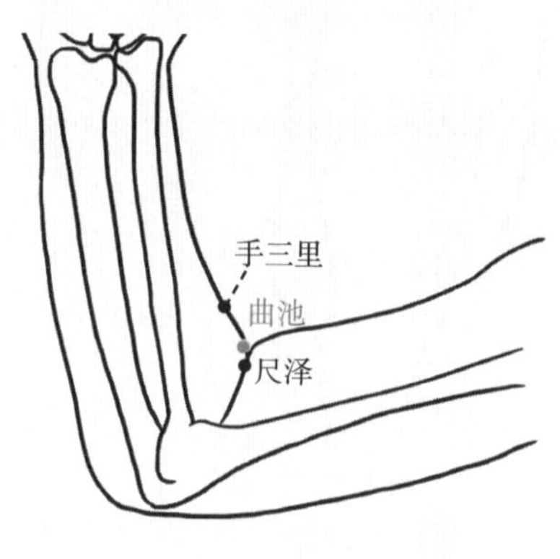

图 9-1-10　曲池

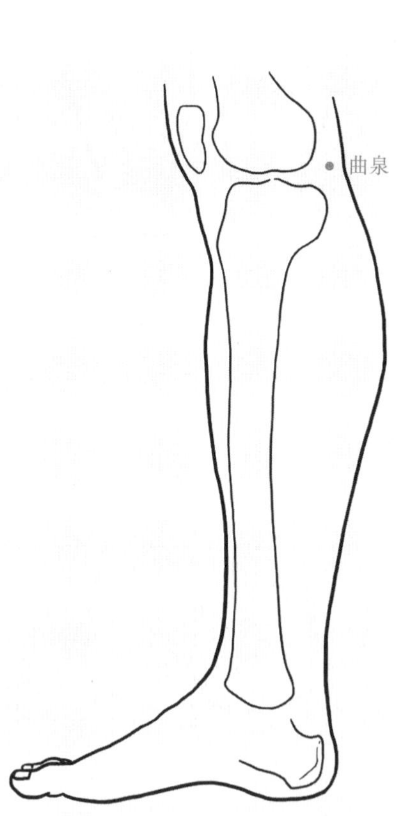

图 9-1-11　曲泉

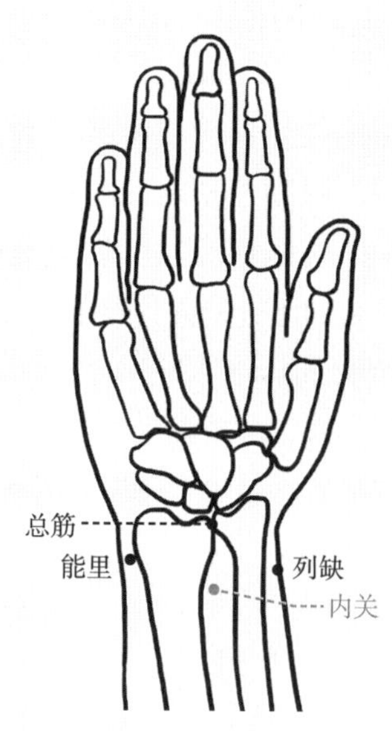

图 9-1-12　内关

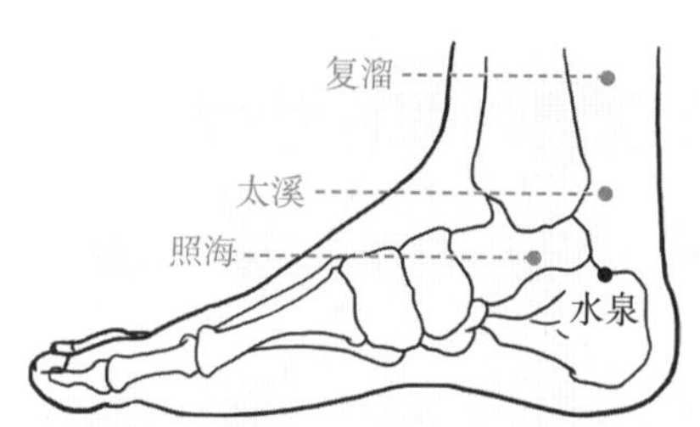

图 9-1-13　复溜、照海、太溪

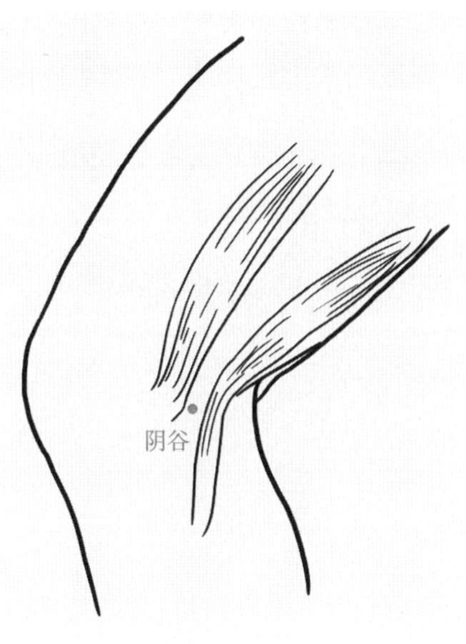

图 9-1-14 阴谷

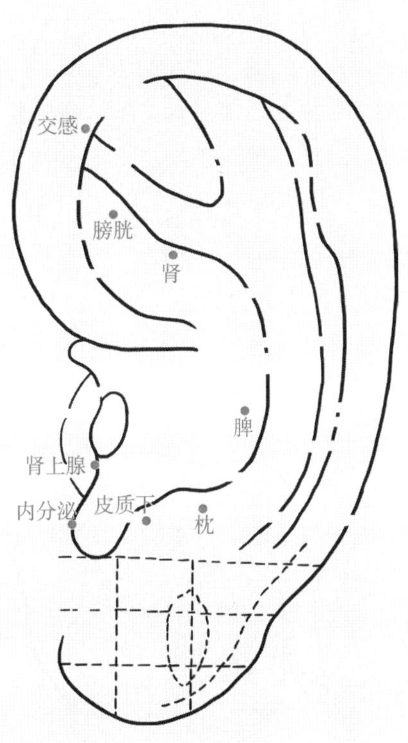

图 9-1-16 膀胱、肾、缘中、脾、内分泌、皮质下、交感、枕、肾上腺

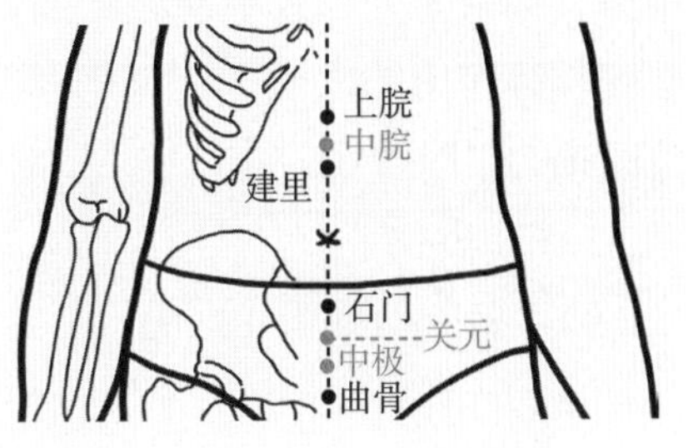

图 9-1-15 关元、中极、中脘

2. 耳针

（1）肺脾气虚证，常用穴：膀胱、肾、缘中；备用穴：脾、内分泌、皮质下、交感、枕。（图 9-1-16）

（2）湿热下注证及阴虚内热证，主穴：膀胱、肾；配穴：肾上腺、枕。常用穴均取，备用穴酌取，选用 0.5 寸毫针，直刺所选穴位，注意不可刺穿耳郭，留针 20 分钟。每日 1 次或隔日 1 次，5~7 次为 1 个疗程。（图 9-1-16）

3. 耳穴压豆

取穴与耳针一致。以王不留行籽黏附在 0.6cm × 0.6cm 大小胶布中央，用镊子夹住或用手捏住，贴敷在选用的耳穴上，用手指轻轻揉压，以耳郭略红而小儿不哭闹为度。2 天双耳更换 1 次，6 天为 1 个疗程，休息 3~5 天，进行第 2 个疗程。此法刺激强度比针刺小，但刺激持续存在，更易于被小儿接受。

【疗法特点】

尿频主要病位在肾与膀胱，主要病机在于肾虚不固，气化失司，膀胱

不摄，约束无力，故小便频数而量少。通过刺激具有补肾气、摄膀胱、养心安神等作用的穴位，使肾气充盛，膀胱恢复正常排尿功能，从而起到治疗尿频的作用。

【注意事项】

（1）针刺前嘱患儿排便。

（2）针刺时针尖宜向小腹及会阴部，使针感向小腹及会阴部传导。

（四）灸法

【适应证】

尿频属肺脾气虚证。

【操作方法】

（1）穴位选取：气海、中极、关元、大椎、肾俞。（图 9–1–17、图 9–1–18）

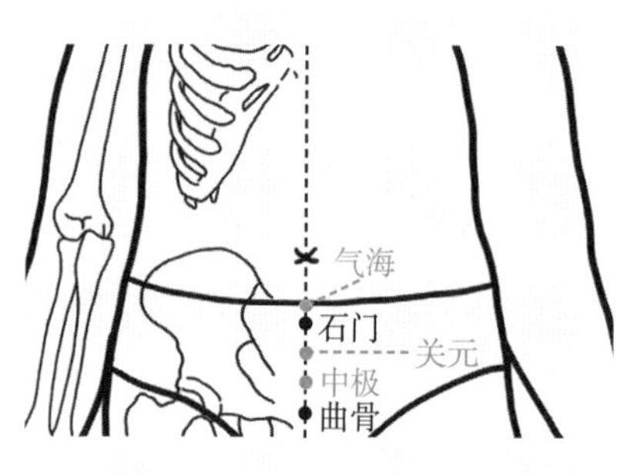

图 9–1–17　气海、中极、关元

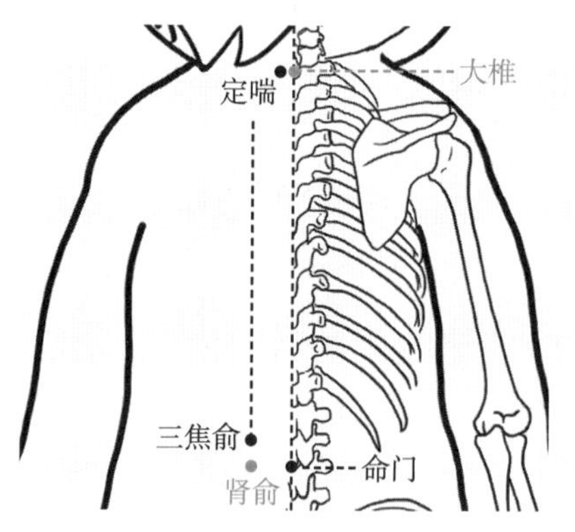

图 9–1–18　大椎、肾俞

（2）具体操作：患儿取适当体位，选取气海、中极、关元、大椎、肾俞，将适量艾绒放入艾灸盒并点燃，再将艾灸盒放于穴位处固定，时间 5~10 分钟，以皮肤微微发红为度。

隔姜灸、神阙穴隔盐灸可增强艾灸温肾通阳、固涩膀胱等疗效，并且能防止烫伤小儿皮肤。（图 9–1–19）

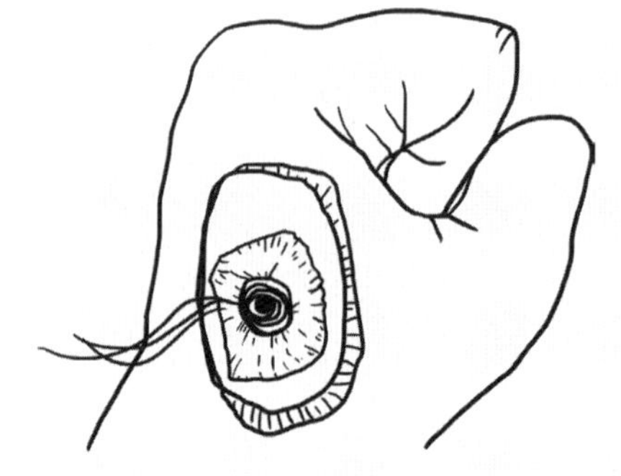

图 9–1–19　隔姜灸

药条灸：党参、黄芪、益智仁、山药、桑螵蛸、乌药、麝香比例为 6∶7∶6∶5∶5∶3∶0.01，与艾绒以

1∶5 的比例混合均匀，取 30g 制成药艾条，用其灸治可增强艾灸时起到的健脾固肾作用。

（3）疗程：每日 2 次，3~5 天为 1 个疗程。

【疗法特点】

中医学认为，小儿神经性尿频是由于患儿脾肾气虚，致膀胱不固、气化失司所致，艾灸关元、气海等穴有温肾益气、固涩膀胱的作用，对尿频疗效显著。

【注意事项】

（1）施灸时需注意避免烫伤小儿。

（2）施灸后，局部皮肤出现微红灼热，属正常现象，无须处理。如因施灸过量，局部出现小水疱，只要不擦破，可任其吸收。若水疱较大，可用消毒毫针刺破水疱，放出水液，再涂以消炎药膏，并以消毒纱布保护。

（五）推拿疗法

【适应证】

尿频属肺脾气虚证。

【操作方法】

揉丹田 200 次、摩腹 20 分钟、揉龟尾 30 次，较大儿童可擦肾俞、八髎；或补脾经 300 次、揉肾顶 100 次、揉外劳宫 200 次、揉二马 300 次、按揉气海 300 次、按揉足三里 300 次、按揉三阴交 200 次、按揉膀胱俞 200 次、擦八髎穴 50 次、捏脊 10 次。每日 1 次，7 天为 1 个疗程。（图 9-1-20~图 9-1-25）

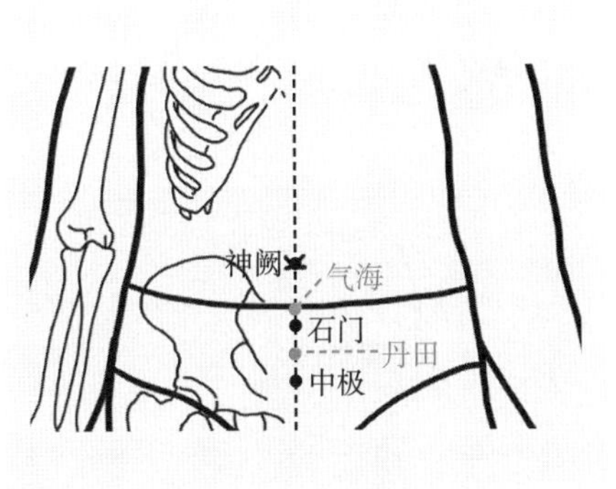

图 9-1-20 丹田、气海

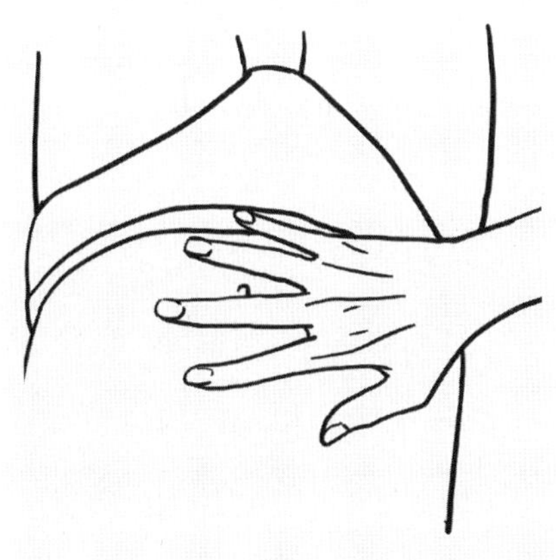

图 9-1-21 腹

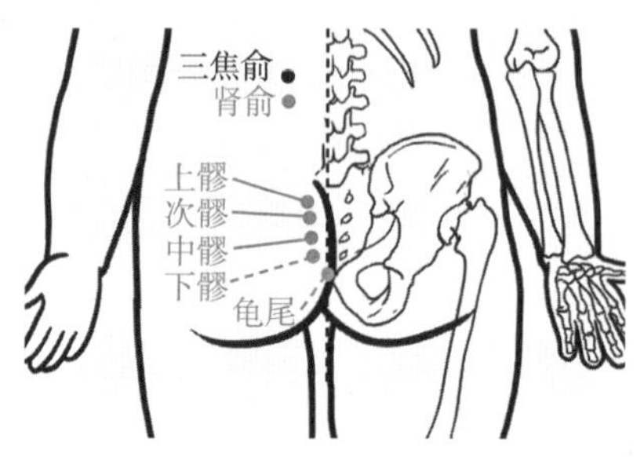

图 9-1-22　龟尾、肾俞、八髎

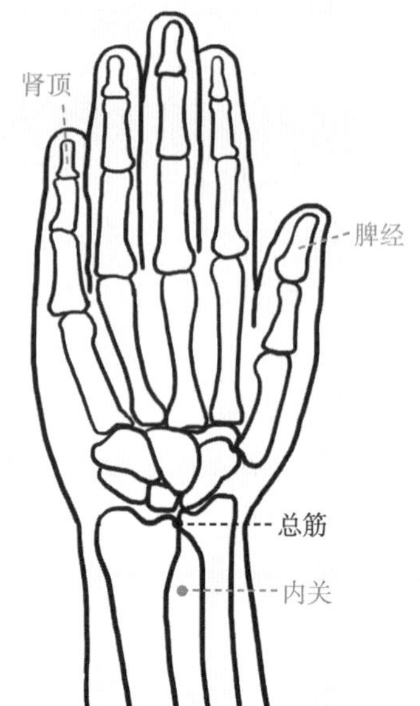

图 9-1-23　脾经、肾顶

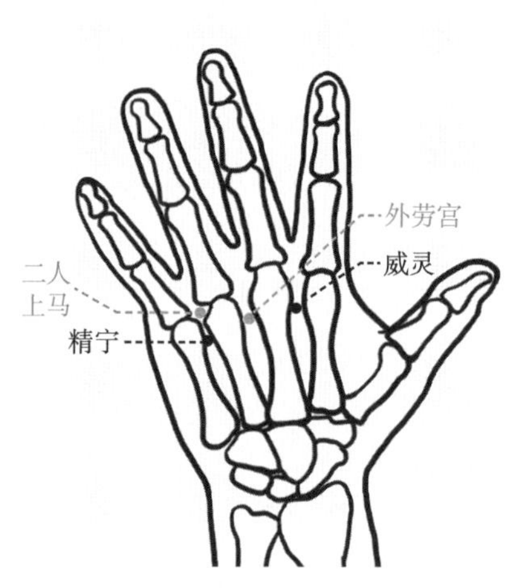

图 9-1-24　外劳宫、二马

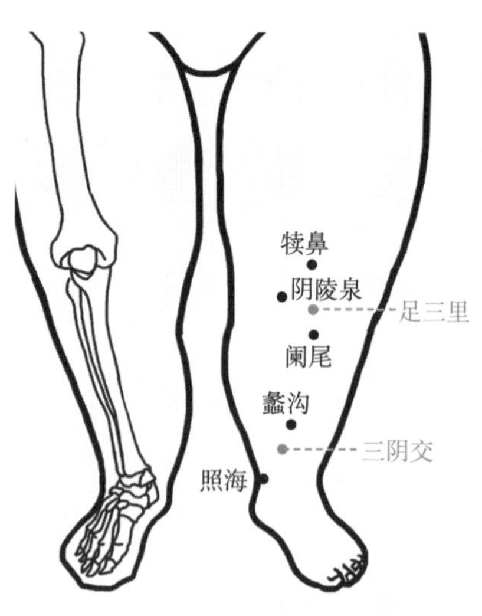

图 9-1-25　足三里、三阴交

【疗法特点】

运用手法在患儿体表进行操作，产生物理性刺激从而激发小儿自身的免疫调节作用，疏通经络，调和气血，使肾之气化作用得以恢复，膀胱开合得度，尿液正常排出。

【注意事项】

推拿时轻重适宜，用力均匀；一般下午推拿为宜，擦八髎穴时以热为度。

第二节 遗尿

遗尿是指 5 周岁以上小儿睡中小便频繁自遗，醒后方觉的一种小儿常见病证，俗称尿床。西医学称本病为遗尿症（功能性遗尿症、非器质性遗尿症），分为原发性和继发性两类。本病的发生男孩多于女孩，且发病率随年龄的增长而下降。

一、临床表现

遗尿症的发病原因尚不明确，目前认为是多种因素共同导致，包括睡眠觉醒功能障碍、夜间精氨酸加压素分泌不足、膀胱功能异常、遗传因素、心理因素及其他因素（如糖尿病、先天性脊柱隐裂等），其中睡眠觉醒功能障碍是遗尿症最重要的发病机制。

中医认为，遗尿的病因包括先天禀赋不足、后天发育迟缓，肺、脾、肾三脏功能失调，心肾不交、肝经湿热下注及暴受惊恐等，其中以肾气不固、下元虚寒为主要病因。基本病机为三焦气化失司，膀胱约束不利。其病位主要在膀胱，与肺、脾、肾相关。临床辨证，可具体分为下元虚寒证、肺脾气虚证、心肾不交证及肝经湿热证。

本病治疗以温补下元、固涩膀胱为主要原则。肺脾气虚者，治以健脾益气；心肾不交者，治以清心滋肾；肝经湿热者，治以清热利湿。本病的治疗可同时配合膀胱条件反射训练，平时要规律饮食、节制起居、调摄精神。外治法治疗小儿遗尿方法简便，易被患儿接受，临床以贴敷、推拿等为主。

二、外治方法

（一）贴敷法

【适应证】

遗尿属下元虚寒证、心肾不交证、肺脾气虚证、湿热下注证者。

【操作方法】

（1）穴位选取：主穴，气海、关元、中极、三阴交；配穴，肾俞、膀胱俞、复溜。病情轻者只取主穴，病重者酌取配穴，或敷于脐部。（图 9–2–1~图 9–2–4）

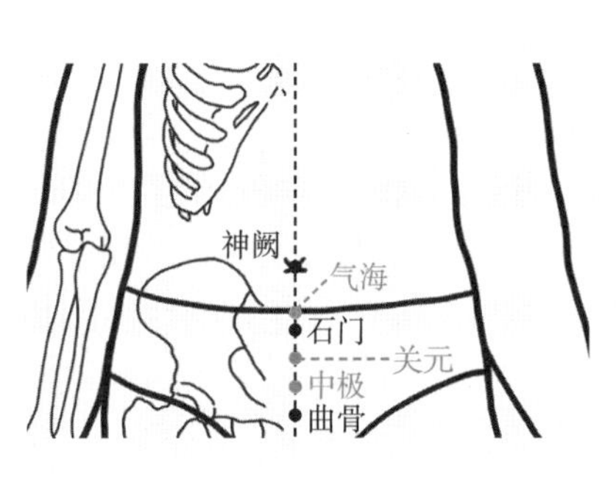

图 9–2–1　气海、关元、中极

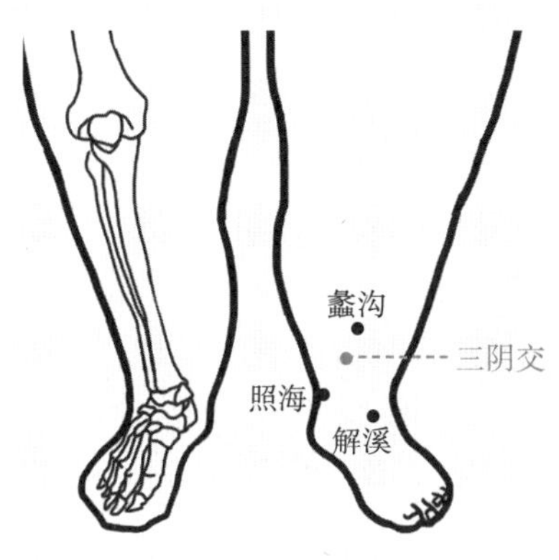

图 9–2–2　三阴交

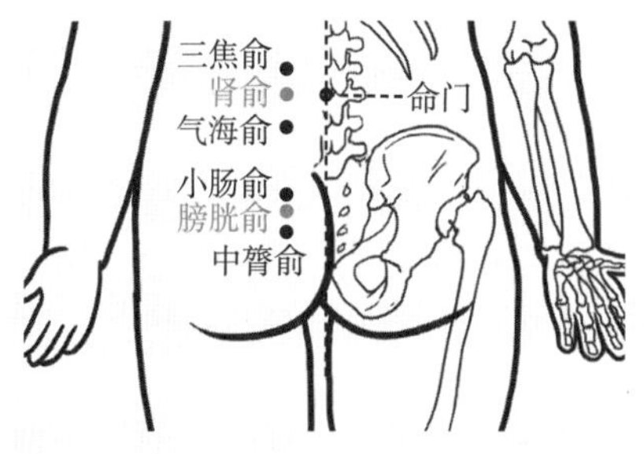

图 9–2–3　肾俞、膀胱俞

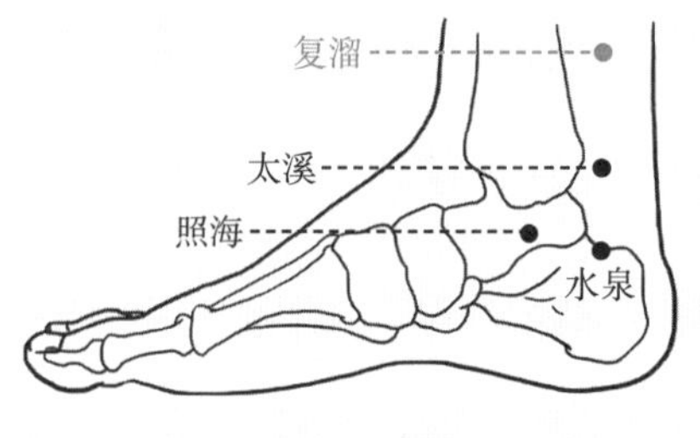

图 9–2–4　复溜

（2）常用药：丁香、肉桂、益智仁、覆盆子比例为 1∶2∶4∶4，或五倍子 3g，研末，温开水调敷于脐部，外用纱布覆盖，或直接选择遗尿贴片（主要成分为：党参、白术、菟丝子、枸杞、黄芪、怀山药、桑螵蛸等）用于各型遗尿。

（3）具体操作：将选用药物混合均匀，研末，过120目筛，装瓶备用；每次取上方3g，用黄酒、醋或凡士林调和成糊状（泥状、饼状），以不渗出液体为佳；患儿取适当体位，暴露所取穴位，注意保暖，用棉签蘸取温开水（必要时用生理盐水或75%酒精）清洁穴位及穴位周围皮肤，将调好的适量药糊（药泥、药饼）涂敷于穴位，以纱布覆盖并用胶布固定。

（4）疗程：每天换药1次，3次为1个疗程，一般3~4个疗程。

（5）经皮穴位贴敷法：在贴敷处接经皮药物透入治疗仪的电极，根据患儿年龄及耐受度调节电压大小，每次通电20~30分钟，每日1次，7天为一个疗程；间隔2~3天，进行第2个疗程，一般治疗3个疗程。

【疗法特点】

选用具有温阳散寒的药物，贴于任督、肝、肾、膀胱等腧穴，能激发经气、调整阴阳、培补元气、温肾止遗。

【注意事项】

（1）睡前开始贴敷效果最好，根据小儿皮肤耐受程度选择贴敷时间。

（2）每次3~4个穴位，交替选穴，避免皮肤损伤。

（二）熏洗法

【适应证】

遗尿属下元虚寒证、心肾不交证、肺脾气虚证、肝经湿热证者。

【操作方法】

（1）辨证用药

肺脾气虚证：生地黄30g、黄芪30g、山药40g、桑螵蛸30g。

下元虚寒证：川续断30g、女贞子30g、狗脊30g、党参20g、茯苓20g、甘草6g。

心肾不交证：补骨脂30g、覆盆子40g、远志15g、桑螵蛸20g、石菖蒲20g。

肝经湿热证：龙胆草5g、生栀子20g、黄柏15g、生地黄30g、通草10g。

（2）具体操作：将选定药物预泡1小时后放入汽疗仪的储药箱中，汽疗仪加水预热至38~41℃，令患儿暴露腰腹部皮肤，平躺于汽疗仪的熏蒸床上，外扣透明罩进行熏蒸20分钟，熏蒸结束后擦干患儿身体。

沐足法，根据辨证选择处方，加1000ml的水煎煮30分钟，弃去药渣，倒入泡脚桶，待药液温度适宜时令患儿双足浸泡其中 20 分钟，家长同时可轻轻按摩患儿双足，以促进药物吸收。

（3）疗程：每日 1 次，7 天为 1 个疗程。

【疗法特点】

中药熏蒸利用熏蒸时的温热及药物的双重效应，使药物蒸汽透入皮肤，直接被机体吸收，进入血液循环，发挥其疗效。

【注意事项】

使用本方法应特别注意药液温度，不能过烫，以防灼伤皮肤；还要注意室温，炎热季节要避免室内室闷、出汗过多而虚脱，冬季应注意保暖，不要使患儿着凉。对于皮肤病变，洗时勿擦伤创面，保持局部清洁。

（三）药袋法

【适应证】

遗尿属下元虚寒证、心肾不交证、肺脾气虚证、肝经湿热证者。

【操作方法】

（1）用药：肉桂 40g，附子、升麻、乌药、花椒各 50g，艾叶 20g，桑螵蛸 30g。

（2）具体操作：将所选药物混合、焙干后研成细末，均分 3 份分别装入 10cm × 10cm 大小布袋中缝好，备用。于每晚临睡时，将食盐 10g（粗盐为好）置锅中炒热至 80℃左右，装至另一约 8cm × 8cm 大小布袋中缝好，先将药袋抚平直接贴敷神阙穴，后将盐袋放于药袋上，再以绷带固定，60 分钟后取下。（图 9-2-5）

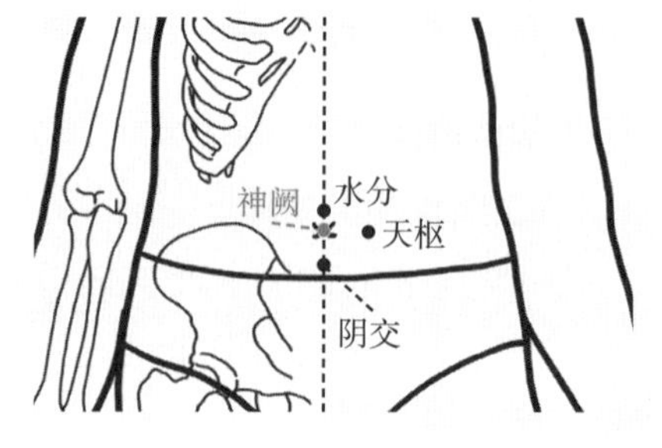

图 9-2-5　神阙

（3）疗程：每药袋使用 1 周为 1 个疗程，一般不超过 3 个疗程。

【疗法特点】

加热的盐袋既能温通气血，又能收敛固涩，促使诸药药效发挥。

【注意事项】

防止炒热的食盐触及皮肤造成烫伤。

（四）推拿法

【适应证】

遗尿属下元虚寒证、心肾不交证、肺脾气虚证、肝经湿热证者。

【操作方法】

（1）穴位选取：肾经、脾经、关元、腹部、三阴交、足三里、肾俞、脾俞、腰骶部。（图 9-2-6~ 图 9-2-9）

（2）辨证加减：下元虚寒证，加推三关 200 次、清小肠 100 次、揉外劳宫 100 次、揉命门 200 次、揉龟尾 200 次。肺脾气虚证，加推三关 20 次、补肺经 300 次、揉外劳宫 100 次、揉二马 200 次。心肾不交证，加清心经 100 次、清小肠经 300 次、揉神阙 200 次、捣小天心 200 次、揉龟尾 50 次。肝经湿热证，清肝经 200 次、清天河水 100 次、推六腑 50 次、捣小天心 100 次、揉内劳宫 200 次。

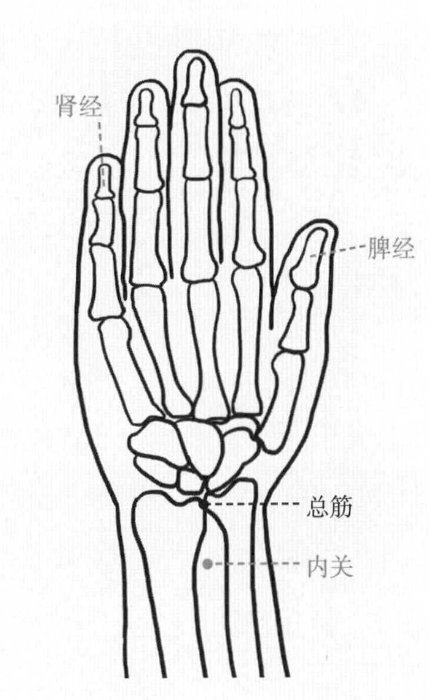

图 9-2-6　肾经、脾经

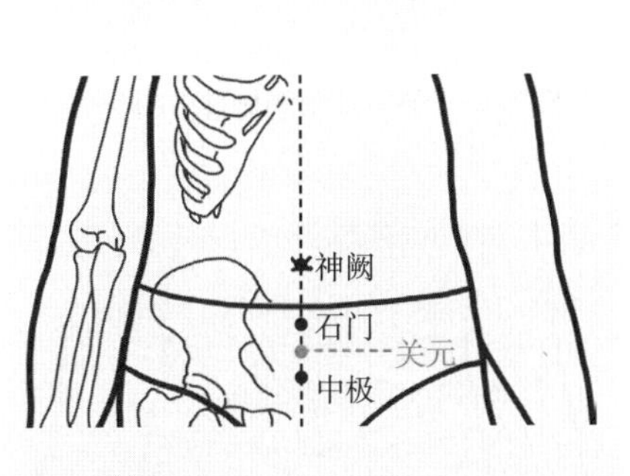

图 9-2-7　关元

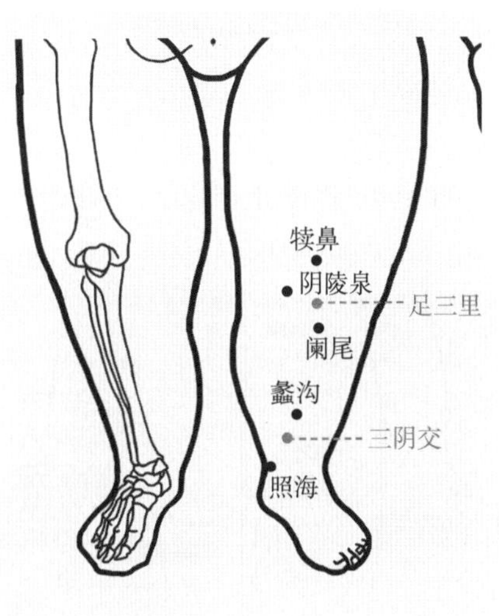

图 9-2-8　三阴交、足三里

睡眠深沉者，可加揉神门、阳池各20次。（图9-2-10~图9-2-13）

（3）具体操作：一般采用推法、揉法、摩法、按法等。具体为补肾经100次，补脾经100次，揉按丹田、关元各200次，掌根摩腹2分钟，揉按足三里、三阴交各200次，揉按肾俞、脾俞各200次，捏脊3~5遍，最后双手分推腰骶部，力量内渗，以患儿感到微热为度。

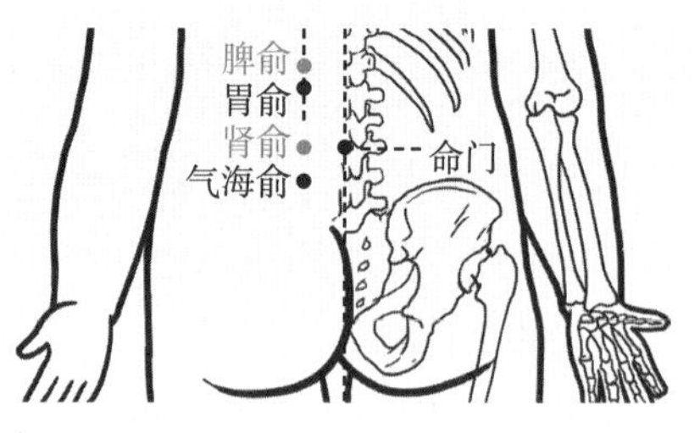

图9-2-9 肾俞、脾俞

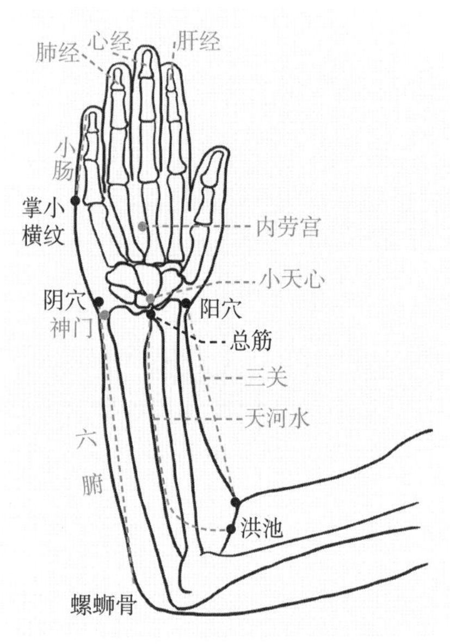

图9-2-10 三关、肺经、心经、小肠、小天心、肝经、天河水、六腑、内劳宫、神门

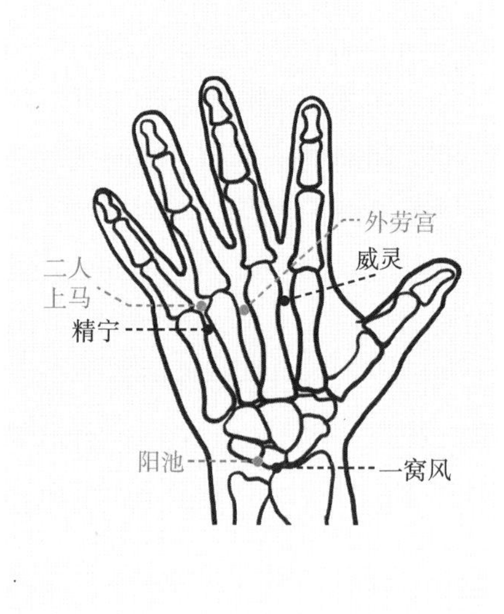

图9-2-11 外劳宫、二马、阳池

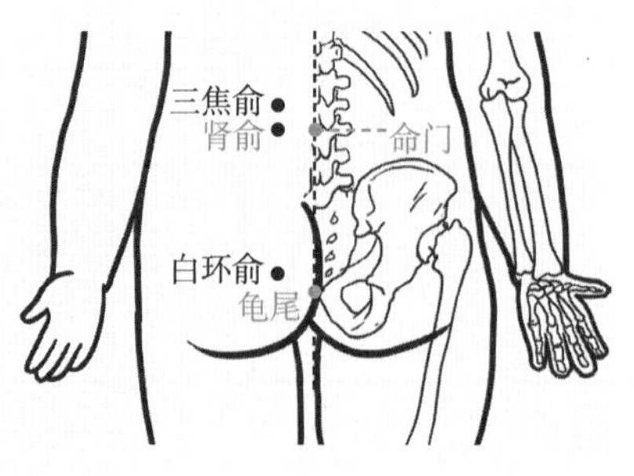

图9-2-12 命门、龟尾

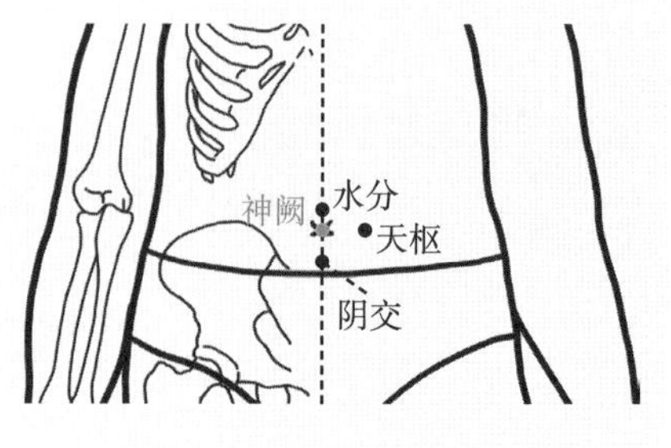

图9-2-13 神阙

（4）疗程：每日 1 次，10 天为 1 个疗程，休息 3~5 天再进行下个疗程，治疗 3 个疗程以上。

【疗法特点】

通过采用推、拿、按、揉、摩、掐等手法刺激督脉及足太阳膀胱经等经穴，激发五脏六腑的元气，调整脏腑阴阳气血，调节膀胱功能。

【注意事项】

操作手法要求轻快柔和、平稳着实而不飘浮，用力要均匀；注意室温要适宜，冬季须防感冒，并注意卫生，防止交叉感染。术者指甲须及时修剪，以防伤及患儿皮肤。

（五）针法

【适应证】

遗尿属下元虚寒证、心肾不交证、肺脾气虚证、肝经湿热证者。

【操作方法】

（1）穴位选取：主穴，关元、膀胱俞、中极、三阴交。配穴，下元虚寒证配肾俞、命门、太溪；肺脾气虚证配肺俞、足三里、气海；肝经湿热证配蠡沟、太冲；夜梦多者配百会、神门。（图 9–2–14~ 图 9–2–19）

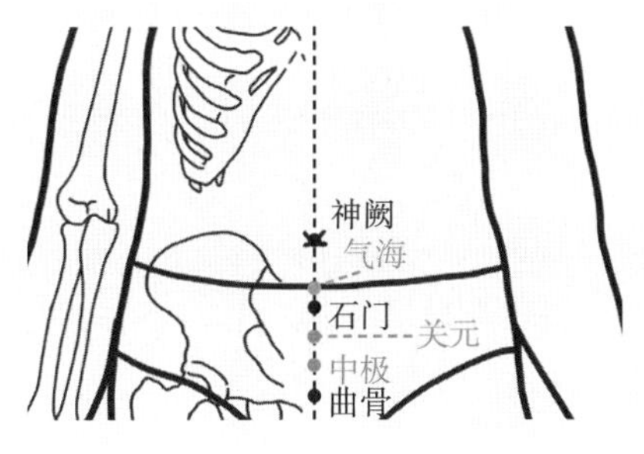

图 9–2–14　关元、中极、气海

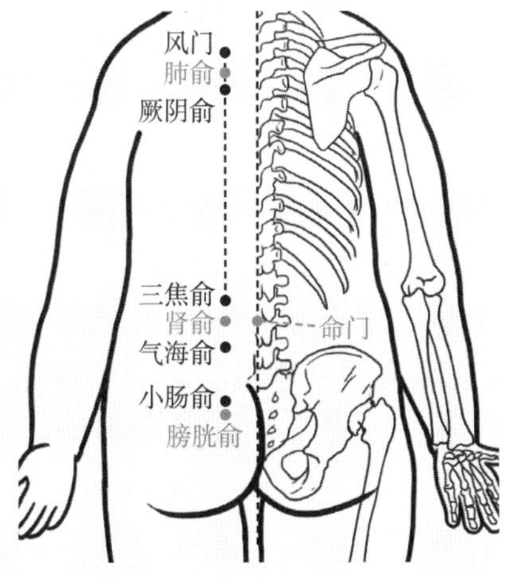

图 9–2–15　膀胱俞、肾俞、命门、肺俞

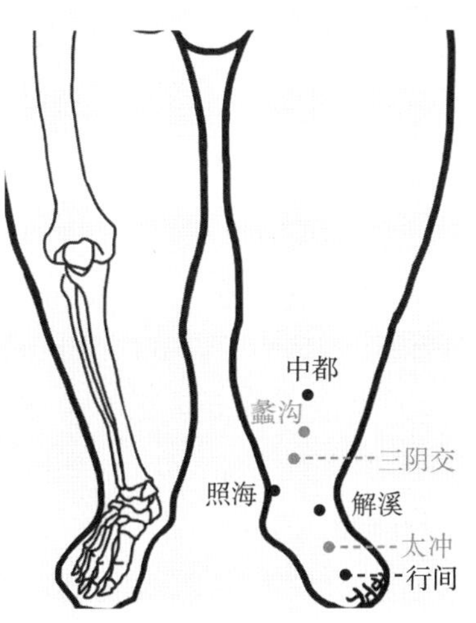

图 9–2–16　三阴交、蠡沟、太冲

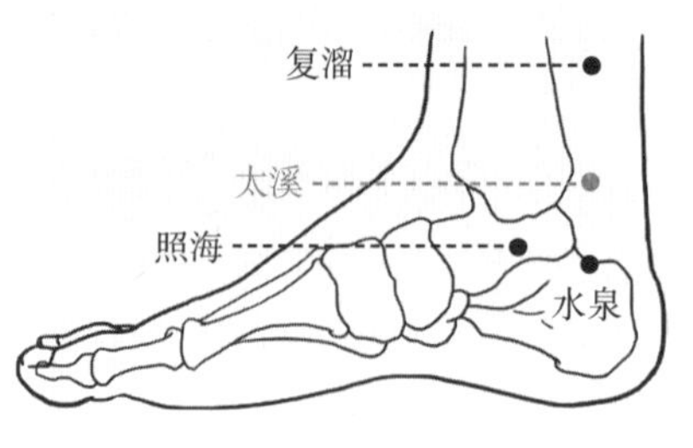

图 9-2-17　太溪

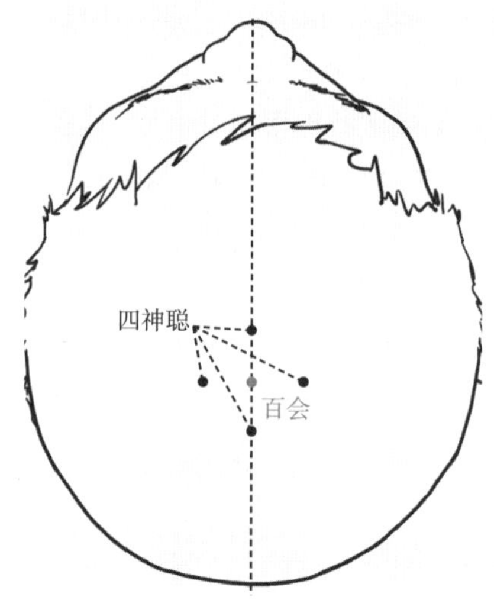

图 9-2-18　百会

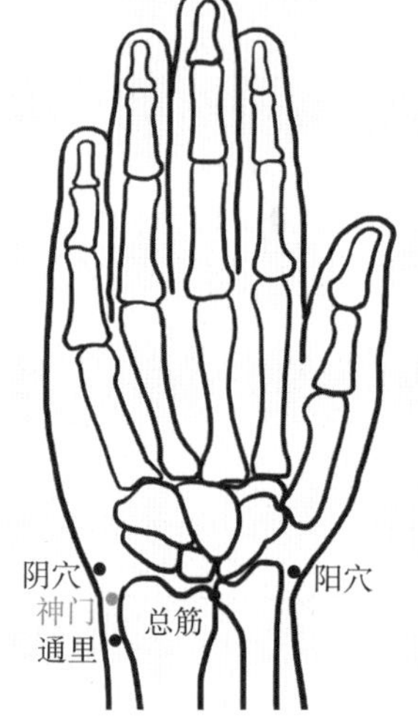

图 9-2-19　神门

（2）具体操作：选择 1 寸毫针，进针约 0.5 寸，毫针补法，得气后留针 20 分钟，下腹部及腰骶部穴位针尖向下斜刺，以针感达到前阴部最佳。

针刺时可加刺（单刺）夜尿点（掌面小指第二指关节横纹中点）或遗尿穴（双足第五跖趾关节底部横纹中点），可不留针。

头针取穴顶中线（头顶督脉百会穴及前顶穴之间的连线）、额旁 3 线（额部胃经头维穴内侧 0.75 寸起向下引一条长 1 寸的线）或足运感区（前后正中线的中点左右旁开各 1cm，向后引 3cm，平行于正中线），常规穴位消毒后，用 1 寸毫针沿刺激区以 30° 夹角迅速刺入皮下，以每分钟 200 次的频率进行捻转 3 分钟，留针 20 分钟，间歇行针 2~3 次。

（3）疗程：每天 1 次，10 天 1 个疗程，休息 2 天后进行第 2 个疗程，治疗 3 个疗程以上。

【疗法特点】

针刺疗法能直接影响脑桥、下丘脑后部及延髓网状结构等排尿中枢的兴奋水平，进而调节膀胱功能。据睡眠生理研究，夜间遗尿多发生于睡眠非快动眼期的第三期、第四期，提示有睡眠觉醒障碍，而针刺可解除睡眠觉醒障碍。针刺还调节了睡眠深度、膀胱压力、夜间尿量及尿比重等诸因素，故能达到治疗目的。

【注意事项】

（1）针刺前排空膀胱。

（2）每次选 3~5 穴位；针刺时同侧穴位或可加接电针，选疏密波，刺激量由小到大，以患儿可以耐受为度。

（六）耳穴压豆

【适应证】

遗尿属下元虚寒证、心肾不交证、肺脾气虚证、肝经湿热证者。

【操作方法】

（1）穴位选取：肾、膀胱、内分泌、皮质下、尿道、耳中、脑点、缘中。（图 9-2-20）

（2）辨证加减：肺脾气虚证，加肺、脾；肝经湿热证，加肝、胆、三焦；心肾不交证，加心、神门；睡眠过深者，加耳尖。（图 9-2-20）

（3）具体操作：耳郭皮肤常规消毒后，将王不留行籽或白芥子或莱菔子黏附在 0.6cm × 0.6cm 大小胶布中央，用镊子夹住或用手捏住，贴敷在选用的耳穴上，用手指轻轻揉压，以耳郭略红而小儿不哭闹为度。

（4）疗程：3~5 日双耳交替更换 1 次，5 次为 1 个疗程，休息 3~5 天，进行第 2 个疗程，3 个疗程后观察疗效。

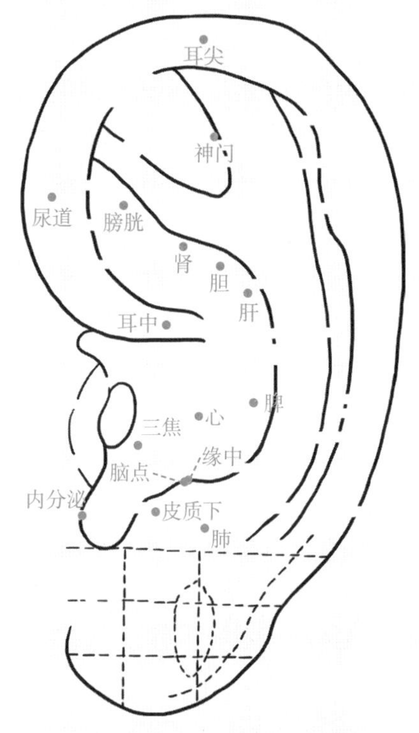

图 9-2-20 肾、膀胱、内分泌、皮质下、尿道、耳中、脑点、缘中、肺、脾、肝、胆、三焦、心、神门、耳尖

【疗法特点】

中医认为耳与脏腑有密切的生理病理关系，“耳珠属肾，耳上轮属心，耳皮肉属肺，耳背玉楼属肝”。十二经都直接上达于耳，《灵枢·口问》云：“耳者，宗脉之所聚也。”根据遗尿症性质，结合中医的整体观念、脏

腑经络学说以及西医学的解剖，选择相应的耳穴可起到固本止遗的作用。如神门具有镇静、安神、止痛等作用，能调节大脑皮层兴奋与抑制的平衡；缘中为遗尿点，是治疗遗尿的重点穴，与神门配合，可调节大脑皮层，使排尿反射恢复正常；尿道、膀胱、肾是对应取穴，相辅相成，共获固摄膀胱、益气固本、缩尿止遗之功。

【注意事项】

（1）每日家长给患儿按压 3~5 次，每次每穴按压 2~3 分钟，睡前必须按压 1 次。如有可能患儿入睡 3 小时后家长给患儿再按压 1 次，以增强疗效。

（2）治愈后宜再坚持治疗 2~3 个疗程。

（七）灸法

【适应证】

遗尿属下元虚寒证、肺脾气虚证、心肾不交证者。

【操作方法】

（1）穴位选取：关元、三阴交、中极、肾俞、膀胱俞。（图 9-2-21~图 9-2-23）

（2）具体操作：患儿取适当体位，选取关元、三阴交、中极、肾俞、膀胱俞等穴位，将艾灸盒放于治疗处固定，时间 5~10 分钟，以皮肤微微发红为度。

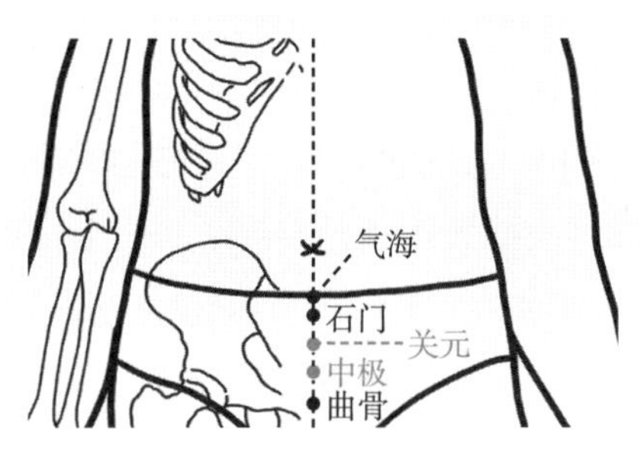

图 9-2-21　关元、中极

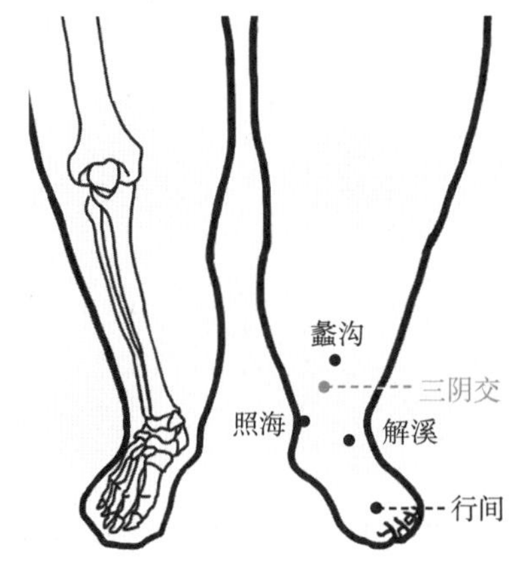

图 9-2-22　三阴交

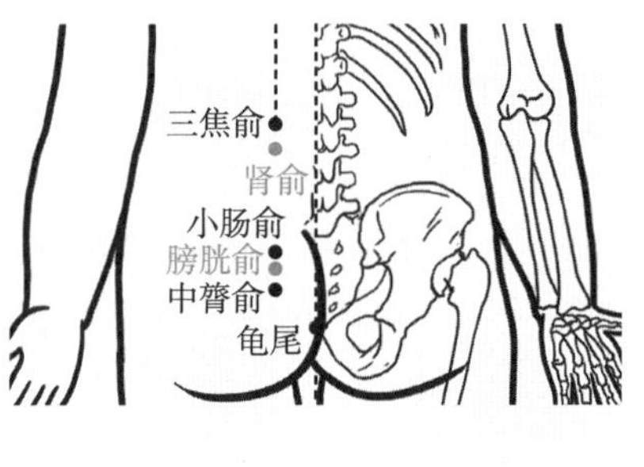

图 9-2-23　肾俞、膀胱俞

隔物灸，隔姜灸、隔附子灸、神阙穴隔盐灸可增强艾灸温中散寒、固涩止遗等疗效，并且能防止烫伤小儿皮肤。

（3）疗程：每日 1~2 次，5 天为 1 个疗程，共进行 4 个疗程，疗程可间隔 2 天。

【疗法特点】

儿童常灸三阴交可调节肝、脾、肾三脏，可助生气血，促进生长发育，尤其能促进泌尿系统发育及其功能的完善；灸肾俞、膀胱俞可通利三焦，益肾固涩，培元固本，通利水道；灸关元、中极有温补下焦、培本固元之功。故用辛温之性的艾条灸具有固本培元、固涩止遗作用的穴位，可以改善机体的虚弱状态，加强膀胱的气化功能，使肾气充足，下元固摄，肾与膀胱的闭藏和制约恢复正常，从而达到治疗遗尿的目的。

【注意事项】

艾灸尽可能在下午 3 点至 7 点时间段进行，此时膀胱经和肾经经气最旺盛，治疗效果最佳。

（八）穴位激光照射法

【适应证】

遗尿属下元虚寒证、心肾不交证、肺脾气虚证、肝经湿热证者。

【操作方法】

（1）穴位选取：百会、中极、命门、关元、气海、膀胱俞、三阴交。

配穴加减，下元虚寒证，配肾俞、太溪、水道；肺脾气虚证，配太渊、中脘、足三里；肝经湿热证，配期门、太冲、阴陵泉、阳陵泉；睡眠深沉者，配心俞、神门。（图 9-2-24~ 图 9-2-30）

（2）具体操作：将激光仪调至适当的波长及输出功率，每天照射 1 次，每次照射 4~6 个穴位，每穴照射 10 分钟。

（3）疗程：10 天为 1 个疗程，每疗程后休息 3 天，连续治疗 3 个疗程。

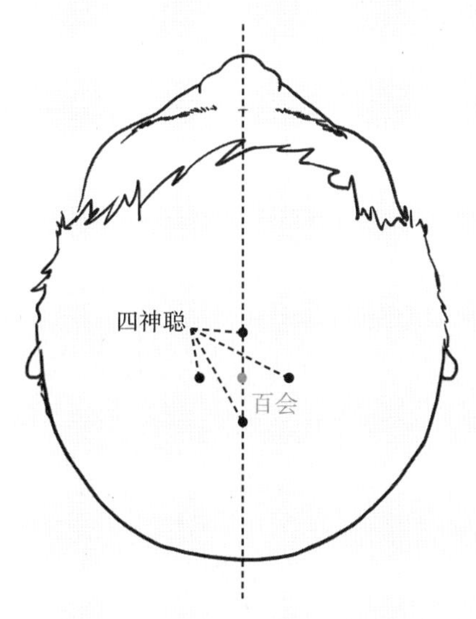

图 9-2-24　百会

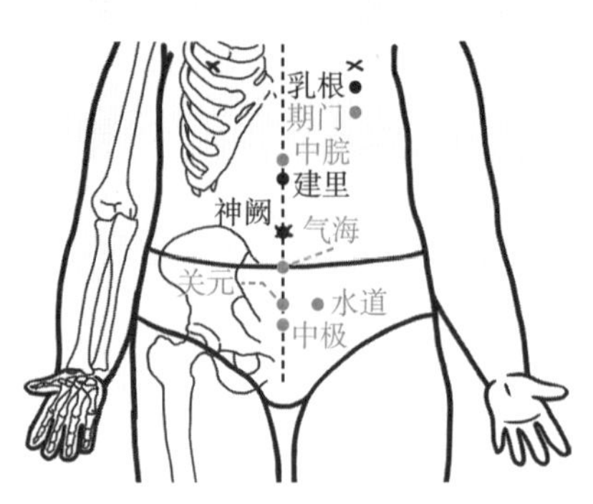

图 9-2-25　中极、关元、气海、水道、中脘、期门

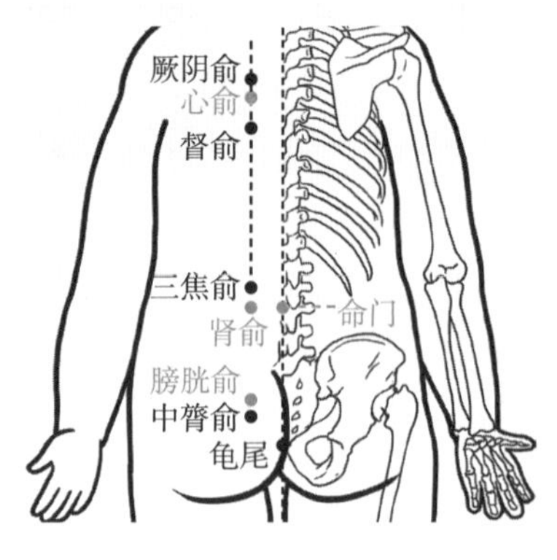

图 9-2-26　命门、膀胱俞、肾俞、心俞

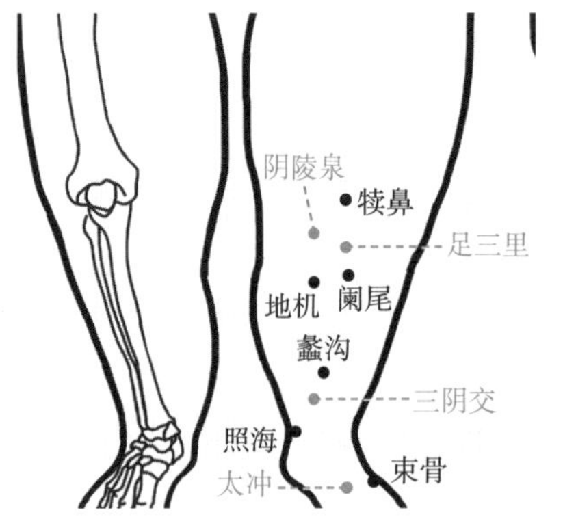

图 9-2-27　三阴交、足三里、太冲、阴陵泉

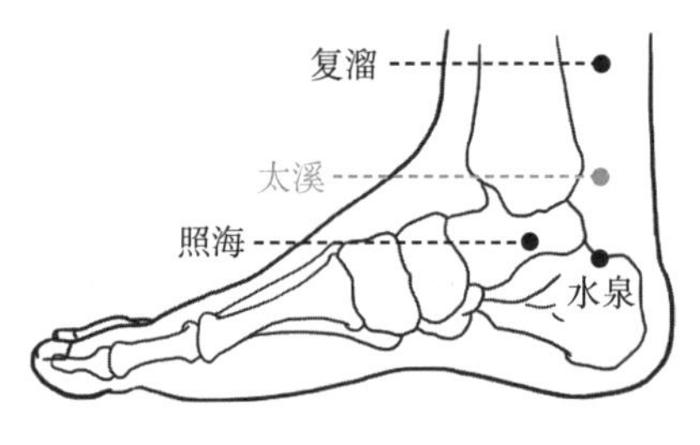

图 9-2-28　太溪

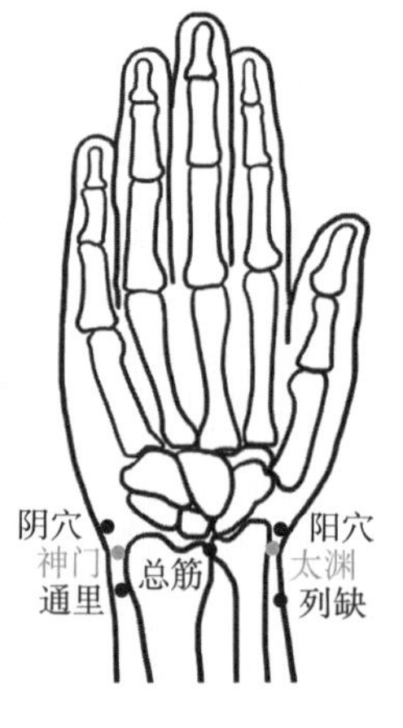

图 9-2-29　太渊、神门

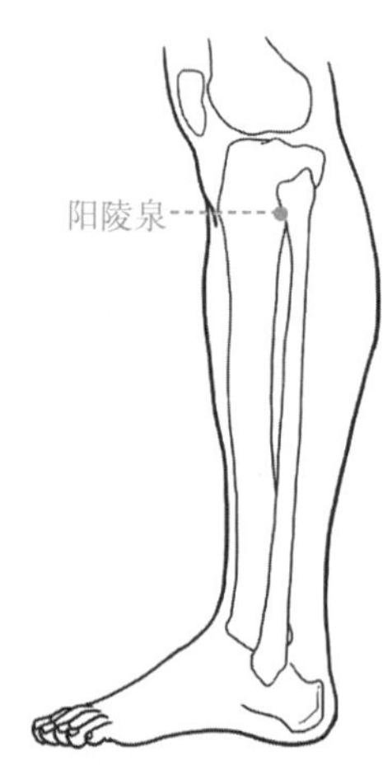

图 9-2-30　阳陵泉

穴位照射亦可用 TCP 照射，但临床此法常与针刺及推拿疗法联用。

【疗法特点】

激光照射可替代传统针具及灸法对穴位的刺激作用，所选激光一般为红色可见光，能在穴位治疗时准确定位。

【注意事项】

穴位照射时注意观察患儿皮肤的耐受程度，谨防灼伤。

第三节　五迟五软

五迟、五软均为小儿时期的虚弱病症。五迟，主要表现为立、行、发、齿、语的发育迟缓；五软，主要表现为头项、口、手、足、肌肉软弱无力，两者既可单独出现，也常互为并见。

一、临床表现

五迟或五软临床表现均可能仅见一二。轻症多见立行不稳，出牙延迟，手足迟缓无力，心烦易惊，汗多，运动功能障碍；重症则筋骨痿弱，站立不能，发稀疏萎黄，不能言语，身体瘦弱，萎靡不振，伴神思迟钝，甚至痴呆。

五迟五软在西医学理论中并非对应某一种或几种疾病。西医中的小儿生长发育迟缓、脑发育不全、脑性瘫痪、智力低下、佝偻病等多种疾病中均可见到五迟、五软症候。此类症候的发生除与宫内发育不良等先天因素有关外，还与围生期异常情况以及生后社会环境、生活条件等有密切的关系，也可能因某种疾病而引起。由于病因复杂，且多起源于胎内，在经济条件许可的前提下，应尽可能完善相关辅助检查，如智能运动评估、视听功能检查、神经电生理检查、影像学检查、生化及代谢功能检查，甚至染色体检查、遗传代谢病检查、基因检测等，以及时发现共患病，并尽早开展针对性的干预治疗，从而减少致残率，提高生存质量。

本病重在预防，宜及早发现并及时在西医康复治疗基础上配合中医药辨证分型治疗，特别是联合针灸、推拿等外治诸法，疗程需长，方可见效。治法以扶正补虚为主。若偏于脾肾气虚者，治宜健脾益气、补肾填精；偏于肝肾亏损者，宜补益肝肾、强筋壮骨；偏于心肾不足者，当补肾养心、益智开窍。若血瘀痰阻，脑窍闭塞，亦可见实证。若因难产、外伤、窒息、感染等因素致痰瘀阻滞者，宜化痰开窍、祛瘀通络。亦有部分患儿虚实夹杂，须辨证选方用药。中西医结合治疗能缓解症状，改善预后，但重症可能出现后遗症。

二、外治方法

（一）熏洗疗法

【适应证】

3 岁以下属肝肾不足证、肝强脾弱证、痰瘀阻滞证者。

【操作方法】

外用熏洗验方，羌活、独活、川续断、杜仲、北黄芪、当归、赤芍、川木瓜、防风各 20g；或五加皮、丹参、桑枝、防风、艾叶、川牛膝、赤芍、伸筋草、透骨草各 20g，每次 4 包，煎煮成 5000ml 的药液，加入容量为 50L 的木桶中，然后加温水至 40L，水温 38~40℃。搅匀后将患儿置于桶中，配合循经按摩。每天 1 次，每次 15~30 分钟，每周 2~3 次，30 天为 1 个疗程。

【疗法特点】

中药熏洗经由皮肤、黏膜使药物进入机体，发挥药性；同时温热刺激可扩张皮肤血管，促进皮肤的营养和代谢，降低肌肉的张力，缓解肌肉痉挛。

【注意事项】

（1）进餐前后 3 分钟内不宜洗浴。

（2）治疗前应测体温，如发现体温 38.5℃以上或有皮肤破损、急性炎症及感染性皮肤病，患儿应暂停做中药熏洗。

（3）洗浴过程中须注意安全，防摔伤、烫伤，注意室内避风保暖。注意观察，一旦出现面色发青、呼吸不稳等现象，应立即停止操作。

（4）洗浴过程中患儿会大量出汗，洗浴完后宜立即擦干全身，多喂水。

（二）熏蒸疗法

【适应证】

五迟五软属痰瘀阻滞证、肝肾不足证者。

【操作方法】

丹参 12g，川牛膝 15g，赤芍 20g，红花 5g，艾叶 15g，五加皮 12g，防风 15g，桑枝 3g，伸筋草 60g，桂枝 15g，透骨草 60g，桂皮 5g，黄芪 20g。

冰片 3g，檀香 10g，威灵仙 15g，乌梅 10g，伸筋草 30g，白芍 30g，木瓜 30g，鸡血藤 20g，透骨草 10g。

白芍 40g，黄芪 30g，当归 20g，艾叶 15g，怀牛膝 20g，柴胡 10g，红花 15g，川芎 15g，透骨草 15g，炙甘草 15g。

煎煮药包后，将煎煮好的药液和 500ml 水放入熏蒸治疗床的中药熏蒸机内，患儿平卧，在家长陪同下进行全身或局部熏蒸，蒸汽温度 36~42℃，以皮肤潮红温热为度。每天 1 次，每次 20~30 分钟，每周 5 次，20 天为 1 个疗程。不得连续进行 2 个疗程，需间隔 10 天。

【疗法特点】

中药熏蒸治疗利用药液加热后产生的蒸汽来熏蒸肌肤表面，药物有效成分透过皮肤孔窍、穴位直接吸收，同时通过熏蒸时产生的热温，促进血液循环，加速新陈代谢，局部组织再生过程加强，使痉挛的肌腱软化松解，从而达到降低肌张力、缓解肌痉挛、维持和扩大关节活动度、纠正挛缩的功效。

【注意事项】

不宜饱腹或饥饿时熏蒸，熏蒸完后宜立即擦干全身，多喂水。

（三）穴位注射

【适应证】

五迟五软属痰瘀阻滞证、肝强脾弱证、脾肾虚弱证者。

【操作方法】

（1）穴位选取：主穴风池、足三里；大椎、内关；哑门、肾俞。配穴风府、百会、心俞、肾俞、脾俞、肝俞、命门。3 组主穴交替使用，根据病情需要选择 1~2 个配穴。（图 9–3–1~ 图 9–3–5）

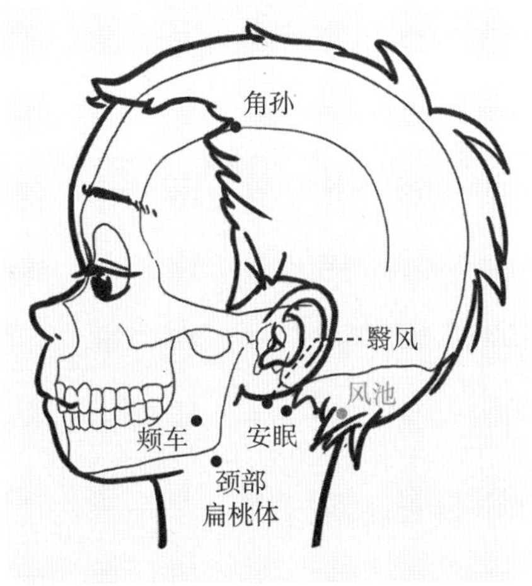

图 9–3–1　风池

（2）药物：益气化瘀类中药如黄芪、丹参、生脉注射液、麝香注射液，西药如脑多肽、脑活素、维生素 B_{12} 等，可改善脑功能。

（3）具体操作：局部皮肤消毒后，快速进针至皮下，缓慢深入并反复提插至得气，回抽无血，即可将药

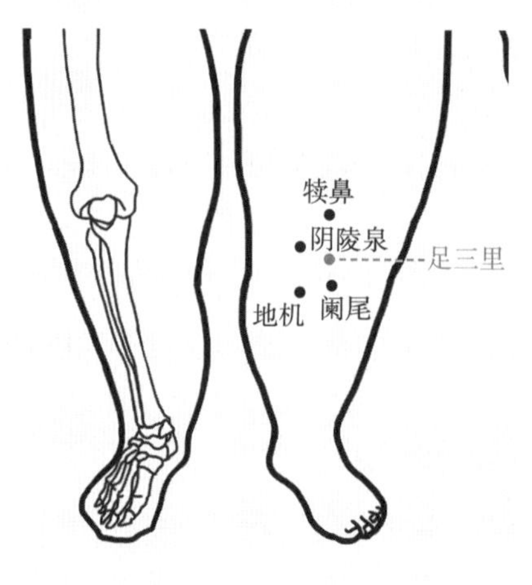

图 9-3-2　足三里

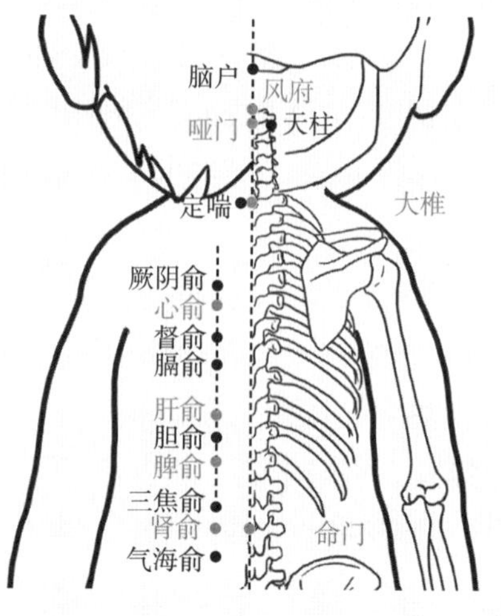

图 9-3-3　大椎、哑门、肾俞、风府、心俞、脾俞、肝俞、命门

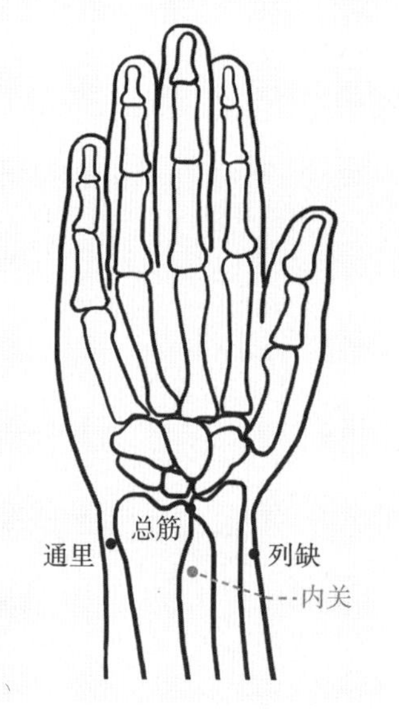

图 9-3-4　内关

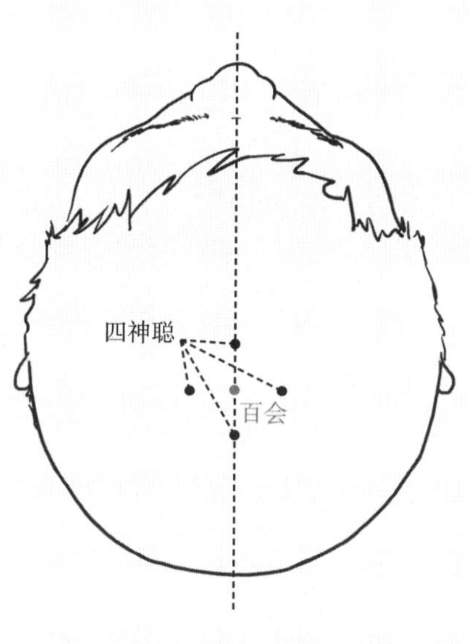

图 9-3-5　百会

推入。每穴注射 0.3~2ml 药液，一般头面部注射 0.3~0.5ml，耳穴 0.1ml，四肢部 1~2ml，胸背部 0.5~1ml，腰臀部 2ml 隔天 1 次，每注射 10 次之后休息 15~20 天，30 次为 1 个疗程。

【疗法特点】

通过针刺和药物的双重作用，激发经络腧穴，营养神经肌肉组织，从而调整和改善机体机能与病变组织的病理状态，使机体内气血流通。

【注意事项】

（1）用针只能提插不能捻转，待有针感方可注药。

（2）颈项、胸背部位注射，针刺不宜过深，注射应缓慢。

（3）注射时须避开神经干，当患儿针刺有触电感时，必须退针或改换角度；避免注入血管、关节腔及骨髓腔。

（4）观察有无药物不良反应并及时加以处理。

（四）灸法

【适应证】

五迟五软属脾肾虚弱、心脾两虚证者。

【操作方法】

1. 温和灸

（1）穴位选取：主穴取关元、肾俞、足三里；配穴取百会、大椎、神阙、脾俞、中脘、三阴交、曲池、气海、血海。（图 9–3–6~ 图 9–3–10）

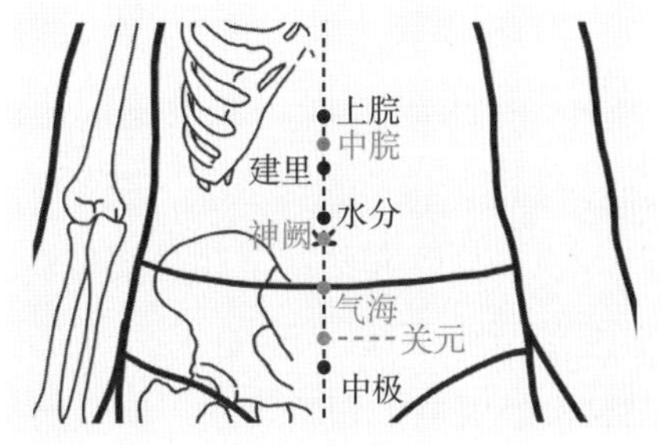

图 9–3–6 关元、神阙、中脘、气海

（2）具体操作：患儿取仰卧位或侧卧位，点燃艾条，采用悬起温和灸，距离皮肤 2~3cm，以不灼伤皮肤为度，每次主穴必选，配穴选 2~4 个。每穴每次灸 3~5 分钟，每日 1 次，每灸 5 天休息 2 天，30 天为 1 个疗程。休息两周后开始下个疗程。

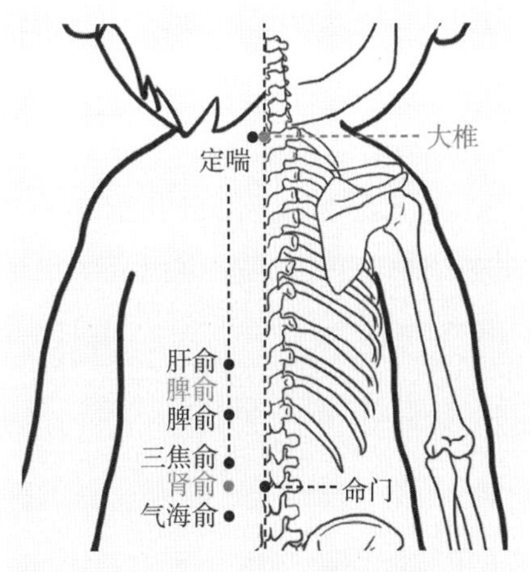

图 9–3–7 肾俞、大椎、脾俞

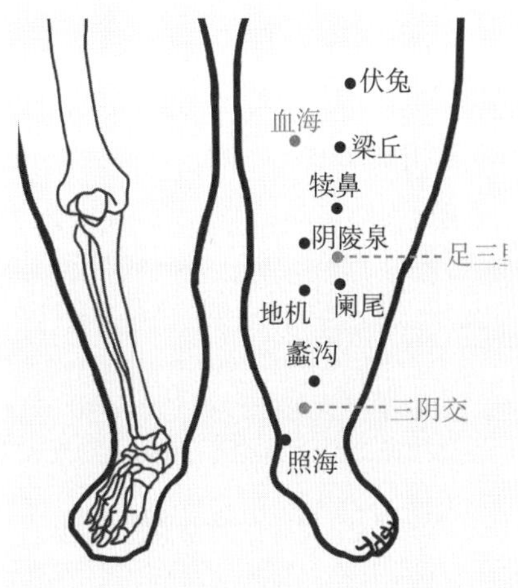

图 9–3–8 足三里、三阴交、血海

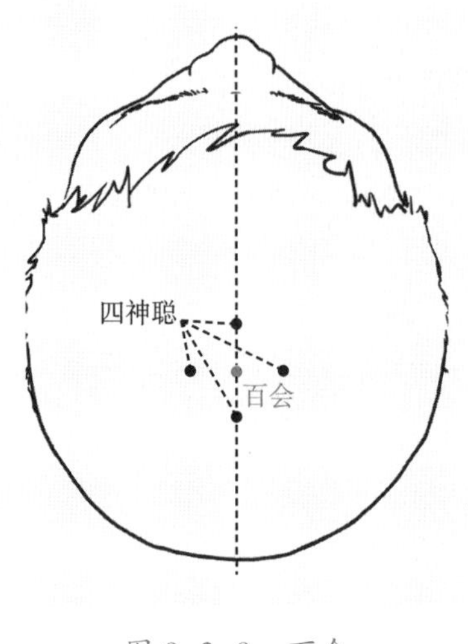

图 9-3-9　百会

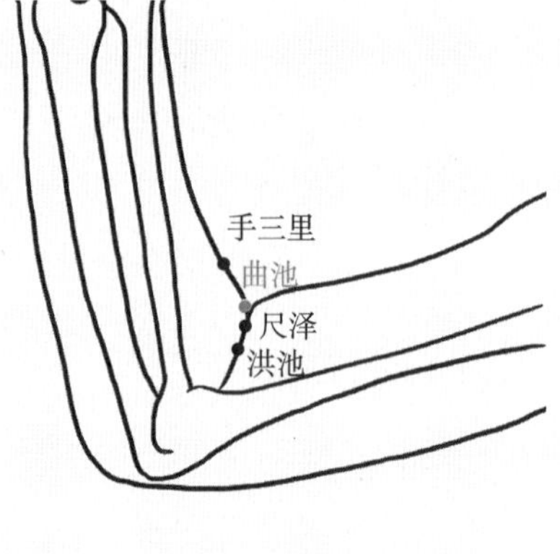

图 9-3-10　曲池

2. 隔物灸

（1）药物选取：狗脊 20g，菟丝子 20g，续断 15g，肉桂 15g，丁香 15g，独活 20g，白术 20g，桑枝 15g，吴茱萸 15g。

（2）具体操作：上药共捣如泥，配姜汁制成药饼备用。患儿仰卧位，暴露腹部及双下肢，选取中脘、三阴交、足三里等穴位，或俯卧位暴露背部，取脾俞、肾俞、胃俞等穴，两组穴位隔日交替使用，用制好的中药贴剂贴敷，用胶布将灸盒黏贴在已贴敷药饼的穴位上，将灸芯点燃后扣合在灸筒上，调节进气孔大小，使施灸温度适中，以皮肤略红为佳。每次每穴施灸 5 分钟，每天 1 次，每灸 5 天休息 2 天，30 天为 1 个疗程，休息两周后开始下个疗程。

【疗法特点】

艾灸能够运行气血、疏通经络、调理阴阳，使各脏腑的功能活动维持相对平衡。

【注意事项】

操作时需及时调节施灸的距离，防止烫伤；施灸后局部皮肤出现微红灼热属于正常现象，无须处理；灸治过程中注意保持非灸疗部位皮肤适当温度，防止受凉。

（五）针刺疗法

【适应证】

五迟五软属肝强脾弱证、肝肾不足证、痰瘀阻滞证者。

【操作方法】

采用头针加体针的方法，以头皮针为主，体针为辅。

1. 头针

（1）穴位选取：头针治疗形式多样，有头针标准化方案、靳三针、焦氏头针、汤氏头针等。多取四神聪、风池、神庭、本神、脑空、风府、脑户及哑门等。（图 9–3–11~ 图 9–3–14）

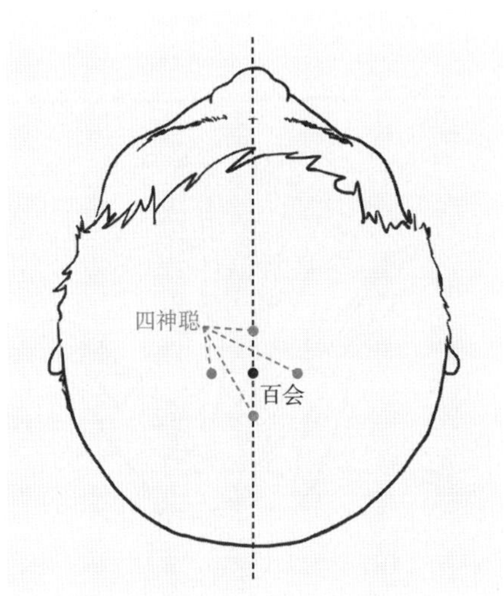

图 9–3–11 四神聪

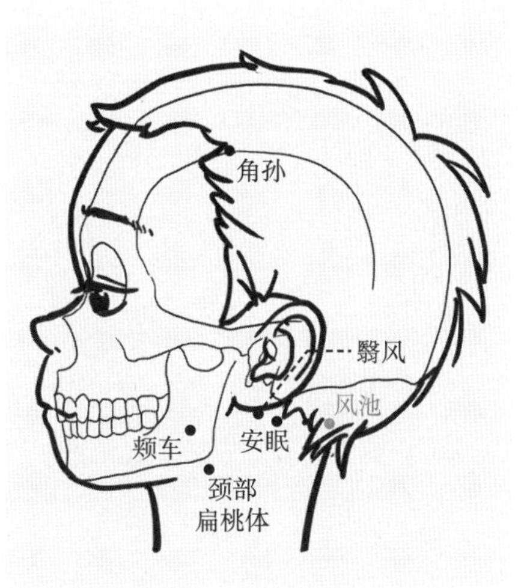

图 9–3–12 风池

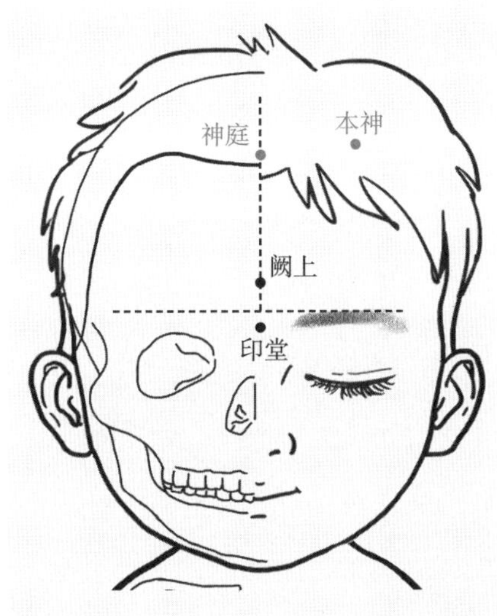

图 9–3–13 神庭、本神

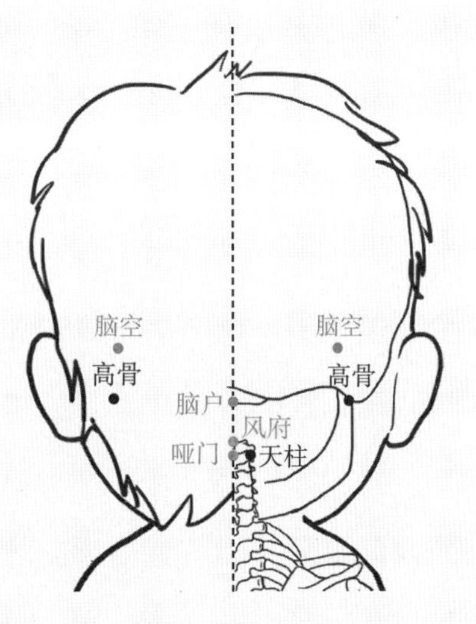

图 9–3–14 脑空、风府、脑户、哑门

（2）具体操作：头皮针选穴以运动区为主，上肢瘫痪以对侧运动区 1/5 处为主，下肢瘫痪以对侧运动区 2/5 处为主，辅区选取平衡区、语言一二三区、感光区、智力区、晕听区、视区等；迅速进针，与头皮水平保持 15°，针深至帽状腱膜，对症取穴，根据情况 2 岁以上可选择留针。留针 15~30 分钟，每日 1 次，每周治疗 6 天，休息 1 天，1 个月为 1 个疗程。

2. 体针

（1）穴位选取：大椎、阳池、足三里、关元、心俞、肾俞、脾俞、三阴交、阴陵泉等。（图 9-3-15~ 图 9-3-20）

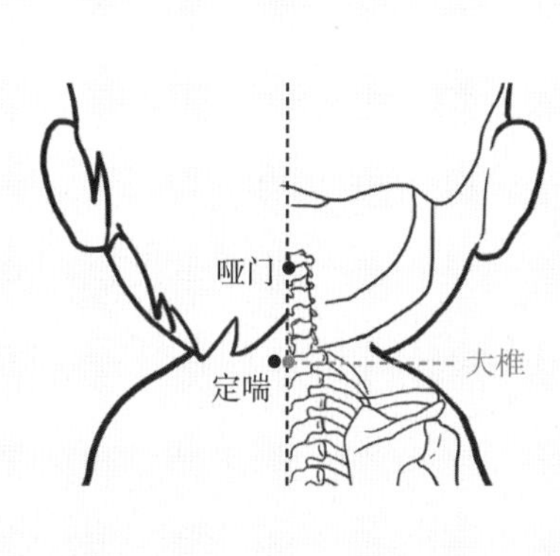

图 9-3-15　大椎

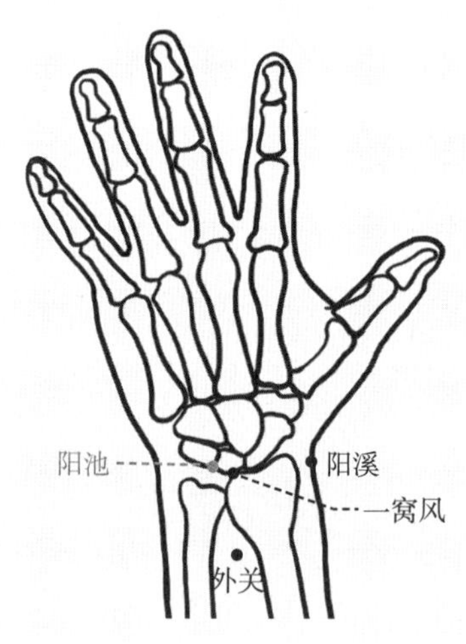

图 9-3-16　阳池

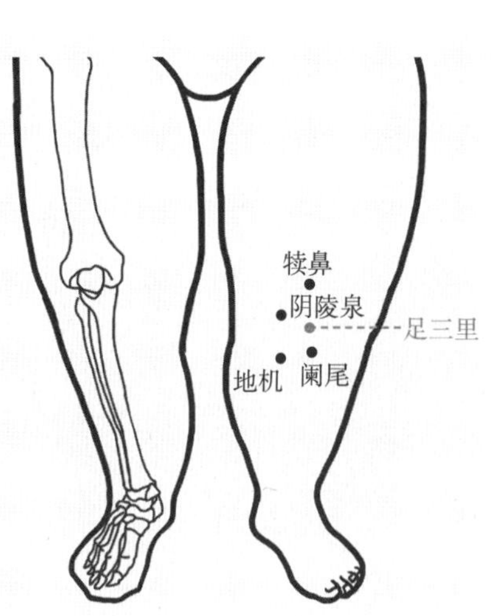

图 9-3-17　足三里

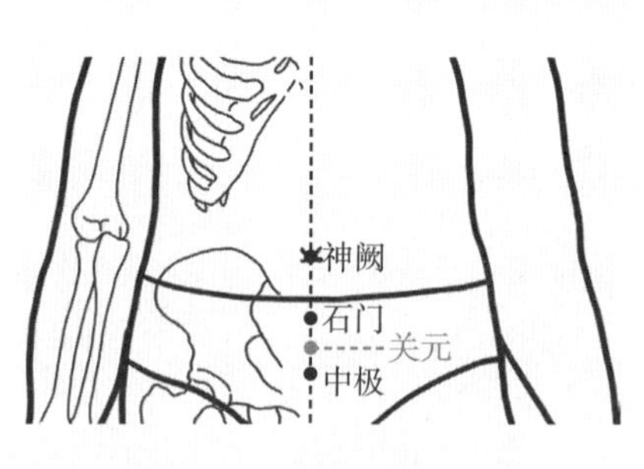

图 9-3-18　关元

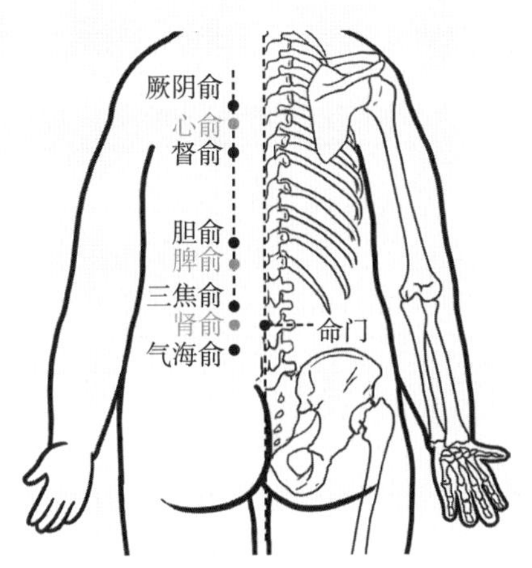

图 9-3-19 心俞、肾俞、脾俞

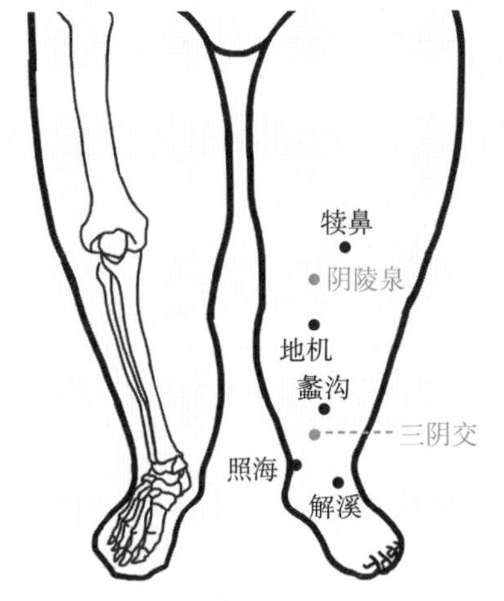

图 9-3-20 三阴交、阴陵泉

（2）具体操作：每次选主穴 2~3 个，配穴 4~5 个，平补平泻或补法，不留针。每次选主穴 2~3 个，配穴 4~5 个，平补平泻或补法，一般迅速点刺、行针，年长患儿可配情留针 5~15 分钟。每日 1 次，每周 3~6 次，1 个月为 1 个疗程。

3. 耳针

取心、肾、肝、脾、神门、皮质下、脑干、内分泌。（图 9-3-21）

每次取单耳。隔日 1 次。

（1）舌针：患儿取坐位或抱坐位，固定肢体及头部。待其张口，施术者一手持压舌板迅速轻压舌体边缘，另一手持毫针自舌尖迅速向舌体根部透刺，迅速拔针。

（2）疗程：每天 1 次，每周 5 天，30 天为 1 个疗程。

【疗法特点】

头针是于大脑皮质功能定位头皮相应投射区域根据损伤情况进针，通过局部区域神经元血供的改善，促进

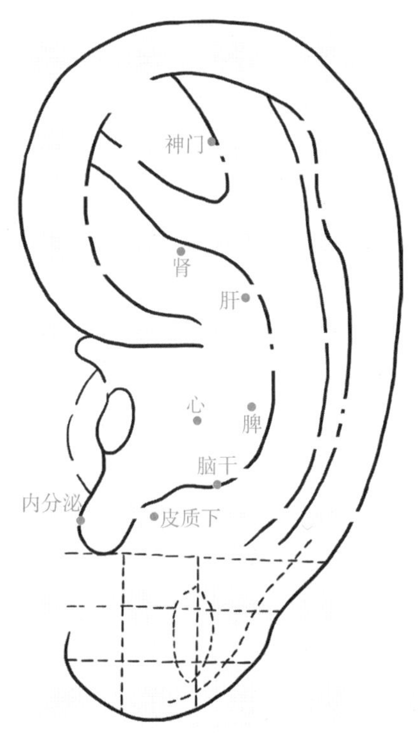

图 9-3-21 心、肾、肝、脾、神门、皮质下、脑干、内分泌

脑细胞功能代谢和神经元网络的重建，有助于运动功能恢复；体针则主要以阳明经穴为主穴，并结合患儿肢体功能情况，加用局部腧穴，起到阴阳调节、脏腑功能调整和经络气血调理的作用，可辅以电针强化刺激，促进全身气血融会贯通。

【注意事项】

囟门未闭的患儿应用头针治疗时应避开囟门。

（六）激光针灸

【适应证】

五迟五软属心脾两虚证、痰瘀阻滞证者。

【操作方法】

（1）穴位选取：头穴一组，四神聪、语言一区；二组，廉泉、聚泉、金津、玉液，两组穴位每周交替进行。体穴，手智三针（神门、内关、通里）。（图 9-3-22~ 图 9-3-26）

（2）操作方法：每穴碘伏消毒，定位标记，将激光针灸仪吸盘对准穴位，插入针头，胶布固定，打开电源，将频率调至 50Hz，时间调至 30 分钟，按键后开始。

（3）疗程：隔天 1 次，20 天为 1 个疗程，每个疗程之间休息 15 天，连续 3 个疗程。

【疗法特点】

通过低功率激光束直接照射穴位，使得穴位处可兴奋细胞，从而产生动作电位，该电位沿经络传输到人体的相应器官，加快机体的新陈代谢，从而调节气血。

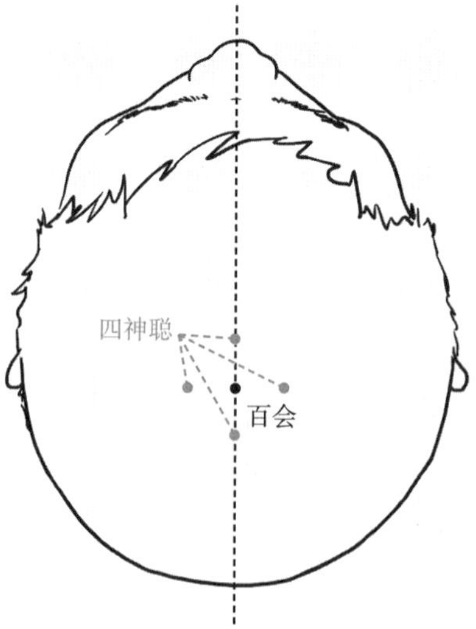

图 9-3-22　四神聪

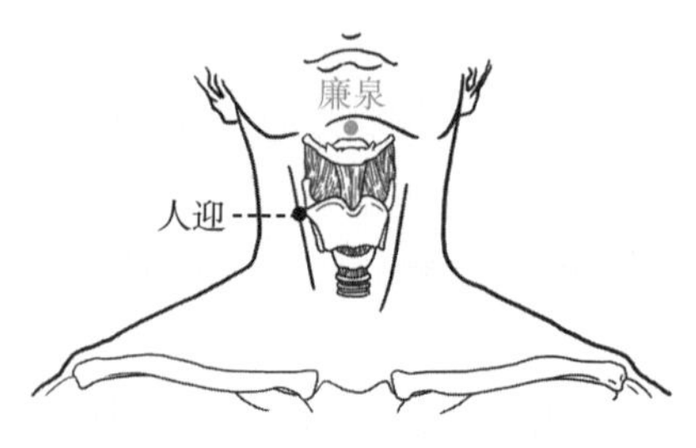

图 9-3-23　廉泉

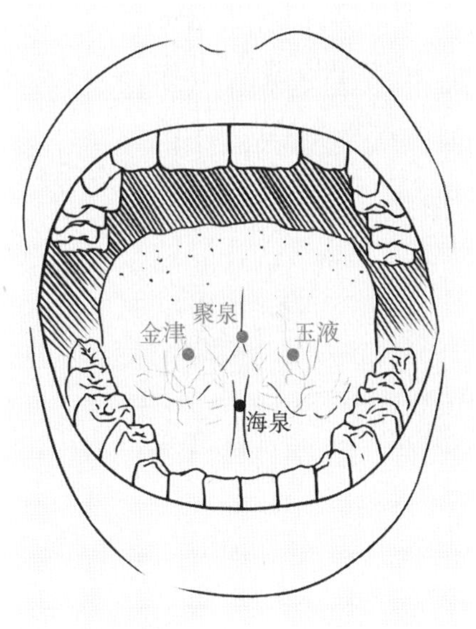

图 9-3-24 聚泉、金津、玉液

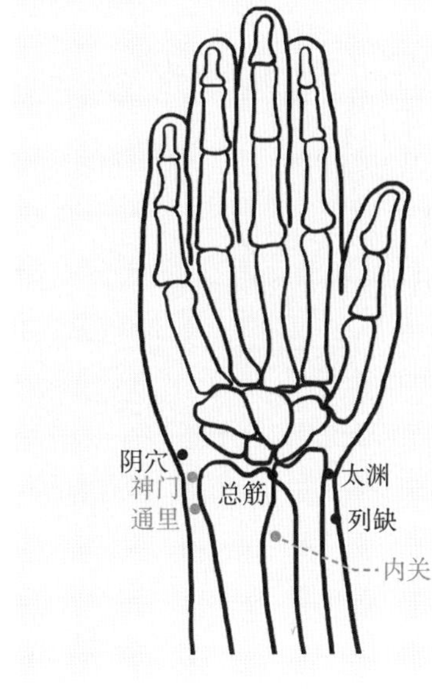

图 9-3-25 神门、内关、通里

【注意事项】

操作全程大人及小儿均需佩戴特质滤光眼镜，以防激光损伤。

（七）推拿疗法

【适应证】

五迟五软属肝肾不足证、肝强脾弱证、痰瘀阻滞证者。

【操作方法】

（1）点穴推拿：取额、脊、腰部穴位。上肢软者取大椎、肩井、曲池、阳池、合谷；下肢软者取肾俞、命门、腰阳关、环跳、委中、承山、昆仑、足三里、阳陵泉等，用推、拿、按、揉、搓、插等手法。（图 9-3-26~图 9-3-33）

（2）循经推按：肝肾亏虚者，推按足厥阴肝经、足少阴肾经、足太阳膀胱经和足少阳胆经；心脾两虚者，推按督脉、足太阴脾经和足阳明胃经；痰瘀阻滞者，推按足阳明胃经、手太阴肺经。

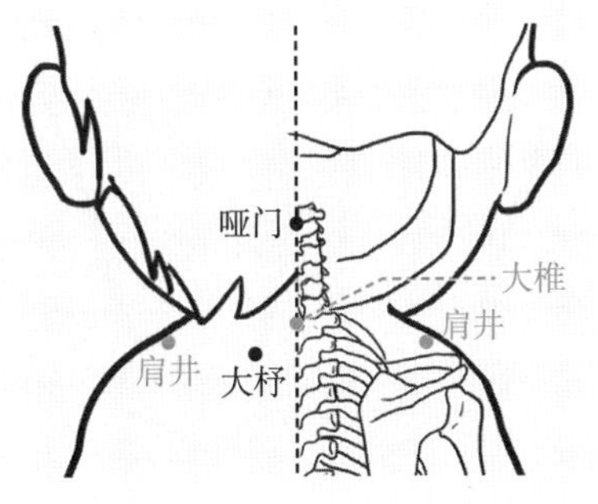

图 9-3-26 大椎、肩井

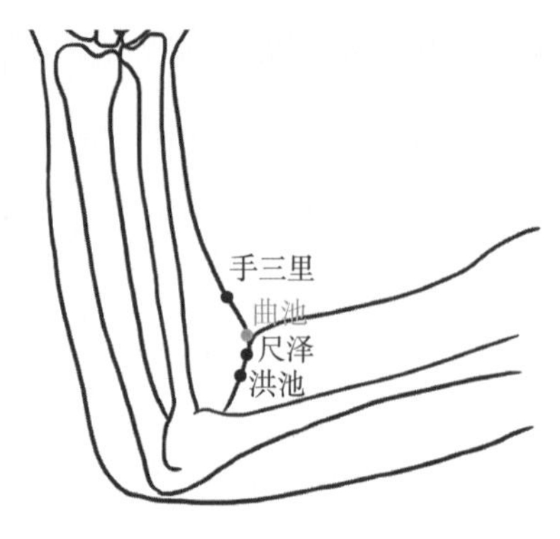

图 9-3-27 曲池

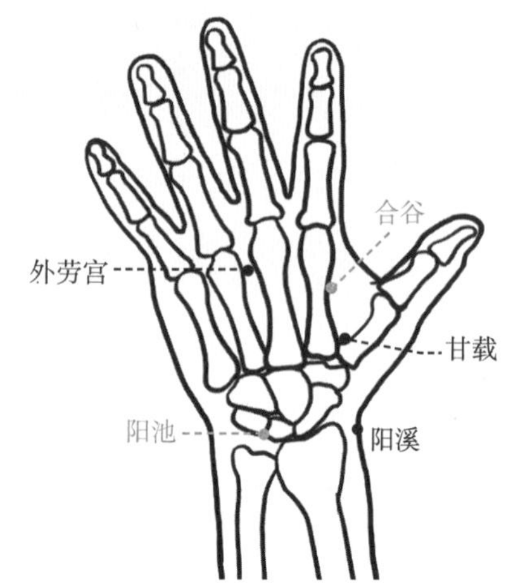

图 9-3-28 阳池、合谷

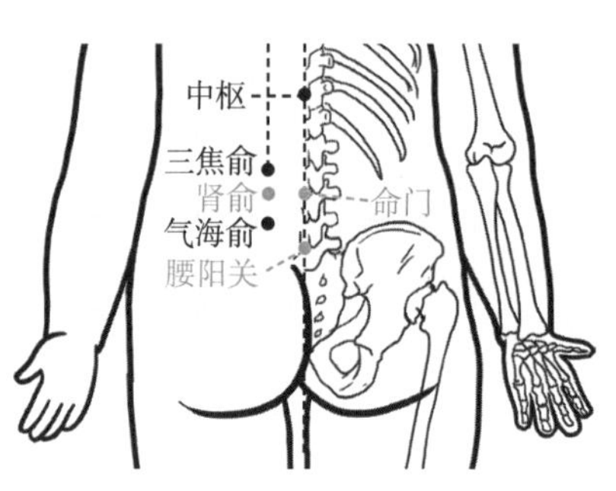

图 9-3-29 肾俞、命门、腰阳关

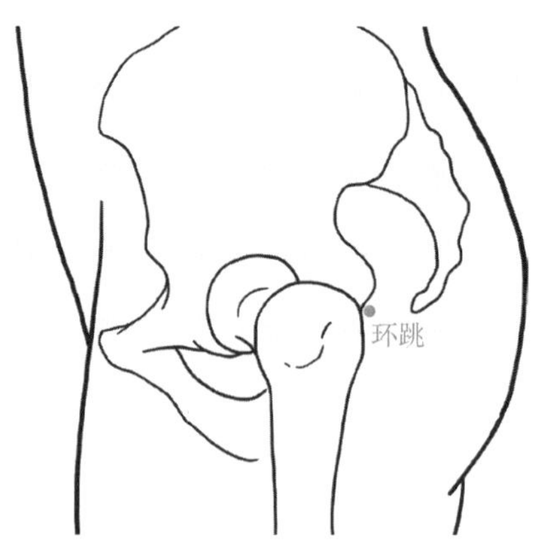

图 9-3-30 环跳

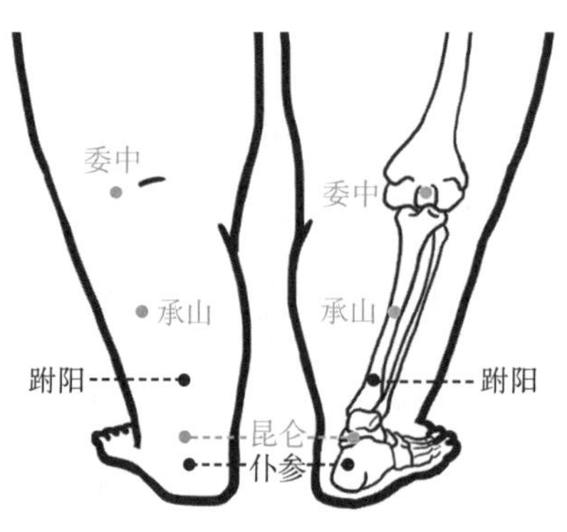

图 9-3-31 委中、承山、昆仑

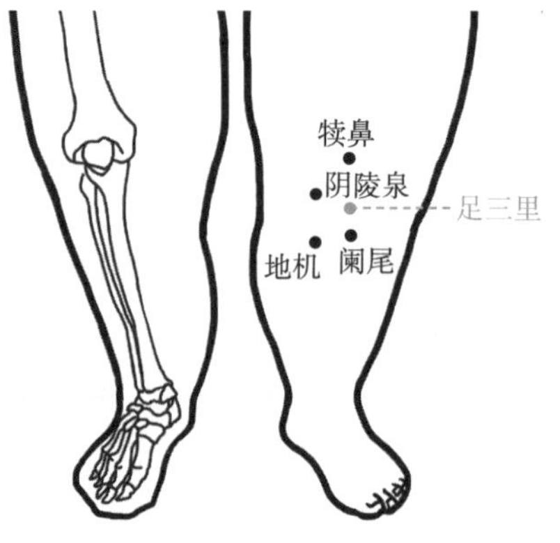

图 9-3-32 足三里

（3）捏脊疗法：患儿俯卧，术者双手两指同时提捏患儿龟尾处皮肤及皮下组织，拇指端前按，双手交替用力，自下而上、一紧一松缓慢挤压向前至大椎穴处，如此反复 3~5 次。手法宜先轻后重再放松，几种手法依次作用于腰背部，协同增效，以利脏腑。一次推拿 15~30 分钟。在捏、按、拿、推后，轻轻上提一下，可有效增加刺激。在 2 次捏脊间隔中手掌按揉脾、胃、肾俞逆时针 9 次；在结束时，用手掌根部从下至上轻擦小儿背部，可达到增强疗效的目的。（图 9–3–34）

（4）疗程：每天 1 次，每次 15~20 分钟，每周 5 天，3 个月为 1 个疗程。

【疗法特点】

推拿疗法作用于体表的特定穴位或部位，应用点、揉、推、拍、抖等手法能有效地缓解痉挛，降低肌张力，改善关节活动度，使关节功能得到恢复，从而起到矫正异常模式的效果；同时，推拿有利于汗腺分泌，血管扩张，促进血液和周围循环，改善代谢水平，并可使损伤组织得到修复再生，从而消除关节挛缩。

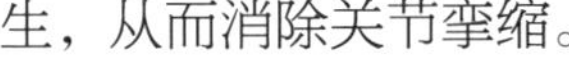

【注意事项】

推拿时注意室温要适宜，冬季须防感冒，并注意卫生，防止交叉感染。术者指甲须及时修剪，以防伤及患儿皮肤。

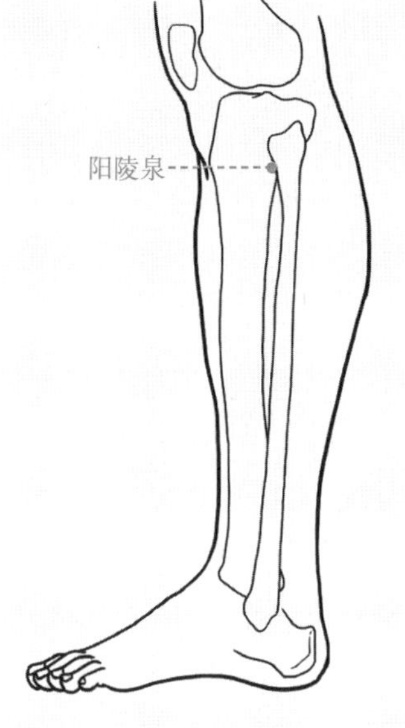

图 9–3–33　阳陵泉

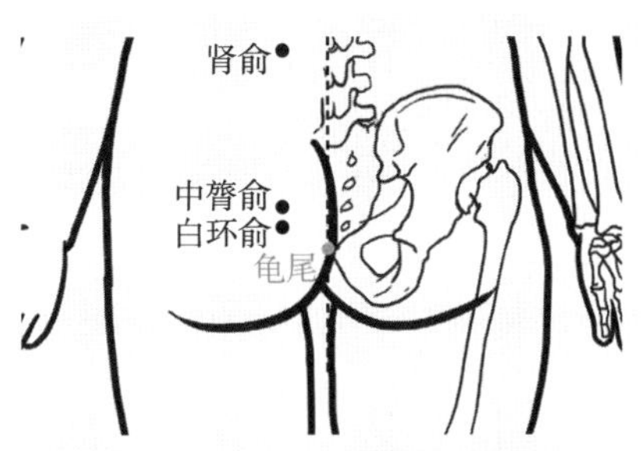

图 9–3–34　龟尾

（八）针刀治疗

【适应证】

五迟五软属肝强脾弱证者。

【操作方法】

（1）穴位选取：肩髃、肩髎、肩前、曲池、手三里、鱼际、太渊、合谷、后溪、环跳、委中、承山、足三里、阳陵泉、跗阳、昆仑、解溪。（图 9–3–35~ 图 9–3–42）

（2）具体操作：以体部穴位为主，每次取 6~10 穴，以循经取穴和分部取穴相结合，按病变累及部位，取主动肌部位穴位及手足少阳经穴，如上肢痉挛，取肩三针（肩髃、肩髎、肩前）、曲池、手三里，手掌屈曲、拇指内收取鱼际、太渊配合谷或后溪；下肢痉挛，取环跳、委中及承山，配足

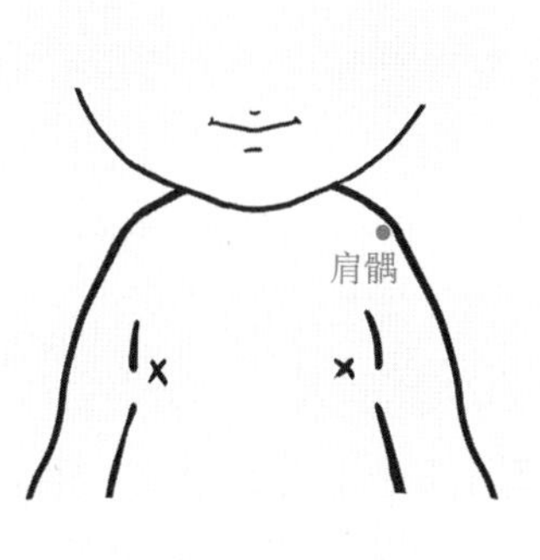

图 9–3–35　肩髃

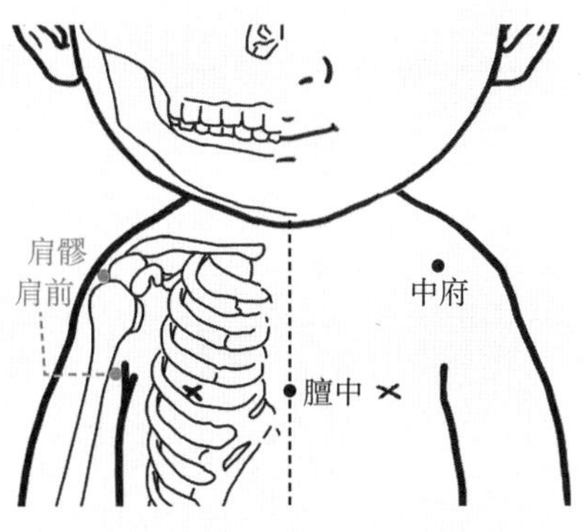

图 9–3–36　肩髎、肩前

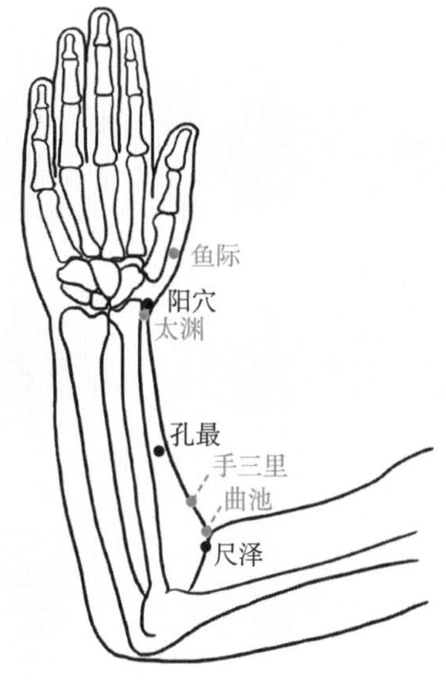

图 9–3–37　曲池、手三里、鱼际、太渊

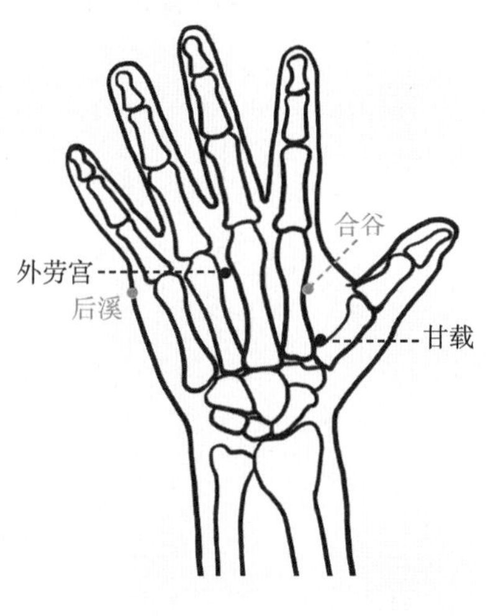

图 9–3–38　合谷、后溪

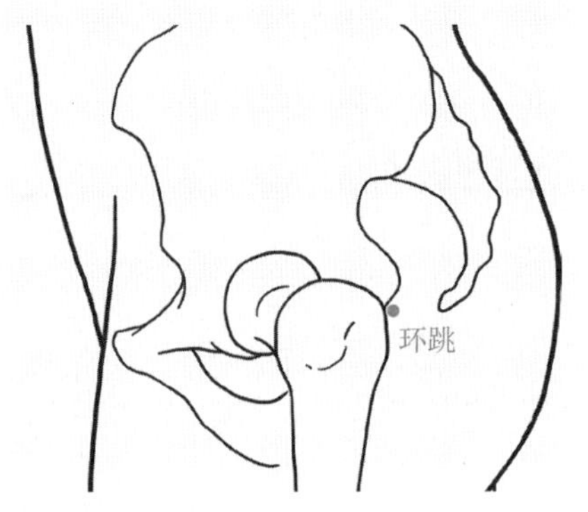

图 9-3-39 环跳

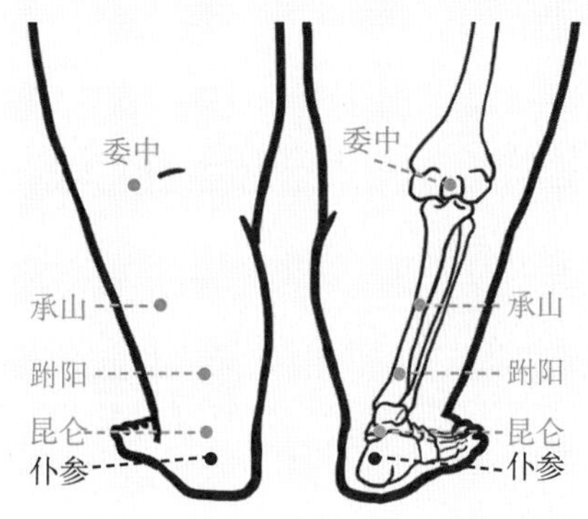

图 9-3-40 委中、承山、跗阳、昆仑

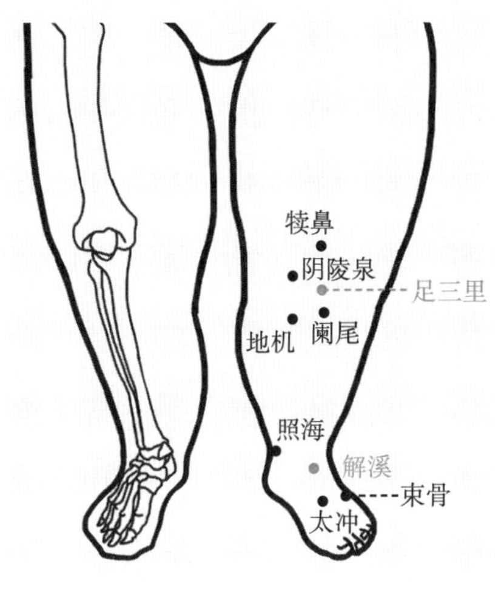

图 9-3-41 足三里、解溪

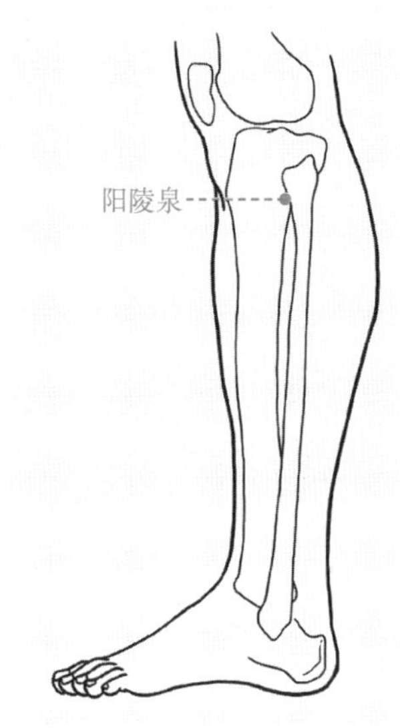

图 9-3-42 阳陵泉

三里、阳陵泉，足掌跖屈取跗阳、昆仑配解溪。1 个月后可进行下一次治疗，3 个月为 1 个疗程，休息 2 个月后可进行下个疗程。

【疗法特点】

针刀疗法通过刺入穴位调节局部电流量而消除局部区域的阻滞障碍、松解挛缩，通过剥离软组织的粘连疏通阻滞，松解挤压的神经末梢，恢复有效的血液循环，从而改善区域的神经、血管、组织的供养，恢复正常的动态平衡。

【注意事项】

勿伤及血管和神经，手法轻柔。如有癫痫频发或正处于发作期，局部感染未控制、明显出血倾向者禁忌使用本法。

第十章　时行疾病

第一节　流行性腮腺炎

流行性腮腺炎属于中医“痄腮”范畴，是由感受风温邪毒（腮腺炎病毒）引起的，以发热、耳下腮部漫肿疼痛为特征的小儿常见急性呼吸道传染病。西医认为本病病原体为流行性腮腺炎病毒，临床可分为潜伏期、前驱期和腮腺肿胀期。由于腮腺炎病毒有嗜腺体和嗜神经性，常侵入中枢神经系统和其他腺体、器官而出现脑膜脑炎、睾丸炎、卵巢炎、胰腺炎等并发症。

一、临床表现

本病的病因为感受风温邪毒。在气候变化、冷暖失常、腮腺炎流行期间容易发生本病。当小儿主气不足、抗病能力低下时，风温邪毒乘虚侵袭机体，发为痄腮。

本病的病变部位主要在足少阳胆经，病情严重者亦可累及足厥阴肝经。病机为邪毒壅阻足少阳经脉，与气血相搏，凝聚于耳下腮部。临床因小儿体质、感邪轻重、病情深浅的不同，有邪犯少阳、热毒蕴结之区别。若邪毒炽盛，正不胜邪，则可见邪毒内陷心肝、内窜睾腹之变证。

流行性腮腺炎以清热解毒、软坚散结为基本治则。常证，属邪犯少阳者，治以疏风清热、散结消肿；属热毒蕴结者，治以清热解毒、软坚散结。变证，属邪陷心肝者，治以清热解毒、息风开窍；属毒窜睾腹者，治以清肝泻火、活血止痛。本病宜采用内治法与外治法结合治疗，有助于加速腮部肿胀的消退。贴敷、熏洗、针灸等外治法使用方便，对各型腮腺炎患儿均有较好疗效；难治及危重患儿，应中西医药配合治疗，以提高疗效。

二、外治方法

（一）敷贴法

【适应证】

痄腮常证各型腮部肿痛及毒窜睾腹之变证。

【操作方法】

（1）患处涂敷：中成药，如意金黄散、青黛散、六神丸、紫金锭（即玉枢丹）、玉露膏、大黄粉，任选1种，适量，以醋或茶水调，外敷患处。

鲜仙人掌取块去刺，洗净后捣泥或剖成薄片，贴敷患处。

鲜蒲公英、鲜马齿苋、鲜芙蓉花叶、鲜败酱草、侧柏叶嫩枝，任选1种，也可两种合用，适量，捣烂外敷患处。

睾丸肿痛者，可取鲜芙蓉叶、鲜败酱草各适量，捣烂，青黛10g，大黄10g，皂刺10g，荔枝核10g，研细末，将上药物混合、调匀，敷睾丸肿痛部位，并用布带托起睾丸，药干则用清水润湿继用。

以赤小豆30g、大黄15g、青黛30g，先将赤小豆、大黄研细末，与青黛粉混匀分成5包备用，每次取1包与蛋清2个调成糊状涂于腮部。

（2）穴位敷贴：胆南星6g、吴茱萸15g、白蔹6g、大黄6g，共研末备用，1岁以下用3g，1~5岁用6g，6~10岁用9g，11~15岁用12g，15岁以上用15g，用米醋适量将药粉调成膏状敷于涌泉穴，上盖纱布，胶布固定。

一方取吴茱萸15g，胡黄连9g，大黄9g，胆南星6g；一方吴茱萸9g，紫花地丁10g，虎杖10g，胆南星3g；另一方取吴茱萸20g，肉桂2g；一方吴茱萸9g，犁头草6g，虎杖根4.5g，胆南星3g。任选一方，共研为细末，备用。用时每取药粉15g，用米醋调为糊状敷双足涌泉穴，上盖敷料，胶布固定。（图10–1–1）

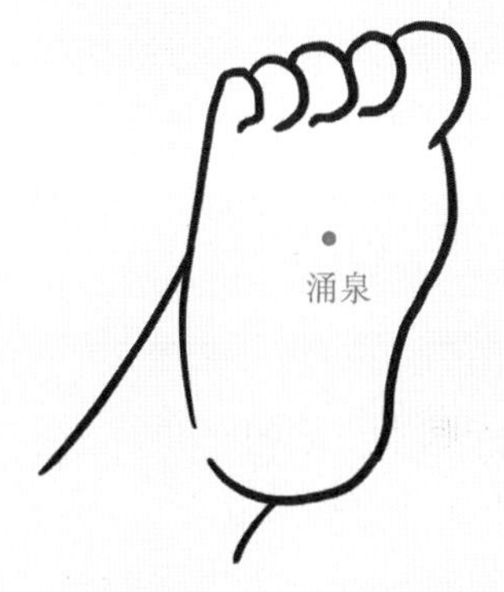

图10–1–1　涌泉

（3）疗程：每日1次，每次敷药约8小时，3~5天为1个疗程。

【疗法特点】

患儿腮腺部位肿痛难忍，外敷药物直接涂敷于患处或贴敷于相应穴位处，可迅速缓解腮部疼痛感，有助于腮部肿胀的消退。

【注意事项】

外敷选方用药宜精简，一般应随制随用，不宜久置以免变质；如果敷药后出现皮肤瘙痒、皮疹等现象，应及时拿掉药物，并注意保持皮肤清洁，以防感染。

（二）熏洗法

【适应证】

痄腮常证各型腮部肿痛及毒窜睾腹之变证。

【操作方法】

取相应药物按中药饮片煎煮方法进行煎煮，加水适量，火候适当，每剂煎取药液约 300~500ml，取适量药液熏洗患处。

（1）常用方药：新鲜败酱草，每次 50g，煎汤熏洗患处。活血止痛散，透骨草、元胡、川椒、当归尾、姜黄、海桐皮、川牛膝、乳香、没药、羌活、苏木、白花、五加皮、红花、土茯苓各 10g。板蓝根煎，板蓝根、金银花各 15g，蝉衣、大青叶各 10g，柴胡 5g。

（2）疗程：每日 1~2 次，每次 20~30 分钟，据病情变化调整天数。

【疗法特点】

该法是将药物煎煮的蒸汽吸入或用煎液擦洗，使药力和热力从毛窍透入而达到祛邪疗病的目的。

【注意事项】

已破溃者禁用；熏蒸时用治疗巾适当遮盖其他部位。

（三）针灸疗法

【适应证】

痄腮患儿之腮部肿痛。

【操作方法】

（1）体针：主穴选翳风、外关、颊车、合谷、关冲。随证加减，温毒郁表，加风池、少商；热毒蕴结，加曲池、商阳、大椎；睾丸肿痛，加太冲、曲泉；惊厥神昏，加水沟、十宣；脘腹疼痛，加中脘、足三里、阳陵泉。用泻法，强刺激，或点刺放血。（图 10-1-2~ 图 10-1-10）

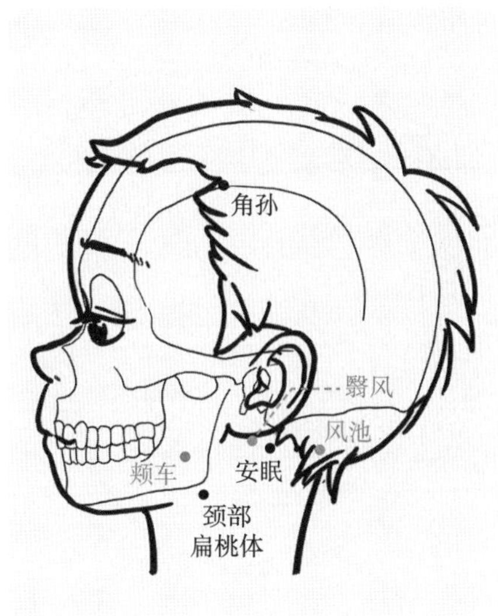

图 10-1-2 翳风、颊车、风池

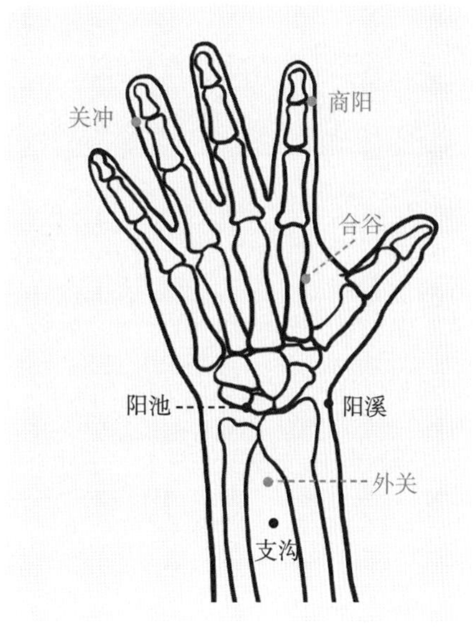

图 10-1-3 外关、合谷、关冲、商阳

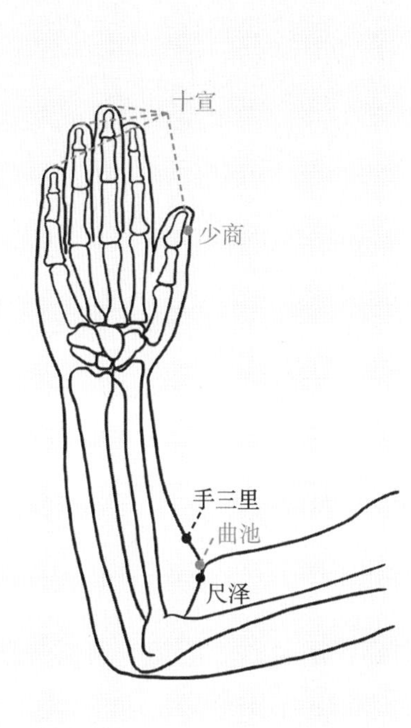

图 10-1-4 少商、曲池、十宣

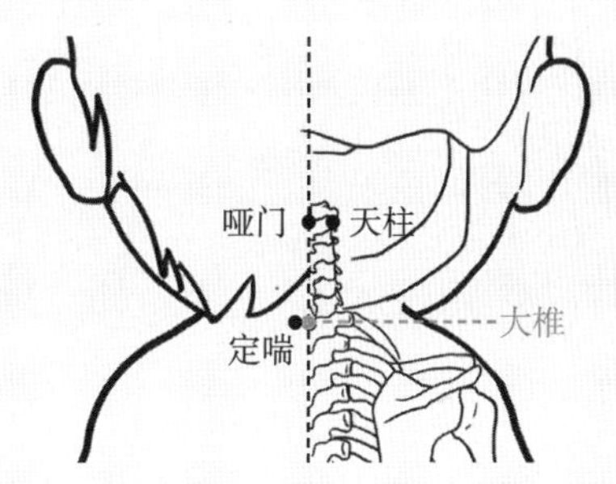

图 10-1-5 大椎

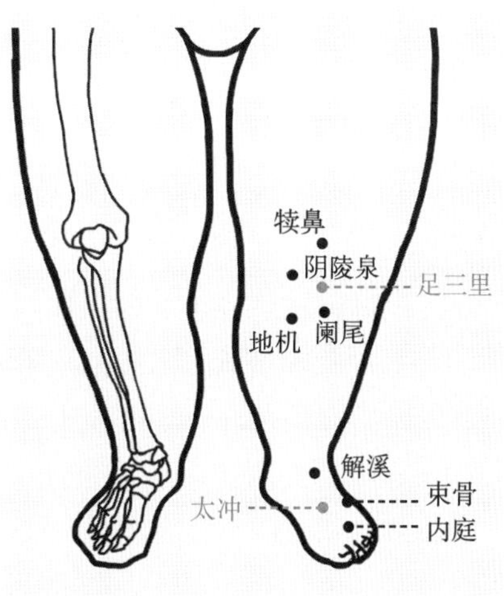

图 10-1-6 太冲、足三里

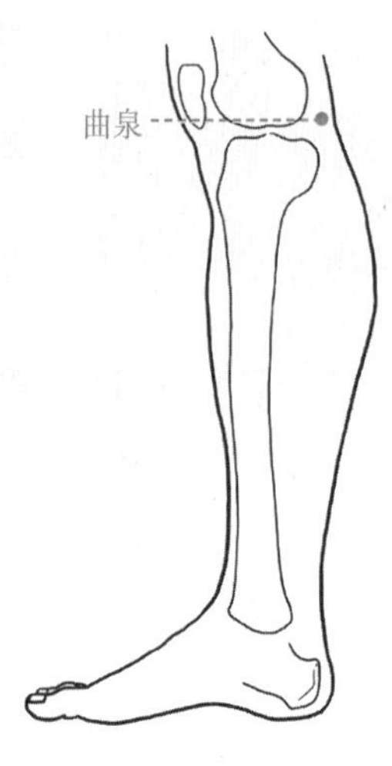

图 10-1-7　曲泉

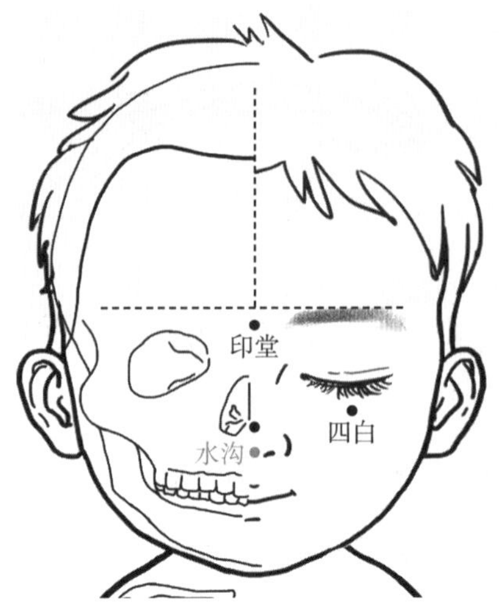

图 10-1-8　水沟

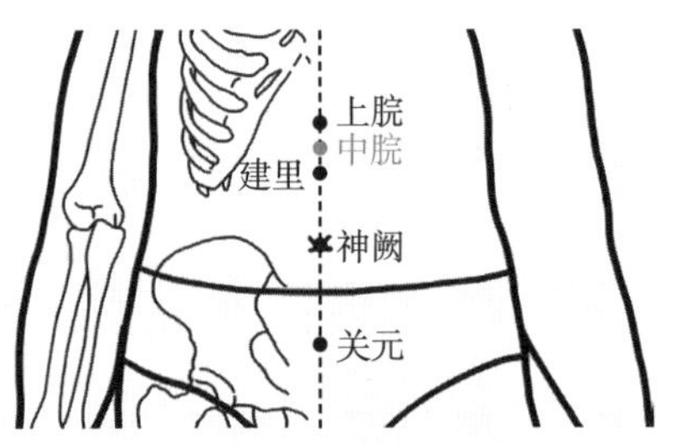

图 10-1-9　中脘

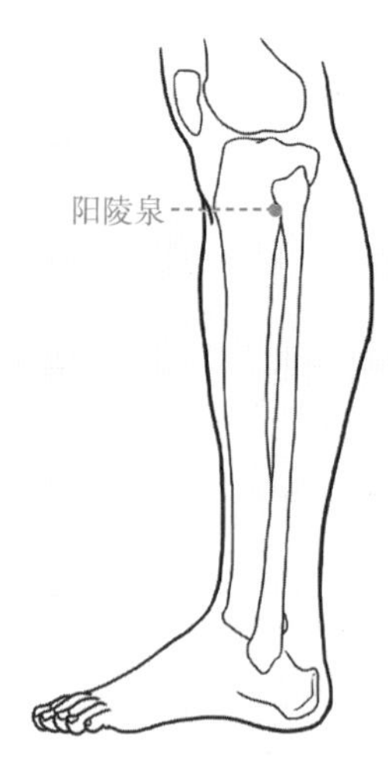

图 10-1-10　阳陵泉

（2）耳针法：选耳尖、面颊、对屏尖、肾上腺。耳尖用三棱针点刺放血，余穴用毫针强刺激。（图 10-1-11）

（3）耳穴贴压：选双侧腮腺、肾上腺、皮质下、面颊。用王不留行籽按压在穴位上，胶布固定，按压每个穴位，以耳郭发热为度。（图 10-1-11）

（4）穴位激光照射疗法：选合谷、少商、阿是穴。用氦 – 氖激光照射穴位，每穴照射 5~10 分钟。（图 10-1-12、图 10-1-13）

（5）疗程：每日或隔日 1 次，3~5 天为 1 个疗程。

【疗法特点】

方法简便，起效快，既经济又能减少患儿吃药负担。

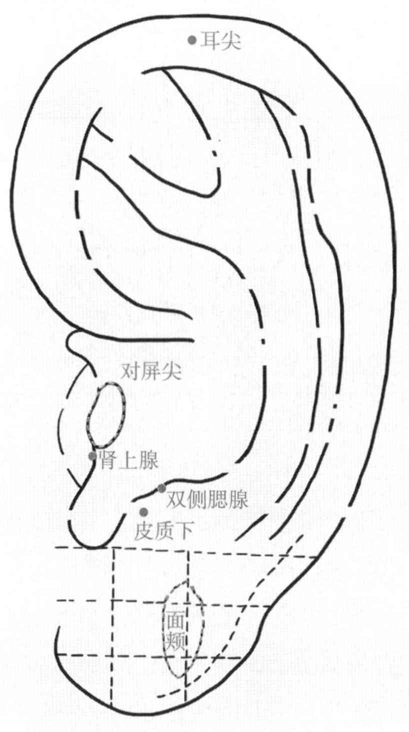

图 10-1-11 耳尖、面颊、对屏尖、肾上腺、双侧腮腺、皮质下

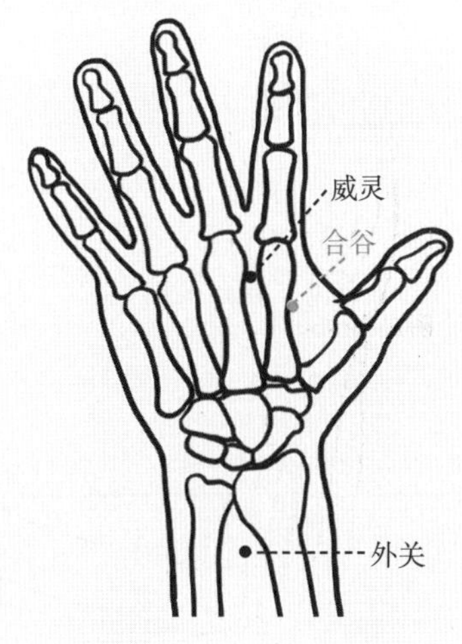

图 10-1-12 合谷

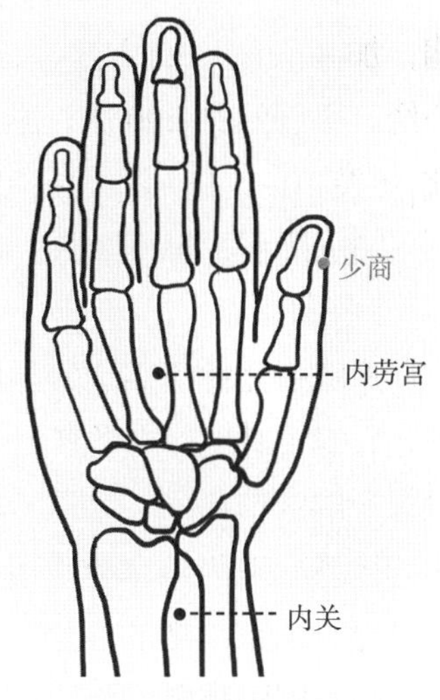

图 10-1-13 少商

【注意事项】

患儿针刺依从性差，一般采用点刺、速刺的针法；耳穴压豆宜紧实，防止脱落误吸。

（四）推拿疗法

【适应证】

痄腮常证之腮部肿痛。

【操作方法】

（1）穴位选取：清天河水 200 次、推六腑 300 次、揉阳池 100 次、揉小天心 300 次、揉一窝风 200 次。（图 10-1-14、图 10-1-15）

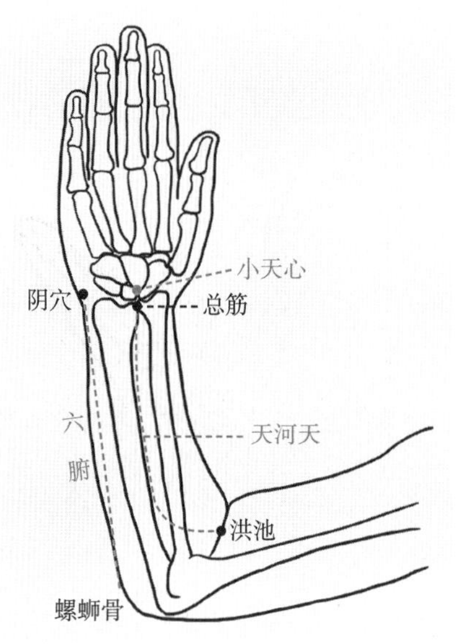

图 10-1-14　天河水、六腑、小天心

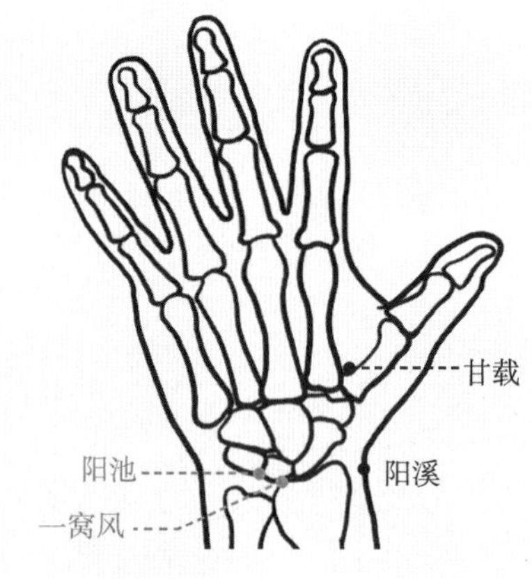

图 10-1-15　阳池、一窝风

（2）辨证加减：发热，加推天柱骨 300 次；恶心呕吐，加揉板门、运八卦各 100 次、推天柱骨 200 次；头痛，加开天门、推坎宫、运太阳、揉耳后高骨各 50~100 次；烦躁，加清心经、平肝经各 200 次；腹痛，加拿肚角 50 次；发热便秘，加清大肠 300 次。（图 10-1-16~ 图 10-1-20）

（3）疗程：每天 2 次，3~5 天为 1 个疗程。

【疗法特点】

痄腮主要由于足少阳经脉不通所致，根据《内经》“坚者消之，结者散之”的治疗原则，疏通少阳经脉可治疗痄腮。利用推拿手法可以起到经络疏通、积聚消散的作用，使邪去正安，痄腮即可痊愈。

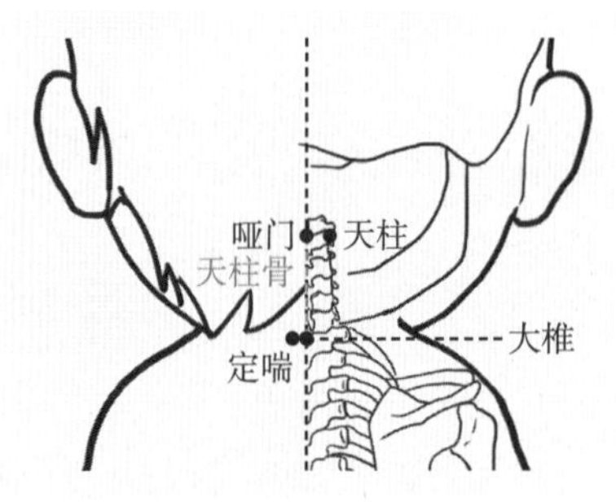

图 10-1-16　天柱骨

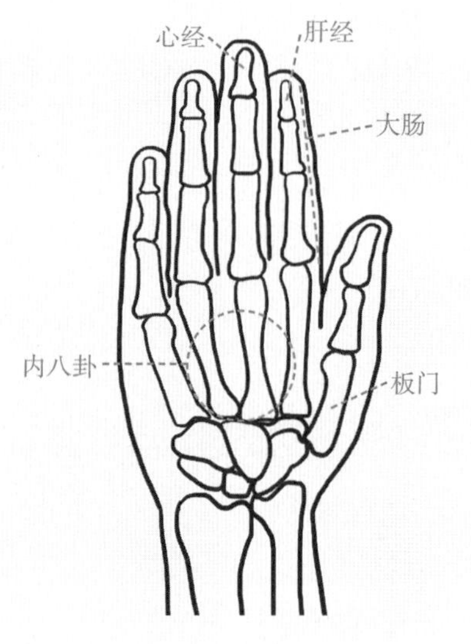

图 10-1-17　板门、八卦、心经、肝经、大肠

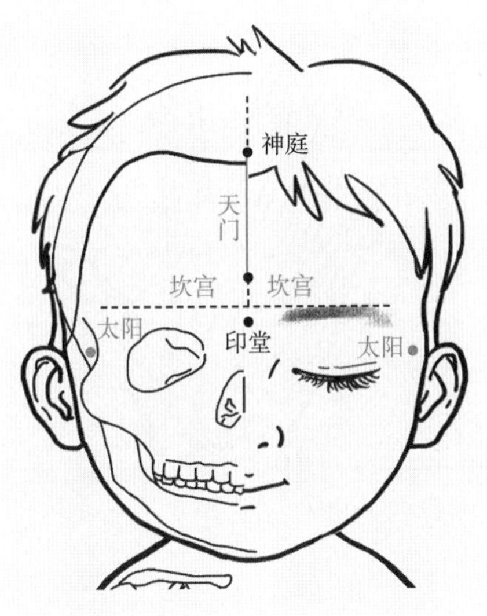

图 10-1-18　天门、坎宫、太阳

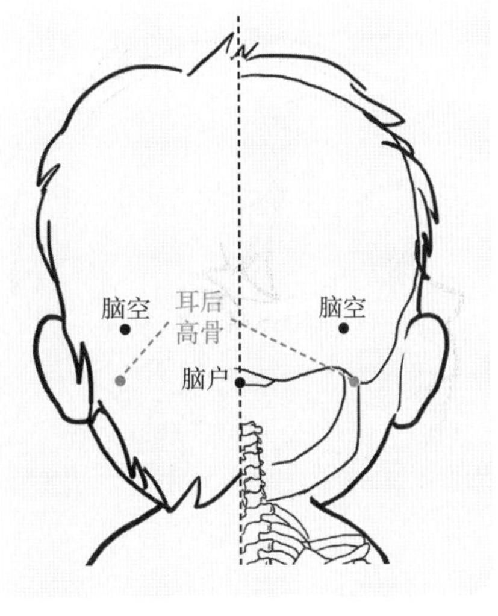

图 10-1-19　耳后高骨

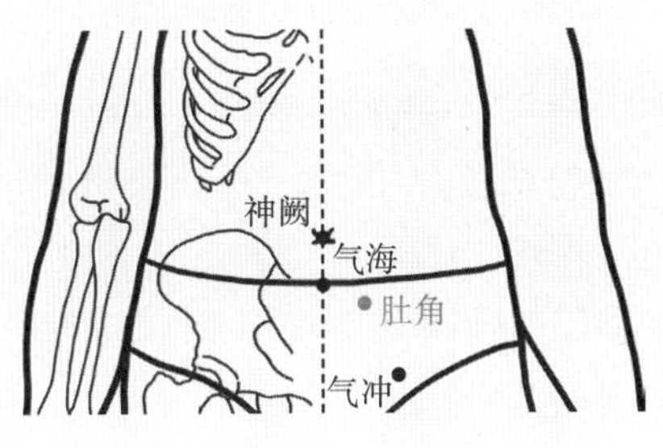

图 10-1-20　肚角

【注意事项】

（1）推拿时手法要轻重适宜，用力均匀。病情轻者操作时间宜短，用力宜轻，速度宜缓，每日 1 次；病情重者，操作时间宜长，用力微重，速度要快，每日 2 次。

（2）注意室温要适宜，不要在当风之处治疗，谨防感冒；注意卫生，防止交叉感染。术者指甲须及时修剪，并备好推拿介质（如滑石粉），以防伤及患儿皮肤。

（五）灯火灸法

【适应证】

痄腮患儿之腮部肿痛。

【操作方法】

（1）穴位选取：角孙、阳溪。（图 10-1-21、图 10-1-22）

（2）具体操作：剪去头发，取一根火柴棒点燃，对准穴位迅速灼灸。

（3）疗程：1 日 1 次，连用 3~4 日。

【疗法特点】

该法费用低，穴位好找，操作方便，治愈率高，症状缓解速度快，省

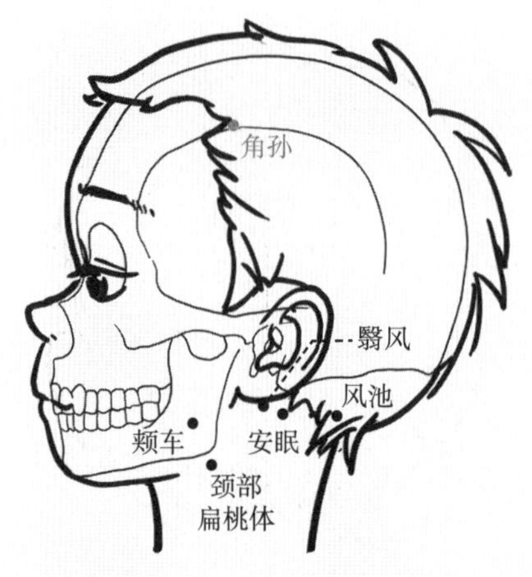

图 10–1–21 角孙

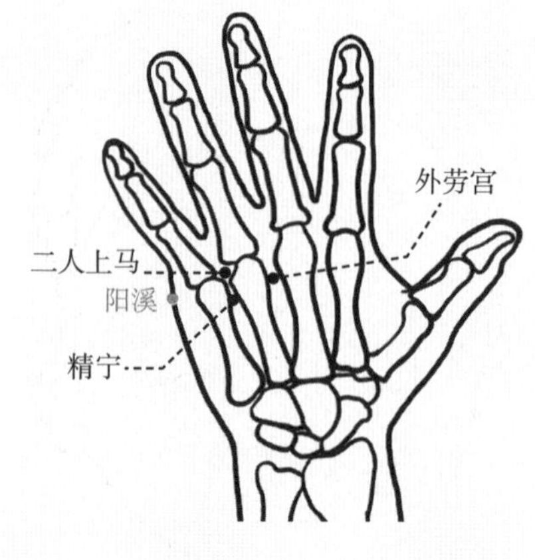

图 10–1–22 阳溪

时方便。

【注意事项】

（1）注意用火安全，以免造成不必要的损伤；

（2）如热毒邪盛入里或久病体弱患儿不宜使用此法。

（六）刺络拔罐法

【适应证】

痄腮患儿之腮部肿痛。

【操作方法】

（1）患儿取俯卧位，选取大椎穴，穴位常规消毒，用梅花针均匀叩刺大椎穴数下，以血液渗出表皮为度；然后用玻璃罐以闪火法在大椎穴部位快速拔罐，拔出 3~5 滴鲜血为度。留罐 5 分钟后起罐，用消毒干棉球擦拭血迹，再用碘伏棉球消毒叩刺部位。（图 10–1–23）

（2）疗程：每天 1 次，3~5 天为 1 个疗程。

【疗法特点】

拔罐法有拔毒泄热、宣通气血、畅通经络的功效。

【注意事项】

（1）拔罐动作宜轻柔快速，该法适用于年龄较大儿童。

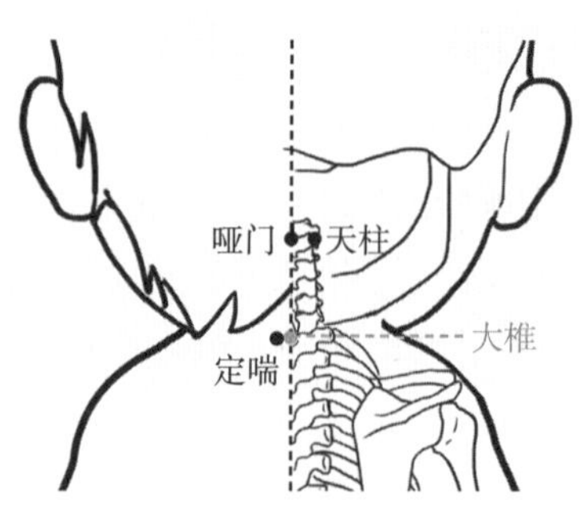

图 10–1–23 大椎

（2）若患儿伴有高热、皮肤过敏或皮肤感染者，则不宜使用本法。

（七）灌肠法

【适应证】

痄腮患儿之腮部肿痛及并发胰腺炎者。

【操作方法】

（1）选药：黄芩 10g，黄连 6g，牛蒡子 10g，生甘草 6g，玄参 10g，僵蚕 10g，柴胡 10g，板蓝根 20g，连翘 15g，薄荷 3g，生大黄 10g（后下）。

（2）具体操作：上药煎煮 2 次后，将所得药汁浓缩成 120ml 每次用 30ml 灌肠。

（3）疗程：每天 1~2 次，3~5 天为 1 个疗程。

【疗法特点】

通过肠黏膜局部作用或吸收，可起到通腑泄热的作用。

【注意事项】

配置灌肠中药应避免使用对肠黏膜有腐蚀作用的药物，插入肛管时动作要轻柔。灌肠空腹时进行，有利于药物吸收。

第二节　手足口病

手足口病是由肠道病毒感染引起的急性发疹性传染病，临床以发热和手足口等部位出现斑丘疹及疱疹为特征。西医认为本病主要由感染柯萨奇病毒、肠道病毒 71（EV71）型或埃可病毒等引起。手足口病的临床表现复杂多样，根据临床病情轻重程度，分为普通病例和重症病例。

一、临床表现

中医认为本病病因为感受手足口病时邪。时邪由口鼻而入，侵袭肺脾，感邪轻者，疱疹仅现于手足肌肤、口腔黏膜，分布稀疏，全身症状轻浅，可很快向愈；若感邪较重；或素体不足，邪盛正衰，湿热蒸盛，内燔气营，外灼肌肤，则壮热烦渴，疱疹稠密，波及四肢、臀部，甚或邪毒内陷而见神昏抽搐等。若湿热留滞不去，内犯于心，气阴暗耗，心神被扰，则可出现心悸气短、胸闷乏力、虚烦不眠等，甚则阴损及阳，心阳虚衰而危及生命。

本病治疗以清热解毒祛湿为基本原则。轻证，治以宣肺解表、利湿解毒；重证，治以清气凉营、解毒祛湿。出现邪毒内陷或邪毒侵心者，又当配伍清心开窍、息风镇惊、益气养阴、活血祛瘀等法。熏洗、贴敷、灌肠等外治法使用方便，对普通病例可单独使用，疗效好；对手足口病重证患儿应与内服药同用；难治及危重患儿，应中西医药配合治疗，以提高疗效。

二、外治方法

（一）涂或贴敷法

【适应证】

手足口病属邪犯肺脾证、湿热蒸盛证者。

【操作方法】

（1）常用药：冰硼散、西瓜霜、珠黄散，任选1种，涂搽口腔患处，用于口腔疱疹未溃破者；如意金黄散、青黛散，任选1种，麻油调，敷于手足疱疹患处，用于手足疱疹重者；炉甘石洗剂，涂搽手足疱疹患处，用于手足疱疹瘙痒者；锡类散或蒙脱石散：涂搽口腔内患处，用于口腔疱疹溃破者；六神丸碾成细末，用加工炼制的熟蜂蜜按1∶1调匀成稀糊状，均匀涂于疱疹破溃后的溃疡表面。

（2）具体操作：选取相应药物外敷或抹相应穴位。

（3）疗程：每天2~3次，3~5天为1个疗程。

【疗法特点】

手足口病患儿常会伴有口腔、手、足、臀部等疱疹部位疼痛、瘙痒难忍，外敷药物直接涂擦于疱疹处或相应穴位处，可迅速缓解皮肤疼痛、瘙痒等不适感，并促进斑疹吸收。

【注意事项】

外敷选方用药应随制随用，不宜久置以免变质；如果敷药后出现皮疹、水疱等现象，应及时拿掉药物，并注意保持皮肤清洁，以防感染。

（二）熏洗法

【适应证】

手足口病邪犯肺脾、湿热蒸盛证。

【操作方法】

（1）常用方药：甘露消毒丹方加减，滑石、薏苡仁各 30g，败酱草、藿香各 15g，绵茵陈、黄芩各 20g，通草、石菖蒲、薄荷各 10g，黄柏 15g，地肤子、苦参、大飞扬各 20g，千里光 30g，蒲公英 30g，水杨梅 20g，野菊花 30g，紫花地丁 30g，土茯苓 20g。清热祛湿方组成：灭碎 20g，大青叶 20g，红林 20g，百解 20g，连翘 20g，薄荷 20g，地肤子 20g，土茯苓 20g，蒲公英 20g，菊花 20g，金银花 15g。

（2）具体操作：取相应药物按中药饮片煎煮方法进行煎煮，每剂煎取药液约 3000ml，水温控制在 39~42℃，取其中 2000ml 冲入适量热水温洗全身，余下 1000ml 于温洗全身 6~8 小时后，温泡手足等皮疹较多的部位，药液以浸过手背、足踝为度；或用药液拭浴手、足、臀部皮疹部位。

（3）疗程：每次 15~20 分钟，每天 1~2 次，4~6 天为 1 个疗程。

【疗法特点】

中药外洗治疗手足口病患儿，可使药液中的有效成分借助热力直接作用于有皮疹、疱疹的皮肤，药物作用直接，且不经过肝肾，药物不良反应小，同时还可保持皮肤清洁。

【注意事项】

（1）注意水温和室温，治疗前用手腕内测试水温，以不烫手为宜，随时调节水温，防止烫伤和着凉。室温应控制在 27℃左右。

（2）治疗时间于喂奶或进食前后 1 小时进行，防止呕吐和溢奶。

（3）注意观察面色、脉搏、呼吸、皮肤颜色和全身情况等，有异常应立即停止，及时报告医生并积极处理。

（三）针灸疗法

【适应证】

手足口病邪犯肺脾证、湿热蒸盛证之皮肤瘙痒及毒热伤络证。

【操作方法】

（1）针刺选穴：上肢，取肩髃、合谷、曲池、颈胸部夹脊穴；下肢取足三里、伏兔、阳陵泉、三阴交、腰部夹脊穴、大椎、阴陵泉、内庭。（图 10-2-1~ 图 10-2-9）

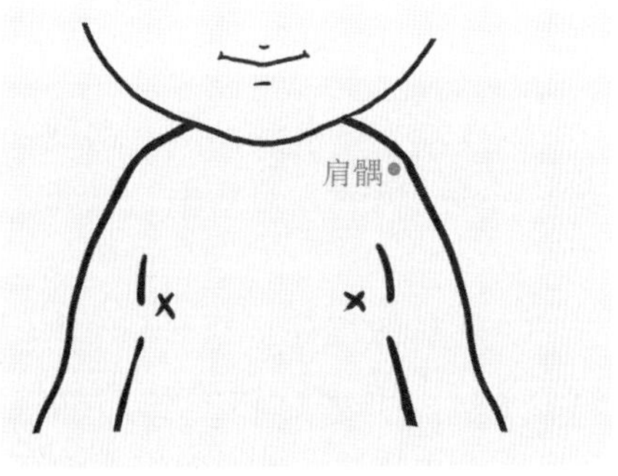

图 10-2-1 肩髃

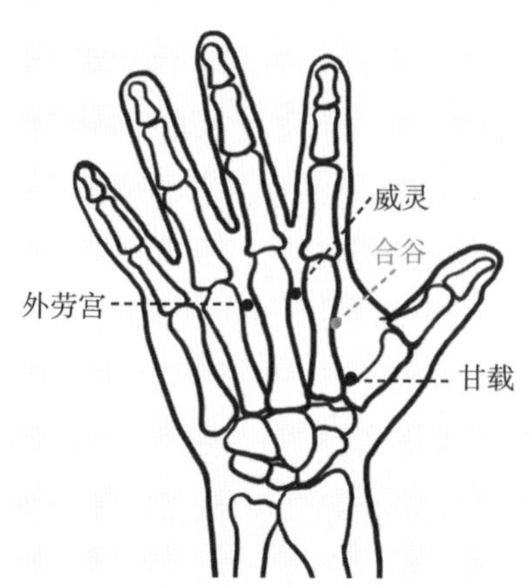

图 10-2-2 合谷

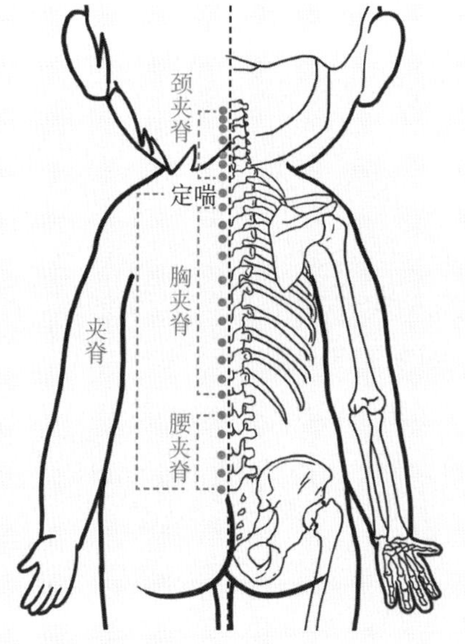

图 10-2-4 颈夹脊、胸夹脊、腰部夹脊

（2）点灸选穴：曲池、大椎、肺俞、尺泽、关元、足三里、气海、三阴交。

（3）具体操作：毫针针刺治疗，每日1次，采用捻转方法，平补平泻。每穴点灸2~4次，每天2次。

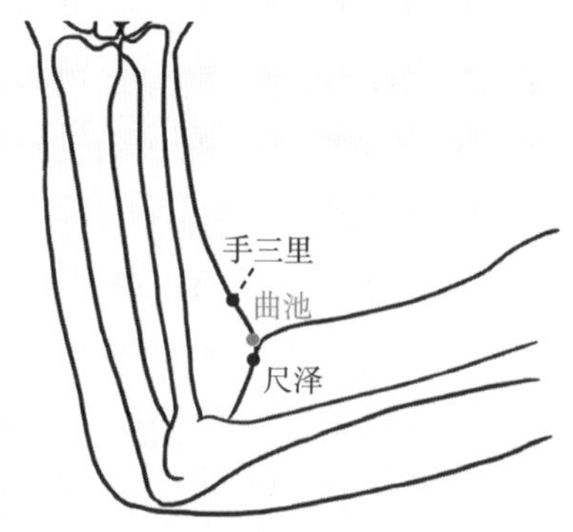

图 10-2-3 曲池

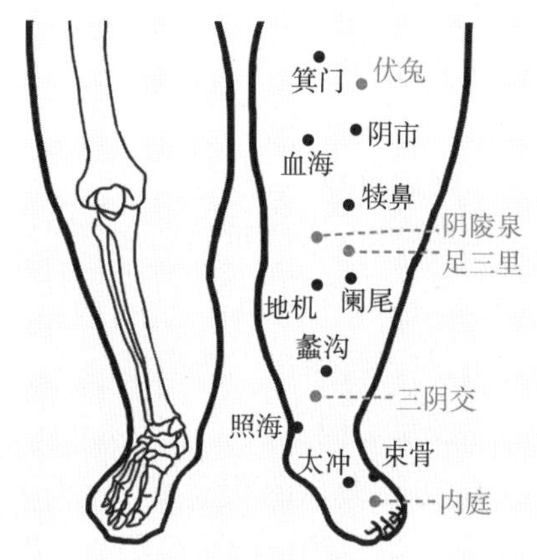

图 10-2-5 足三里、伏兔、三阴交、阴陵泉、内庭

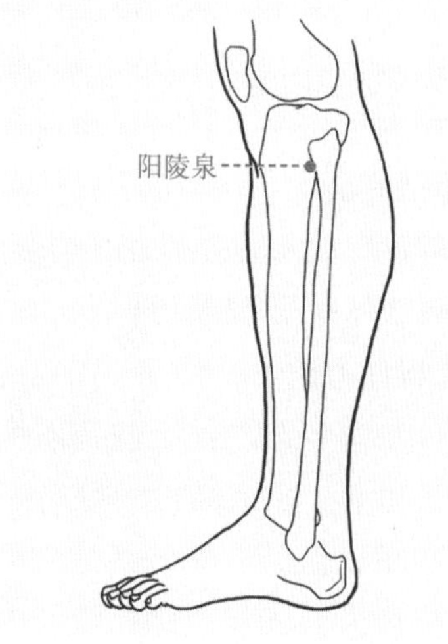

图 10-2-6 阳陵泉

（4）疗程：3~5 天为 1 个疗程。

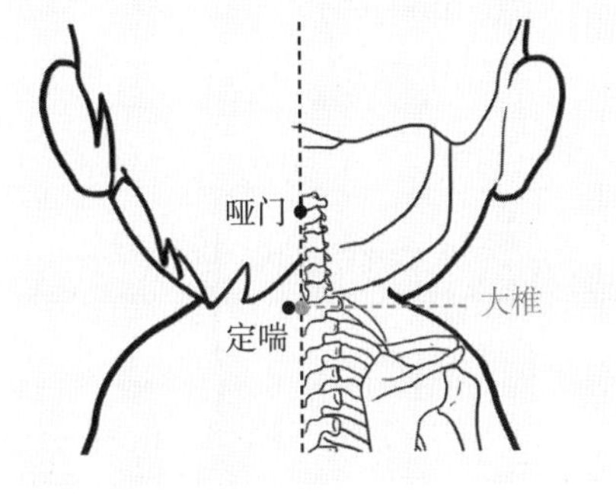

图 10-2-7 大椎

【疗法特点】

大椎穴为督脉本经穴，且为诸阳之会、手足三阳和督脉之会，主通一身之阳气，可治邪客于表致三阳经气闭遏之发热；曲池穴可转化脾土之热，燥化大肠经湿热；合谷穴为手阳明大肠经原穴，可疏风止痛和通络开窍；足三里可泻阳明热气。诸穴合用，通过针灸刺激可达到治疗手足口病的目的。

【注意事项】

是否留针视患儿的具体情况，哭闹严重者点刺即可。

（四）灌肠法

【适应证】

手足口病普通病例之邪犯肺脾证、湿热毒盛证及重症病例之邪陷心肝证。

【操作方法】

（1）辨证用药：金银花 10g，青蒿 10g，连翘 10g，荷叶 6g，甘草 5g，谷芽 10g，蝉蜕 5g，竹叶 10g。0~1 岁患儿每次 10ml，1~3 岁患儿每次 15ml，3~5 岁患儿每次 20ml，保留灌肠；金银花 10g，蒲公英 10g，连翘 6g，大青叶 10g，芦根 10g，蝉蜕 6g，赤芍 10g，黄芪 10g，煎水 100ml，保留灌肠，每日 1 次，煎水 100ml。1~3 岁 20ml，3~5 岁 30~50ml，保留灌肠。

（2）具体操作：取中药，当日熬制并凉至温度 36~39℃，用 50ml 一次性注射器接一次性头皮针，涂上液状石蜡润滑，轻轻插入肛门约 10cm，缓慢推注药液，完毕后，捏住肛周两侧臀部约 5 分钟，轻轻拔出塑料管，以防药液外渗，尽可能使药液在肠道内保持 1 小时以上。

（3）疗程：每天 2 次，4~6 天为 1 个疗程。

【疗法特点】

采用中药灌肠可避免小儿口服汤药之不便，使患儿容易接受，也使药液得以充分吸收。

【注意事项】

灌肠前嘱患儿排空大小便，注入完成后，嘱家长捏紧臀部，停留 20~30 分钟。

（五）漱口疗法

【适应证】

手足口病邪犯肺脾、湿热蒸盛证之口腔疱疹、溃疡疼痛明显者。

【操作方法】

（1）常用药：黄连 10g，黄芩 10g，黄柏 10g，薄荷 15g，五倍子 10g，淡竹叶 10g。

（2）具体操作：取中药，煎水 100ml，漱口。

（3）疗程：每天 3 次，3~5 天为 1 个疗程。

【疗法特点】

本法是将药物含在口中，漱口吐出，并不下咽，以此治疗疾病的一种方法，可作为口腔及咽喉部分疾病的辅助治疗。

【注意事项】

对年幼儿及不会配合本法治疗的小儿，不宜使用。

（六）气雾法

【适应证】

手足口病邪犯肺脾证、湿热蒸盛证之口腔疱疹、溃疡疼痛明显者。

【操作方法】

（1）常用药：干扰素、喜炎平、利巴韦林、热毒宁、痰热清等，任选一种药物。

（2）具体操作：用超声雾化器将药物雾化成雾粒送入患者口腔黏膜病损部。另亦可以选用一些成药如康复新液、开喉剑等喷患儿口腔痕疹处。

（3）疗程：每日 1 次，5 天为 1 个疗程。

【疗法特点】

本法能将药物分散为微小雾粒并悬浮在气体中，直接进入患儿呼吸道，作用于病毒侵袭部位，相比全身给药，雾化吸入在降低药物全身不良反应以及增强疗效方面更具优势。

【注意事项】

治疗时间于喂奶或进食前后 1 小时进行，防止呕吐和溢奶。

第三节 水痘

水痘是由外感水痘－带状疱疹病毒引起的一种急性出疹性传染病，临床以发热、皮肤黏膜分批出现的瘙痒性斑丘疹、疱疹、结痂为特征。西医认为本病的病原为水痘－带状疱疹病毒。水痘和带状疱疹是同一病毒所致的两种不同临床病症。根据临床表现可分为典型水痘、重症水痘、先天性水痘。

一、临床表现

中医认为本病病因为感受水痘时邪。水痘时邪主要通过呼吸道传播，也可经接触疱疹疱浆而感染。水痘时邪由口鼻而入，首犯肺卫，肺卫失宣，故初起表现类似感冒，症见发热流涕、咽痛、咳嗽等。邪毒入里，蕴于肺脾，肺失通调，脾失健运，水湿内停，邪毒与水湿相搏，正气驱邪外出，则透发水痘。若感邪较重，或素体虚弱，邪盛正衰，热毒炽盛，则致壮热烦躁、水痘密集、疹色暗紫、疱浆混浊等内犯气营之重证，甚或出现邪陷心肝、邪毒闭肺之变证。

本病治疗以清热解毒利湿为基本法则。邪在肺卫者，治宜疏风清热、利湿解毒；内传气营者，治宜清热凉营、渗湿解毒。如若出现变证，则应配合镇痉开窍、开肺化痰等法随证治之。本病多为湿热毒邪侵袭所为，在常规治疗的同时，配合熏洗、贴敷等外治法，可促进病情早日痊愈。

二、外治方法

（一）熏洗法

【适应证】

水痘邪伤肺卫证、邪炽气营证之痘疹瘙痒明显者。

【操作方法】

（1）常用药：苦参 30g，浮萍 15g，芒硝 30g；银翘解毒汤，金银花、连翘、野菊花、蒲公英、生薏苡仁、车前草各 20g，甘草、芍药各 10g，土茯苓

30g，黄柏15g。银蒲洗剂，蒲公英、金银花、土茯苓、生薏苡仁各15g；芫荽、生葱各100g；大青叶、板蓝根、霜桑叶各30g；鲜香菇50g，芫荽100g。

（2）具体操作：根据患儿的症状选用一定的药物，将药物加水煎煮，煮沸后药液倒入盆内，待温后，用干净毛巾蘸药水擦洗患儿全身。

（3）疗程：每日1~2次，每日1剂，连续2~3天。

【疗法特点】本法药物直接作用于病变局部，具有清热解毒、利湿消肿等功效。

【注意事项】

（1）注意水温和室温，治疗前用手腕内测试水温，以不烫手为宜，随时调节水温，防止烫伤和着凉；室温应控制在27℃左右。

（2）已破溃的疱疹擦浴后用消毒棉蘸干。

（二）涂敷法

【适应证】

用于水痘邪伤肺卫证、邪炽气营证之疱浆浑浊或疱疹破溃者。

【操作方法】

（1）常用方药：冰硼散适量；大黄粉、硫黄粉各等量；青黛、牡蛎、滑石各等量；青黛30g，滑石60g，黄柏30g，生石膏60g；地肤子30g，僵蚕15g，白鲜皮15g，茵陈15g，荆芥穗15g，白芷9g，败酱草15g，白矾9g；青黛散：青黛、石膏、黄柏、滑石各等份；青黛30g，煅石膏50g，黄柏15g，滑石50g，冰片10g，黄连10g。

（2）具体操作：根据证型选取相应药物研为细末，用米醋、水或麻油适量调为稀糊状，外涂患处。

（3）疗程：每日3~5次，连续2~3天。

【疗法特点】

患儿出水痘时常会伴有痘疹部位瘙痒，外敷药物直接涂抹于痘疹处，可迅速缓解皮肤不适感，并促进痘疹吸收，缩短疗程。

【注意事项】

水痘未出不宜使用。

（三）药浴法

【适应证】

水痘邪伤肺卫证、邪炽气营证之小儿痘出不畅或水痘感染者。

【操作方法】

（1）辨证用药：板蓝根30g，千里光30g，野菊花30g，大青叶30g，苦丁茶30g，生地30g，茵陈30g，玄参30g，生大黄30g，生黄柏30g，白矾30g。用于痘疹初期风热夹湿证；芫荽、生葱各一把，可解表托毒；大青叶、板蓝根、霜桑叶各30g，可解表透毒。

（2）具体操作：根据辨证选择处方，按中药饮片煎煮方法进行煎煮，加水适量，火候适当，煎煮好后，弃去药渣，每剂煎取药液约3000ml，水温控制在39~42℃，令患儿用药液洗澡。

（3）疗程：每日2~3次，每日1剂，连续2~3天。

【注意事项】

注意水温和室温，随时调节水温，防止烫伤和着凉；室温应控制在27℃左右。

【疗法特点】

洗浴的药物通过作用于全身肌表、局部患处吸收后，经经络血脉循行，内达于脏腑，由表及里，产生相应作用，从而起到清热解毒、疏通经络、通行气血的功效。

（四）敷贴法

【适应证】

痘出不畅或痘后牙龈口舌破溃出血者。

【操作方法】

（1）具体操作：选取生香附、生半夏各等份。将二者共研细末备用，每次取10g，加蛋清适量调为药饼，外敷于患儿双足心涌泉穴；清热透疹糊：鲜薄荷、鲜紫苏叶、鲜浮萍、鲜芦根各30g。上药共捣如泥，取药泥适量，贴敷于脐上约1cm厚，外盖纱布，胶布固定。（图10-3-1）

（2）疗程：连敷24小时后去掉，重者连敷数日。

【疗法特点】

涌泉穴贴敷可起到引热下行的作用，适用于痘后牙龈、口舌生疮。

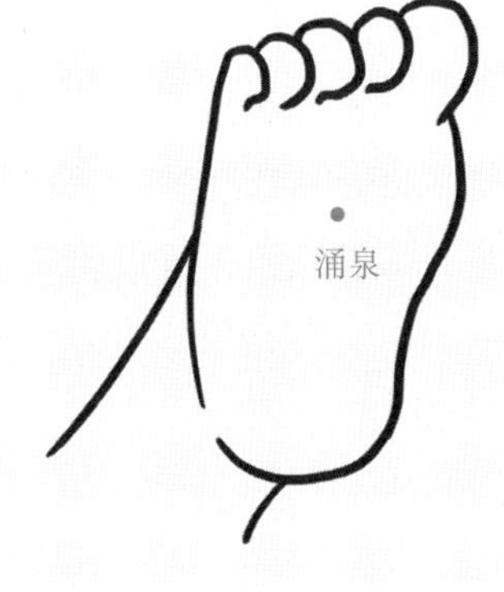

图10-3-1 涌泉

【注意事项】

药饼宜随制随用，避免因久置变质。

第四节　麻疹

麻疹是由感染麻疹病毒所诱发的一种急性呼吸道传染病，临床以发热、上呼吸道炎症、麻疹黏膜斑、结膜炎以及全身斑丘疹为特征。

一、临床表现

西医认为本病是由于感染麻疹病毒所致，该病毒只有一个血清型，抗原性稳定，人是唯一宿主。在患者前驱期和出疹期的鼻咽分泌物或血和尿中可分离出麻疹病毒。根据临床表现分为典型麻疹和非典型麻疹。典型麻疹可分为潜伏期、前驱期、出疹期、恢复期 4 个阶段；非典型麻疹可分为轻型麻疹、重型麻疹、异型麻疹。

中医认为麻疹的发病原因为感受麻毒时邪。病变部位主要在肺脾二脏，严重者常累及心、肝。其基本病理改变为麻毒时邪由表及里，内犯肺脾，外泄肌肤。麻疹顺证病机演变规律为疹前期（初热期）、出疹期（见形期）、收没期（恢复期）。

麻为阳毒，以外透为顺，内传为逆。若素体亏虚，或麻毒炽盛，或疹出不透，或失治误治等，均可使麻毒内陷，形成逆证、陷证。若病情继续发展，耗气伤阴，损及心阳，心阳虚衰，则可出现体温突降、面色苍白、汗出肢冷、脉微欲绝等危重证候，甚或阴竭阳脱危及生命。

治疗麻疹，自古有“麻宜发表透为先，形出毒解便无忧”和“麻喜清凉”之说，故本病治疗应以辛凉透疹、清热解毒为基本法则。临证可根据麻疹的不同阶段分别施治。初热期，邪在肺卫，治宜辛凉透表、清宣肺卫；见形期，麻毒炽盛，治宜清热解毒、佐以透发；恢复期，正虚邪恋，治宜养阴生津、清解余邪。熏洗、贴敷等外治法使用方便，对麻疹将出未出、疹出不畅的麻疹顺证，有较好疗效；对麻疹重证患儿应与内服药同用；难治及危重患儿，应中西医药配合治疗。

二、外治方法

（一）熏洗法

【适应证】

麻疹将出未出，出而不透者之邪犯肺卫证、邪入肺胃证。

【操作方法】

将药液放在室内煮沸，使空气湿润，体表亦能接触药气，或直接煎汤擦洗患儿身体。

（1）辨证用药：透疹汤，紫苏叶、紫背浮萍各15g，芫荽子9g，苎麻根60g。上药加清水2000ml，煮沸10分钟，加入黄酒60ml煮沸后，嘱患者先熏蒸面部及四肢，稍温后，用药液擦洗全身；西河柳30g，樱桃叶、荆芥穗各15g，煎汤熏洗；浮萍、苏叶各15g，西河柳30g，加水煮沸，用毛巾蘸药液擦洗周身，有透疹、降温作用；葱白30g，或芫荽50g，煎汤趁热熏洗头面，有透疹作用，用于初热期或见形期；紫背浮萍、香椿根白皮各90g，西河柳30g，加水煮沸，擦洗患儿全身皮肤；生麻黄15g，紫浮萍15g，西河柳各15g，鲜芫荽120g（或用芫荽子9g），加黄酒250g，和水煮沸，使水蒸气弥漫于室中，用面巾浸药液趁温轻擦头面、四肢。

（2）疗程：每日1~2次，3~5天为1个疗程。

【疗法特点】

该法是将药物煎煮的蒸汽吸入或用煎液擦浴，使药力和热力从毛窍透入而达到祛邪疗病的目的。在出疹期解肌透疹，促邪外出增强疗效。

【注意事项】

注意室内保温，勿使患儿受凉，并勿使药液入两目。

（二）涂敷法

【适应证】

麻疹疹出不透之邪犯肺卫证、邪入肺胃证，以及麻毒攻喉证、麻毒闭肺证、麻陷心肝证。

【操作方法】

选取相应药物捣烂调如泥糊样，布包，外敷于相应部位。

（1）常用方药：葱白5根、胡椒9粒，共捣烂，加红糖适量调如泥糊样，布包，外敷于胸部及手足心。可疏风解表，适用于麻疹疹出不透者；葱白 20g、芫荽 50g，共捣烂如泥糊样，布包，外敷于胸、腹、背部及手足心，可疏风解表，适用于麻疹疹出不透者；牵牛子 15g、明矾 30g，研末，加少许面粉，用醋调成糊状，敷贴双侧涌泉穴，用于麻疹并发肺炎者；大麻子、小蓟各适量。将二药共捣烂如泥状，外敷双手及足心，可清热透疹，适用于麻疹应出不出，或疹出不透者。（图 10–4–1）

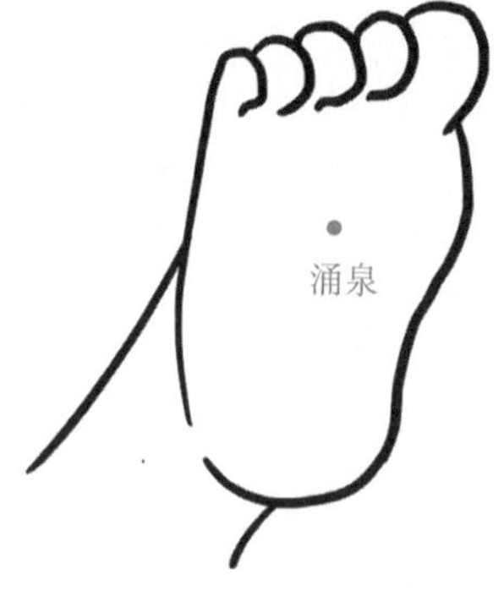

图 10–4–1 涌泉

（2）疗程：每次外敷 10~30 分钟，3~5 天为 1 个疗程，麻疹即可透出。

【疗法特点】

该法是将药物炒热后在体外热熨、热敷，使药力和热力从毛窍透入而达到祛邪疗病的目的。

【注意事项】

外敷用药宜随制随用，不宜久置以免变质；如果敷药后出现皮疹、水疱等现象，应及时拿掉药物，并注意保持皮肤清洁，以防感染；若水疱较大，可用注射器抽取积液，并盖上消毒敷料，保护局部皮肤。

（三）针刺疗法

【适应证】

早期预防、出疹期及麻疹变证之邪毒闭肺、邪毒攻喉证。

【操作方法】

（1）穴位选取：取大椎、肺俞、曲池。选配穴，疹前期，加列缺、合谷；出疹期，加足三里、尺泽；咳嗽喘促，痰鸣声响，加丰隆、膻中；咳声嘶哑，加少商、内庭；神昏，加印堂、水沟、神门。（图 10–4–2~ 图 10–4–7）

（2）具体操作：选择 1 寸毫针，进针约 0.5 寸，不留针，采用捻转方法平补平泻。

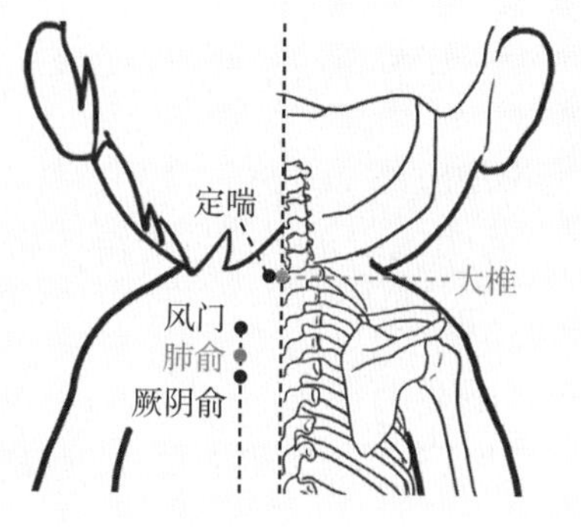

图 10–4–2 大椎、肺俞

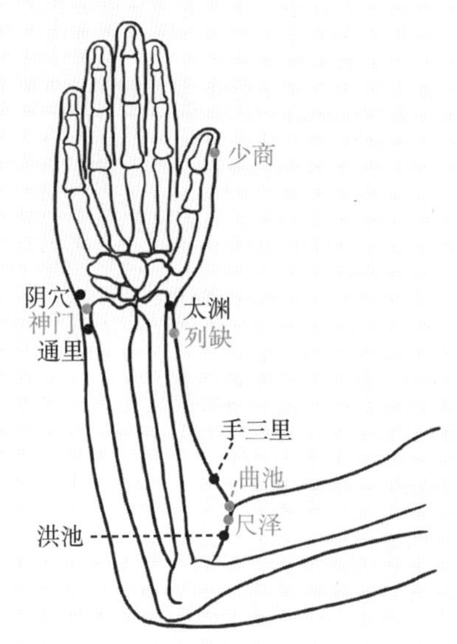

图 10-4-3 曲池、列缺、尺泽、少商、神门

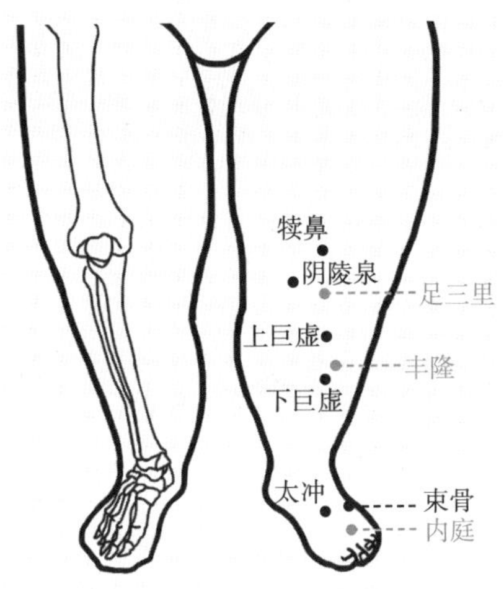

图 10-4-5 足三里、丰隆、内庭

（3）疗程：每日1次，连续2~3天，施用泻法，每次留针15~20分钟。

【疗法特点】

疗效快，方法简便，既经济又能避免患儿服药困难等问题。

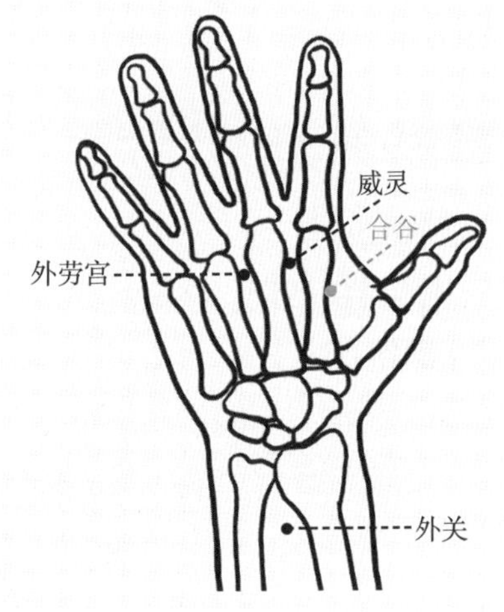

图 10-4-4 合谷

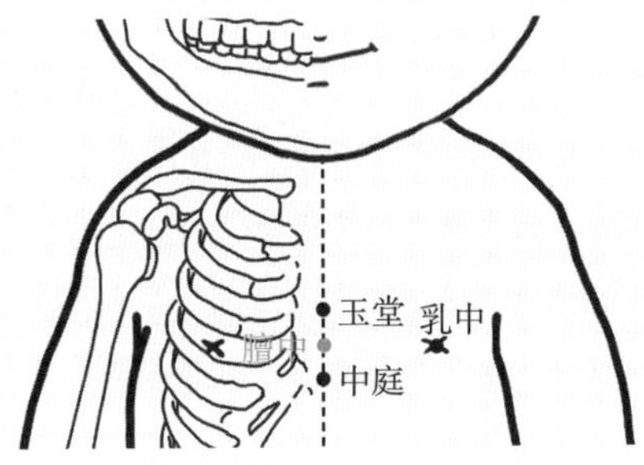

图 10-4-6 膻中

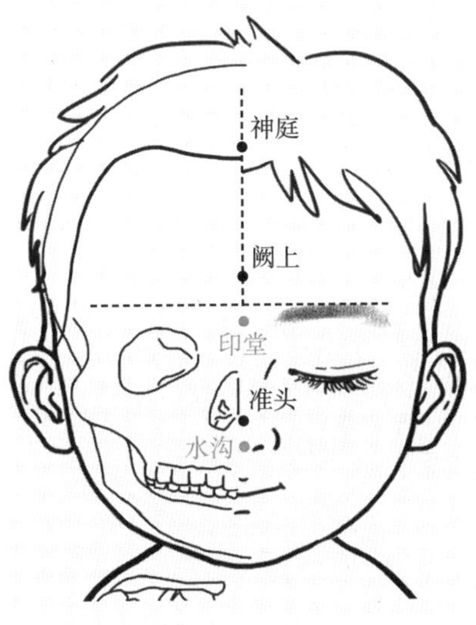

图 10-4-7 印堂、水沟

【注意事项】

小儿不配合，不宜留针。

（四）推拿疗法

【适应证】

适用麻疹各期。

【操作方法】

（1）手法：一般采用推法、按法、揉法、摩法、擦法、拿法。

（2）穴位选取：疹前期，推攒竹、分推坎宫、推太阳、擦迎香、按风池、清脾胃、清肺经、推上三关。出疹期，拿风池、清脾胃、清肺经、水底捞月（用拇指螺纹面沿着手掌边缘在患儿小指根和掌心内劳宫之间进行运法操作）、清天河水、按揉二扇门、推天柱。疹回期，补脾胃、补肺经、揉中脘、揉脾胃俞、揉足三里。如见咳嗽剧者，可加揉小横纹 5 分钟；大便干结，2~3 天无大便者，可加清肺经、退六腑各 3~5 分钟，揉阳池 2 分钟；如见患儿目眵多、目赤、畏光，多揉小天心，再加揉肾纹穴 3 分钟；如伴有抽风，掐水沟 5 次，分阴阳 4 分钟，揉阳池 2 分钟；偏热者，可加大清天河水 2~3 分钟，以解疹毒；腹泻剧者加揉外劳宫（顺时针）3~5 分钟、清大肠 3 分钟、二人上马 3 分钟，助消化、利小便、止腹泻。（图 10-4-8~ 图 10-4-15）

（3）疗程：每日 2~3 次，每次 20~30 分钟，4~6 天为 1 个疗程。

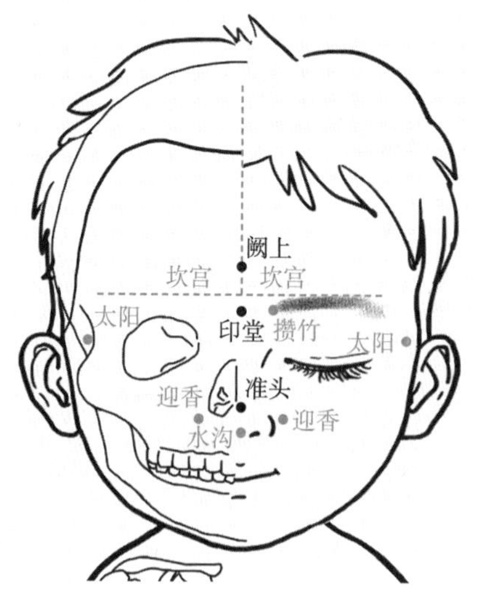

图 10-4-8　攒竹、坎宫、太阳、迎香、水沟

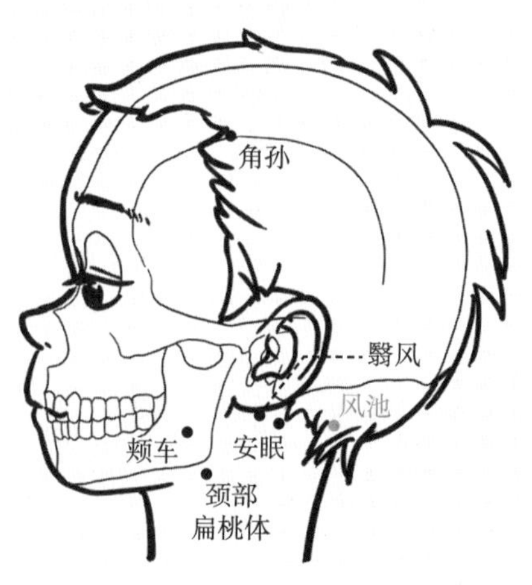

图 10-4-9　风池

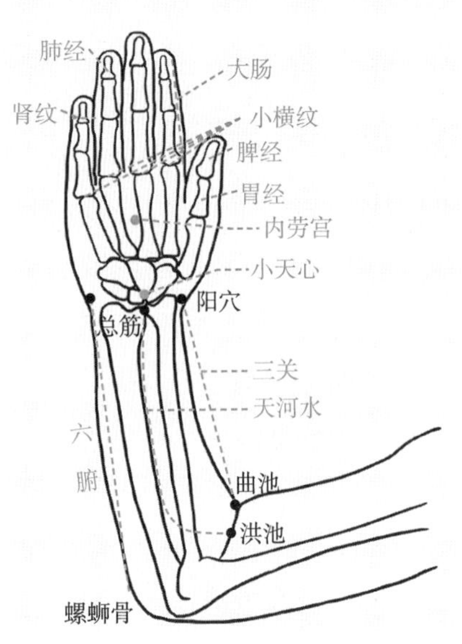

图 10-4-10 脾经、胃经、肺经、三关、内劳宫、天河水、小横纹、六腑、小天心、肾纹、大肠

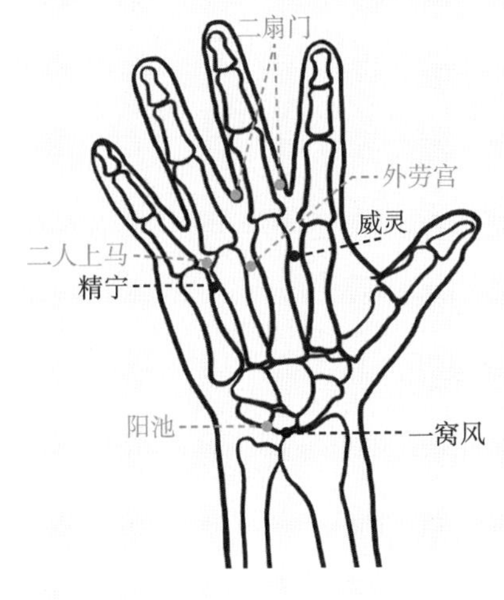

图 10-4-11 二扇门、阳池、外劳宫、二人上马

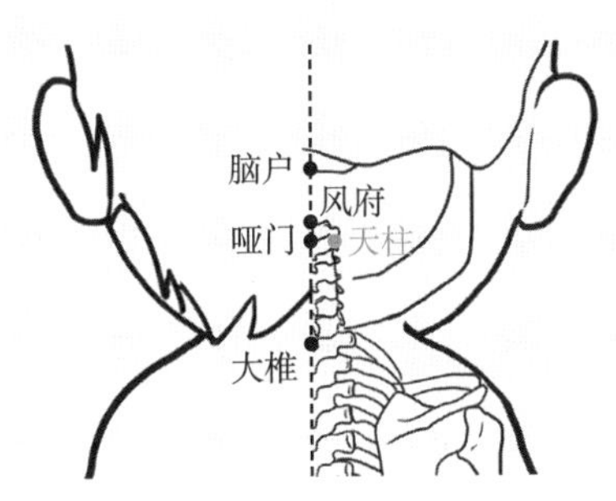

图 10-4-12 天柱

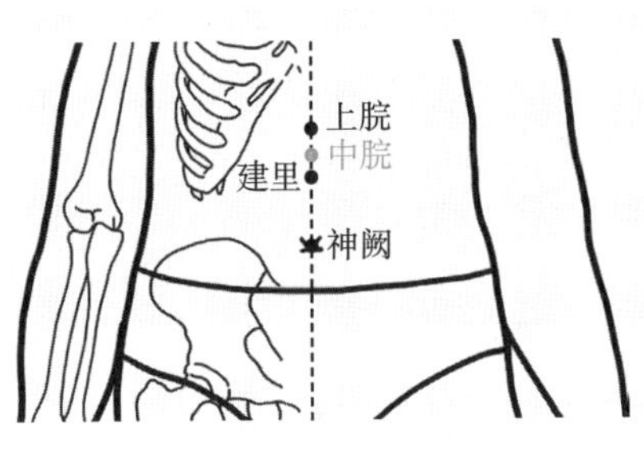

图 10-4-13 中脘

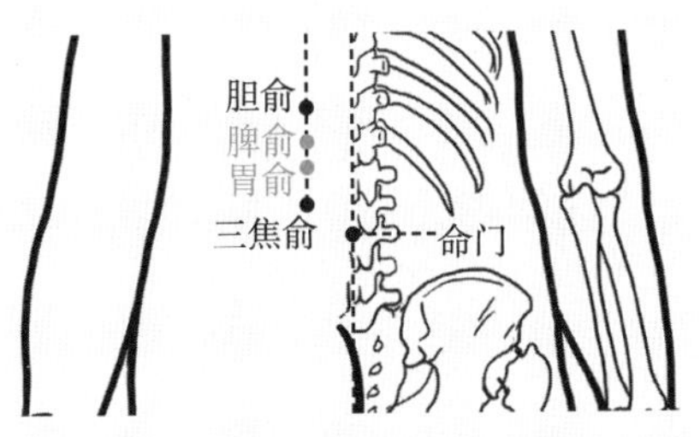

图 10-4-14 脾俞、胃俞

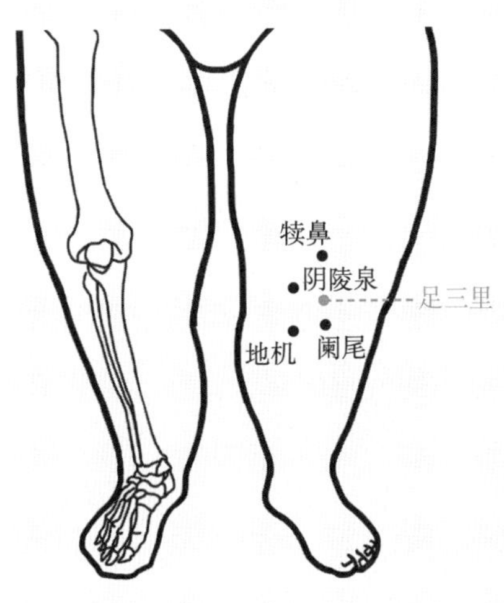

图 10-4-15 足三里

【疗法特点】

推拿治疗小儿麻疹疗效好，治疗费用低，患儿痛苦小，无不良反应，家长易接受，值得推广应用。

麻疹各期设立基本方可使临床运用更加简便，如头面四大手法配合按风池、清肺经、推上三关可疏风发表透疹用于疹前期；拿风池、清脾胃、清肺金、水中捞月、清天河水、按揉二扇门、推天柱可清胃清热解肌达邪用于出疹期；补脾胃、补肺金、揉中脘、揉脾胃俞、揉足三里可健脾和胃、助气和血扶正用于疹回期。再临证加减，使推拿治疗麻疹疗效更为突出，如加揉小天心能使疹易透出，并能除目肿、目眵多及畏光；清天河水可预防体温偏高等。

【注意事项】

室温控制在 18~22℃，不要在当风之处；治疗推拿前准备好滑石粉或爽身粉之类推拿介质。

（五）保留灌肠法

【适应证】

麻疹前期、出疹期、恢复期及麻疹并发肠梗阻、肠麻痹患儿。

【操作方法】

（1）辨证用药：前驱期，荆芥 8g、薄荷 6g、牛蒡子 8g、连翘 10g、金银花 10g；出疹期，紫草 10g、葛根 8g、连翘 10g、赤芍 6g、甘草 3g；恢复期，花粉 10g、麦冬 10g、生地 10g、玉竹 8g、沙参 10g。

（2）具体操作：水煎 100ml 过滤分装。将分装好的药液加温至 38℃，用 50ml 注射器抽吸灌肠液约 20~50ml，将导管插入肛门内约 5~7cm，取灌肠液灌肠，随后应将臀部抬高仰卧 30~40 分钟，然后再右侧卧相同时间。

（3）疗程：每天 2 次，4~6 天为 1 个疗程。

【疗法特点】

通过肠黏膜局部作用或吸收，对大便干结的患儿更适用。

【注意事项】

配置灌肠中药应避免使用对肠黏膜有腐蚀作用的药物，插入肛管时动作要轻柔。灌肠在早晨便后及晚上睡前 3 小时进行，有利于药物吸收。

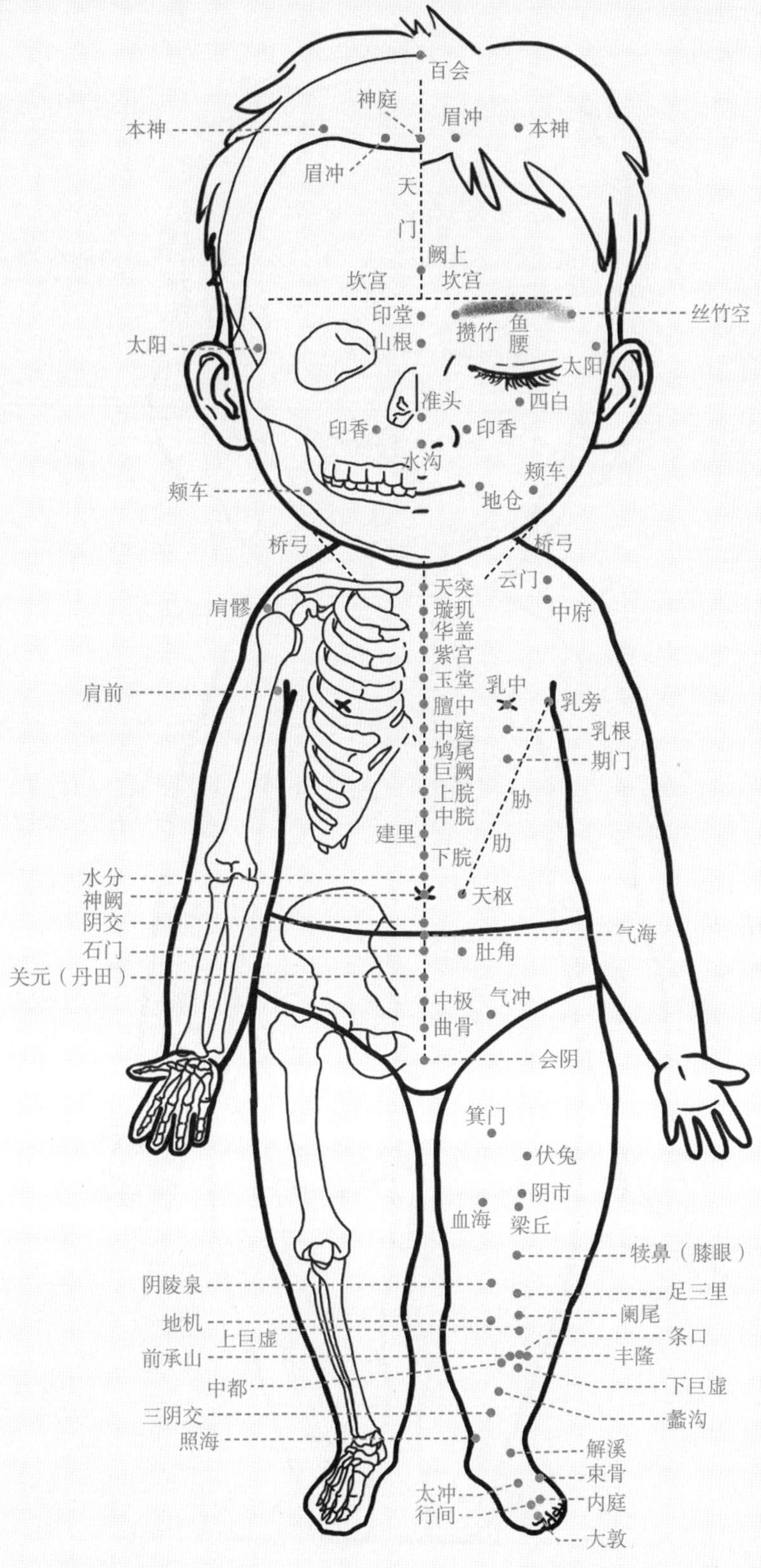
百会
神庭
眉冲
本神
本神
眉冲
天
门
阙上
坎宫
坎宫
印堂
攒竹
鱼
腰
丝竹空
山根
太阳
太阳
准头
四白
印香
印香
水沟
颊车
颊车
地仓
桥弓
桥弓
云门
中府
肩髃
天突
璇玑
华盖
紫宫
玉堂
乳中
肩前
膻中
乳旁
中庭
乳根
鸠尾
期门
巨阙
上脘
胁
中脘
建里
胁
下脘
水分
神阙
天枢
阴交
气海
石门
肚角
关元（丹田）
中极
气冲
曲骨
会阴
箕门
伏兔
阴市
血海
梁丘
犊鼻（膝眼）
阴陵泉
足三里
阑尾
地机
条口
上巨虚
前承山
丰隆
中都
下巨虚
三阴交
蠡沟
照海
解溪
束骨
太冲
内庭
行间
大敦

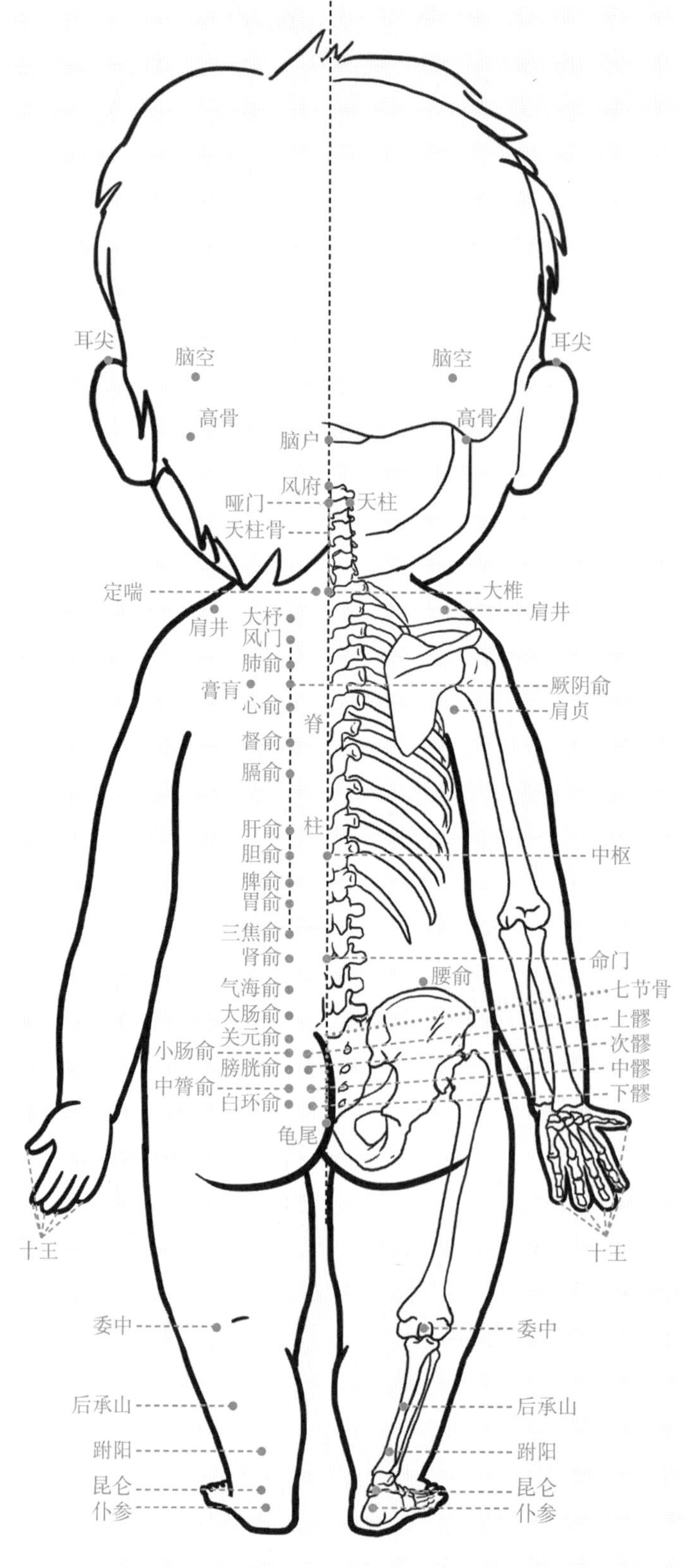

耳尖
脑空
高骨
脑户
风府
哑门
天柱
天柱骨
定喘
肩井
大杼
风门
肺俞
膏肓
心俞
脊
督俞
膈俞
肝俞
柱
胆俞
脾俞
胃俞
三焦俞
肾俞
气海俞
大肠俞
关元俞
小肠俞
膀胱俞
中膂俞
白环俞
龟尾
十王
委中
后承山
跗阳
昆仑
仆参
耳尖
脑空
高骨
大椎
肩井
厥阴俞
肩贞
中枢
命门
腰俞
七节骨
上髎
次髎
中髎
下髎
十王
委中
后承山
跗阳
昆仑
仆参